上海外国语大学国际关系与公共事务学院
School of International Relations and Public Affairs,
Shanghai International Studies University

略 与 国 际 关 系 研 究 丛 书

编　郭树勇

Canada as a Middle Power in Global Health Governance

全球卫生治理中的中等国家：
加拿大

徐文姣　著

上海人民出版社

序　一

　　包括当下新冠肺炎疫情在内的许多传染性疾病和易被忽视的非传染性疾病曾经并正在给世界带来巨大的破坏性。这一背景下的全球卫生治理以及来自美国之外的其他国家的全球卫生投入，对世界人民的健康和福祉显得格外重要。同时，世界卫生组织与布雷顿森林体系内其他国际组织开展的卫生工作也前所未有地引起了发达大国与新兴大国之间的颇大争议（主要以中美为焦点）。因此，世界上其他具有影响力的国家该如何通过联合国系统、二十国集团、七国集团等多边机制在全球卫生治理中提供影响力，就成为当今时代的关键问题。

　　本书为此提供了一个令人信服的答案，其关注点是加拿大在全球卫生治理中的角色与贡献。加拿大是联合国（1945 年）、世界卫生组织（1948 年）和二十国集团（1999 年）的创始国，并于 1976 年加入七国集团。加拿大对全球卫生治理最突出的贡献始于它在世界卫生组织创设过程中所发挥的关键作用，加拿大代表布罗克·奇泽姆也因此被选为世界卫生组织的第一任总干事。这反映出加拿大作为一个中等国家，和志同道合的其他国家一起，致力于建立一个更广泛、更多边、更以规则为基础的联合国体系所作出的努力。加拿大对国际法的重视和倡导也使它走在推动世界卫生组织创建全球卫生公约的前列，《烟草控制框架公约》就是世界上首个致力于控制主要非传染性疾病关键因素的全球性公约。但全球化也使日益相互依赖的各国变得更易受到外部世界的影响。2003 年春，"非典"病毒"乘坐"飞机跨境传播到了加拿大，夺走了 44 名加拿大人的生命。有鉴于此，后来在面对中东呼吸综合征、H1N1 流感以及 2014 年和 2018 年在非洲暴发的埃博拉疫情时，加拿大均能迅速而成功地在国内外作出积极回应，力图从源头上控制疫情对全球卫生安全的威胁。作为 2010 年八国集团峰会的东道国，加拿大主导并发起了《马斯科卡倡议》，为确保实现孕产妇、新生儿和儿童健康这两项落实情况最落后的联合国千年发展目标作出了至关重要的贡献。

通过精心地选择加拿大参与全球卫生治理的四个关键案例并详细追踪促成成功结果的外交和政治进程，本书提出了令人信服的中心论点，即加拿大作为一个中等国家，长期以来一直是全球卫生治理的积极贡献者，而当需求和机遇出现时，加拿大也可以成为领导者，进而发挥卫生大国作用。本书尤其恰当地应用并丰富了加拿大对外政策中两种相互竞争的理论——自由国际主义理论（将加拿大视为一个倡导共同价值的中等国家）和复合新现实主义理论（将加拿大视为一个能根据其独特国家价值观来塑造全球秩序的主要大国）。该书用实证表明，对于研究加拿大外交政策的学者和外交政策的实践者而言，要想准确、完整地描述和解释在这变革世界中不断变化的加拿大外交政策，这两种理论视角都是必要的。

当前波及全球的新冠肺炎疫情给世界带来了史无前例的改变，这对加拿大领导力的呼吁也比以往更加迫切。本书的详实分析和专业见解为学者和政策决策者提供了更多的信息和信心，相信加拿大可以再次帮助建立一个更加安全、更加健康和更加公平的世界。

约翰·J.柯顿

多伦多大学

2020 年 5 月 20 日

序 二

欣闻徐文姣博士《全球卫生治理中的中等国家：加拿大》一书出版，作为她五年博士研究生学涯的见证人，我为她骄傲！

徐著是上海外国语大学加拿大研究中心著作出版计划中的"三部曲"之一，该专著以专题的形式集中探讨并研究了作为中等国家的加拿大在全球卫生治理领域的角色和作用。对于正处于新冠肺炎疫情之下的世界各国中以中文为母语的读者来说，这是一部全面了解加拿大全球卫生治理的历史和当下贡献的最佳文本。特别是对中国读者来说，了解加拿大在卫生健康这个"低政治"领域的建设者的作用尤为重要，它将对读者理解中加在新型冠状病毒疫苗研究领域的科学合作具有现实意义。

上海外国语大学加拿大研究中心出版的专著"三部曲"分别是：《加拿大外交理论与实践》《国际政治中的中等国家：加拿大》和《全球卫生治理中的中等国家：加拿大》。此"三部曲"从宏大理论叙事到中观实证考察再到专题研究，推进了中国学术界加拿大国别研究的理论化、系统化和专题化进程。

第一部专著由我校特聘加籍研究员、加拿大多伦多大学政治学系教授约翰·J.柯顿(John J.Kirton)撰写，加拿大研究中心集体翻译。此部著作全面论述了主导加拿大对外关系中的三大主流理论——边缘依附、自由国际主义、复合新现实主义，对中国学者深入理解加拿大的国际行为具有高屋建瓴的理论指导作用。

加拿大曾是"新法兰西"之地，英法七年战争后沦为英国殖民地。自1867年加拿大建国以来，由于外交权长期在其母国英国的掌控下，无论在政治、军事、外交，还是经济发展、文化认同方面，加拿大主动"依附"或被动"依附"的行为和心理无不折射在其对外言行和参与路径上。这种由历史情境发展衍生的边缘依附思想将加拿大视作一个小而具有依附性和被渗透的国家，从最初依附法国和英国到第二次世界大战后追随其邻国美国，加拿大似乎总是被贴上"卫星国"的标签，但在古巴导弹危机中，加拿大顶住了来自美国的压力，始终与古巴保持双边外交和良好的经贸关系。1970 年 10 月 13 日，加拿大不顾美国的反对和阻拦，宣布与中国建交。加拿大在冷战期间对边缘依附的背离展示了一个独立的主权国家自主实现本国外交诉求的意愿和能力。

相对于"小国论"，第二次世界大战后，在自由国际主义者看来，加拿大是一个中等国家，囿于国家能力的"有限性"，加拿大理应联合类似的中等国家，建立和利用国际法、国际组织，尤其是联合国，通过多边合作路径，在大国和小国的中间缓冲地带，选择性地介入国际事务和全球治理，充当倡导者、斡旋者、维和者、援助者和必要的领导者。加拿大在二战后的国际行为中充分地体现了这种国际自由主义精神，包括作为创始国参与二战后期联合国的筹建和建立、战后世界卫生组织的建立、北大西洋公约组织的创立，以及冷战后作为二十国集团的主要倡导者。加拿大依托联合国以及多边组织如英联邦、世界卫生组织等，参与并主导了联合国维和部队的初建以及苏伊士运河危机的解决；推动并领导了英联邦对南亚和东南亚战后重建的科伦坡计划；倡导并参与创立了世界贸易组织；创建了《渥太华禁雷公约》；促进了世界卫生组织第一份国际卫生条约《烟草控制框架公约》的出台；成功地让"保护的责任"（R2P）理念成为重塑世界秩序的国际准则。这些国际行为展示了加拿大在全球事务的"低政治"领域谋求主导性角色和作用的国家意愿。

冷战后，加拿大国内的"中等国家"身份认同受到国内复合新现实主义者的"主要大国论"的挑战甚至替代。复合新现实主义者打破并超越了加拿大公众熟悉的"中等国家和卫星国"的认知，把加拿大视作后冷战时代权力分散的国际体系中的主要大国（principal power），认为相对权力的提升决定了加拿大拥有更广泛地参与国际事务的能力和意愿。因此，加拿大在对外政策和行动上可以更多地依据本国社会和政府领导者的偏好，减少受制于外部行为体的偏好，从而成为制定符合本国国情的政策制定者，而不是外部世界的政策接受者。加拿大国情中的这种"变化"在其参与当下的国际事务中多有彰显，值得中国学术界和政策界的关注。

徐著注意到了这些思潮的变化，特别是自由国际主义和复合新现实主义思潮"润物细无声"的交替主导甚至交错影响了加拿大在全球卫生治理中的路径选择和角色扮演。因此，徐著认为信奉复合新现实主义理论的哈珀总理在其主导政府时期，其所倡导的《马斯科卡倡议》充分凸显了加拿大在全球卫生健康治理中的"领导者"角色的定位是准确的,理论上也是自洽的。

应邀写序时,几年前徐文姣的博士研究课题最终敲定的情景犹在眼前。2015年10月,恰值中加建交45周年,我在圣玛丽大学讲学期间顺访了多伦多大学蒙克全球事务与公共政策研究院,特别就徐文姣的博士毕业课题设计与柯顿教授进行了研讨。作为多伦多大学"全球卫生外交项目组"负责人(柯顿也是国际学术界G7/G20研究资深专家),柯顿教授充分肯定了此课题的可行性和研究意义,并就案例选取与我们达成一致意见。此后,徐文姣曾利用寒假前往多伦多大学,在柯顿教授的指导下,完成了图书馆检索、理论框架的建构和相关案例原始资料的收集与分类。回国后,她在繁忙的工作之余,夜以继日地伏案撰写,终于完成了这部高质量的毕业论文。

功夫不负有心人。徐文姣投入此部专著的精力和时间,以及她永不言弃的拼搏精神是我众多学子中最令人感奋的一位。正如她的同门陈岚所言:"文姣是上外的本科生,自然优秀,具有韧劲。"相信每一位读者将从徐著的字里行间中"聆听"到这种"坚持、认真和永远前行"的青春之歌。

最后,借序赘言,上海外国语大学加拿大研究中心计划在未来两年中侧重加拿大的双边外交研究,尤以加美安全关系和中加民间关系研究为重,从"高政治"向"低政治"研究的方向交错前行。此二课题由中心两位博士生作为毕业课题开展,计划在2—3年内分别出版,翘首可待!

钱 皓

2020年5月于丽都苑

目 录

导　论

一、研究的现实和理论意义

在过去几十年里，随着全球化的迅猛发展，各国联系日益密切，相互依赖日渐加深。特别是跨国人流、物流的爆发性增长，使得全球卫生治理的重要性和复杂性也更加凸显。在艾滋病、疟疾、结核病等传统传染病及其抗药性的长期威胁并未解除的背景下，禽流感、"非典"、埃博拉、寨卡、新型冠状病毒感染的肺炎（以下简称新冠肺炎）等疫情不断给国际卫生安全敲响警钟。全球卫生治理及医疗技术的研发需求从未如此明显而急迫。正如2017年习近平主席在联合国总部关于"共同构建人类命运共同体"的演讲中指出的："世界上没有绝对安全的世外桃源，一国的安全不能建立在别国的动荡之上，他国的威胁也可能成为本国的挑战。"[1]鉴于一地、一国或一个地区的疾病暴发很可能会迅速发展成为全球性卫生威胁，公共卫生问题显然已经不仅是一国的内部事务，世界所面临的前所未有的全球性卫生挑战也进一步激发了国际社会的共同利益与公共卫生安全意识，促使各国必须进行全球卫生的密切合作与协调，开展全球卫生治理。

全球卫生治理一般是指各国政府、政府间组织和非国家行为体采取正式和非正式的机制、规范及过程，以应对需跨国界集体行动来有效解决的卫生挑战。[2]主权国家作为全球治理中最为重要的主体，也是全球卫生治理的关键行为体。长期以来，国际关系学者的注意力大都集中在大国，因而以往对全球（卫生）治理的研究也往往着眼于大国行为体和政府间国际组织，较

---

① 习近平：《习近平谈治国理政》（第二卷），北京：外文出版社2017年版，第542页。

② David P. Fidler, *The Challenges of Global Health Governance*, Council on Foreign Relations Working Paper, New York：Council on Foreign Relations, 2010, p.3.

少关注中等国家的作用与贡献。其实,中等国家在国际体系中也有着大国难以取代的独特地位与作用,①其所展现的特性与模式,对国际政治和全球卫生治理的影响值得关注与深入研究。

在现实主义者看来,国际政治的本质是权力政治,国家实力以及国家间实力的对比是国际秩序形成的决定性因素。②大国时常以其特有的规模和地位对国际关系施加关键性的影响,决定着全球治理机制和治理体系的形成和演进。然而,正如习近平主席指出的,全球治理体系是由全球共建共享的,全球治理结构如何完善应该由各国共同来决定。提高国际法在全球治理中的地位和作用,推动建设和完善区域合作机制,加强国际社会应对资源能源安全、粮食安全、网络信息安全,应对气候变化,打击恐怖主义,防范重大传染性疾病等全球性挑战的能力。③也就是说,全球(卫生)治理不能也不应仅仅依靠大国或由主要大国决定,而应弘扬共商共建共享的全球治理理念。加拿大作为传统意义上的中等国家,尽管受制于有限的人口、军事、经济和外交实力,却在全球治理的特定领域——全球卫生治理中发挥了不容忽视的作用。特别是在创立世界卫生组织、制定《世界卫生组织烟草控制框架公约》(WHO Framework Convention on Tobacco Control,以下简称《公约》)、推动母婴儿童健康援助和抗击全球性传染病等方面扮演了主要的推动者角色。"中等国家扮演领导者角色"这一值得探究的现象为本书提供了契机与理论拓展的空间。本书的主要研究问题包括:加拿大在全球卫生治理中发挥了哪些作用、扮演过哪些角色? 这些角色是如何变化的? 加拿大通过何种路径选择来实现其在全球卫生治理中的影响力? 哪些国内外因素影响了加拿大在全球卫生治理中的角色及路径变迁?

本书基于加拿大政府、联合国、世界卫生组织、七国/八国集团等官方档案与报告,在加拿大对外政策理论的框架下,全面考释加拿大在全球卫生治理中所发挥的作用,分析其在参与过程中的角色定位、路径选择以及

---

① 戴维来:《中等国家崛起与国际关系的新变局》,北京:中央编译出版社 2017 年版,第 1 页。

② 金灿荣、戴维来、金君达:《中等强国崛起与中国外交的新着力点》,载《现代国际关系》 2014 年第 8 期,第 2 页。

③ 中共中央宣传部:《习近平总书记系列重要讲话读本》,北京:学习出版社 2016 年版,第 274—275 页。

影响角色变迁的国内外因素。笔者认为该研究具有以下理论价值和现实意义。

第一,有助于丰富对加拿大对外政策理论的探索。中等国家自由国际主义理论(liberal internationalism)、边缘依附理论(peripheral dependence)和复合新现实主义理论(complex neo-realism)这三大理论以不同形式影响了过去一个多世纪的加拿大对外政策辩论和学术研究。占主导地位的自由国际主义理论主要体现了加拿大作为中等发达国家对于多边国际组织和共同国际价值观的追求。边缘依附理论认为弱小的、被外部势力所渗透的加拿大在国内外都受到美国霸权的约束。复合新现实主义理论则提出,自1990年后,加拿大在日渐分散的国际体系中逐步崛起为主要大国,积极推动并参与建立了能直接反映加拿大价值观的世界秩序。①加拿大参与全球卫生治理和开展全球卫生外交是加拿大对外政策和对外实践的重要组成部分,而由此展示的理念与行为是对加拿大对外政策理论的重要验证或补充。加拿大是否如自由国际主义理论视角下的参与者,青睐于利用全球多边卫生机制和规范来弥补中等国家战略资源的不足,并在能力和资源允许的条件下寻求特定领域中领导者角色的扮演? 还是边缘依附理论视角下的追随者,在全球卫生外交政策上一边倒向美国? 抑或是复合新现实主义理论视角下的大国领导者,主张在全球卫生机制、规范的建立以及卫生行动的开展中发挥引领作用? 对这些问题的研究有助于揭示加拿大在全球卫生治理中的作用与角色,丰富对其对外政策理论的认识及促进该领域的理论重建。

第二,有助于进一步拓展中等国家研究领域,加强对中等国家在全球治理中作用的认识。中等国家作为国际合作和国际多边机制的重要推动者和积极力量,在应对金融危机、气候变化、公共卫生、能源与粮食安全等全球性问题上发挥了不可或缺的作用。把加拿大这一传统意义上的中等国家放在全球治理的一个具体领域中考查,研究它如何影响甚至主导特定领域的全球事务,将有助于我们进一步加深对中等国家对外行为方式、路径、策略以及全球领导力投射等方面的认识和理解,进一步丰富中等国家

---

① John J. Kirton, *Canadian Foreign Policy in a Changing World*, Australia: Thomson Nelson, 2007, p.1.

理论。

第三,为如何更有效地促进全球卫生合作、解决全球卫生治理困境提供启发。虽然大国承担必要责任对解决全球卫生问题尤为关键,但全球卫生问题的复杂性和长期性决定了不能仅依赖和指望大国提供全球卫生公共产品,中等国家、小国和非国家行为体的参与和贡献也同样重要。通过研究加拿大如何突破自身军事、人口、经济、外交等诸方面的局限性而在全球卫生治理的特定领域中扮演领导者角色的做法,可以为其他中小国家就如何更好地参与全球卫生治理并在其中发挥更大的影响力提供有益的启示。

第四,从国际关系视野分析全球卫生问题,尤其是跨国传染病防治问题,在中国和加拿大等国都有迫切的现实需求。2003 年的"严重急性呼吸系统综合征"(Sever acute respiratory syndrome,SARS,也称"非典型肺炎严重急性呼吸道综合征",以下简称"非典")疫情暴发对中国和加拿大都造成了巨大的经济、社会和心理影响。

二、研究现状综述

(一)国外研究现状

国外学者对加拿大参与全球卫生治理的相关研究已有一定的基础,研究视野宽广,为本研究提供了丰富的概念界定、理论框架以及案例分析的基础。这些文献主要可归纳为四大类:中等国家理论和加拿大对外政策理论研究、全球卫生治理研究、加拿大全球卫生外交与战略研究、加拿大参与重大全球卫生事件研究。

1. 中等国家理论和加拿大对外政策理论的研究

加拿大和澳大利亚是中等国家研究的两个"重镇"。最早明确将中等国家身份定位作为国家政策和战略目标的是第二次世界大战时期的加拿大,所以它对中等国家理论和对外政策理论的构建也起步最早。约翰·W. 霍姆斯(John W. Holmes)在《加拿大:一个中年国家》(*Canada*:*A Middle-Aged Power*)一书中对中等国家概念的历史溯源、中等国家参与国际事务的制约因素及其开展维和与调停行动的动因进行了分析,对加拿大以中等国家身份参与国际事务、并在其中扮演"斡旋者"和"调停者"的身份表示认同。①亚当·切普尼克（Adam Chapnick）的《中等国家方案：加拿大与联合国的创建》（*The Middle Power Project：Canada and the Founding of the United Nations*）一书对加拿大在联合国创建过程中的积极角色和作用进行了深入分析，指出加拿大对联合国创建的支持态度和积极参与都是典型的中等国家行为，并指出不同于大国对战后秩序的设计侧重于安全方面，加拿大的关注点更多地集中在经济和社会方面。②

冷战后，根据国际形势发生的深刻变化，安德鲁·F. 库珀（Andrew F. Cooper）、理查德·A. 希格特（Richard A. Higgott）及金·理查德·诺萨尔（Kim Richard Nossal）三位学者在《重新定位中等国家：变革世界秩序中的加拿大和澳大利亚》（*Relocating Middle Powers：Australia and Canada in a Changing World Order*）一书中，集中讨论了冷战后中等国家的新地位与新作为。其中，库珀首次将澳大利亚和加拿大进行了系统的比较，分析了两国如何以中等国家的身份定位赢得了令人尊重的国际角色并促进了国家核心利益的最大化。③库珀的另一编著《定位外交：冷战后的中等国家》（*Niche Diplomacy：Middle Powers after the Cold War*）则探讨了冷战后中等国家的外交特性，指出两极体系的消失为中等国家释放外交潜能打开了空间，开展"定位外交"可以是中等国家的一个不错的选择。④汤姆·基廷（Tom Keating）的《加拿大与世界秩序：加拿大对外政策中的多边主义传统》（*Canada and World Order：The Multilateralist Tradition in Canadian Foreign Policy*）一书则提出国际合作是加拿大对外政策最重要的特征之一，并深入探讨了为实现一系列不同的国际目标，加拿大的多边主义努力如何随着时间的推移在不同的国际问题上相应调整。⑤

除了中等国家身份之外，不少学者对加拿大的国际身份也提出了不同

---

①　John Holmes, *Canada：A Middle-Aged Power*, Toronto：McClellan and Stewart Limited, 1976.

②　Adam Chapnick, *The Middle Power Project：Canada and the Founding of the United Nations*, University of British Columbia Press, 2005.

③　Andrew F. Cooper, Richard A. Higgott and Kim R. Nossal, *Relocating Middle Powers：Australia and Canada in a Changing World Order*, Vancouver：University of British Columbia Press, 1993.

④　Andrew F. Cooper, *Niche Diplomacy：Middle Powers after the Cold War*, Basingstoke：Palgrave Macmillan, 1997.

⑤　Thomas F. Keating, *Canada and World Order：The Multilateralist Tradition in Canadian Foreign Policy*, Ontario：Oxford University Press, 2002.

看法，引发了关于加拿大对外政策理论的持续辩论。J. L. 格拉纳茨坦（J. L. Granatstein）主编的论文集《1945 年以来的加拿大对外政策：中等国家还是卫星国？》(Canadian Foreign Policy since 1945：Middle Power or Satellite?）对加拿大第二次世界大战后的对外政策是否应追随美国提出了质疑。①1983 年，在《作为主要大国的加拿大》(Canada as a Principal Power）一书中，戴维·德威特（David Dewitt）和约翰·柯顿（John Kirton）提出，在权力更为分散化的世界里，加拿大正在生成为一个主要大国。②2007 年，柯顿在《变革世界中的加拿大对外政策》(Canadian Foreign Policy in a Changing World）一书中，依据加拿大三大对外政策理论——自由国际主义理论、边缘依附理论和复合新现实主义理论，解释和评价了自第二次世界大战结束及联合国成立以来加拿大历届政府的对外政策，并指出加拿大已经成为权力分散化的国际体系中的主要大国。③由金·理查德·诺萨尔、斯特凡·鲁塞尔（Stephane Roussel）和斯特凡·帕奎因（Stephane Paquin）合著的《加拿大对外政策政治》(International Policy and Politics in Canada）一书则详尽探讨了自 1911 年以来加拿大对外政策的决定因素、决策者以及决策过程。该书对加拿大的国际地位和对外政策主导思想的变迁也进行了梳理和评价。④

以上关于中等国家理论和加拿大对外政策理论研究的文献为本书的理论框架构建提供了理论参考，为在加拿大对外政策理论框架下探讨加拿大在全球卫生治理中的角色和路径选择奠定了基础。

2. 全球卫生治理研究

国外学者对全球卫生治理的概念、机制、挑战与创新等方面已经进行了较为全面和深入的研究。在概念界定方面，理查德·道奇森（Richard Dodgson）和凯莉·李（Kelley Lee）在《全球卫生治理：概念考察》(Global Health Governance：A Conceptual Review）一文中系统地梳理了国际卫生治理的演变和发展，指出了国际卫生治理与全球卫生治理的异同，并率先将

---

① J. L. Granatstein, *Canadian Foreign Policy since 1945：Middle Power or Satellite*, Toronto：Copp Clark, 1970.

② David Dewitt and John J. Kirton, *Canada as a Principal Power：A Study in International Politics and Foreign Policy*, Toronto：John Wiley, 1983.

③ John J. Kirton, *Canadian Foreign Policy in a Changing World*.

④ ［加］金·理查德·诺萨尔、斯特凡·鲁塞尔、斯特凡·帕奎因：《加拿大对外政策政治》，唐小松译，北京：外语教学与研究出版社 2018 年版。

"全球卫生治理"定义为"采取集体行动所遵循的规则和过程以实现在全球范围内保护和促进健康的一致目标"①，具有很大的学理价值。莎拉·E. 戴维斯(Sara E. Davies)在《全球卫生政治》(*Global Politics of Health*)一书中指出了国家主义将全球卫生视为"以国家为中心的治理工具"的局限性，并倡导从全球主义的视角出发，将全球卫生治理作为超越国家主权的新治理模式。②

在全球卫生治理的挑战和创新方面，戴维·P. 费德勒(David P. Fidler)在《"非典"：治理与疾病全球化》(*SARS：Governance and the Globalization of Disease*)一书中以"非典"疫情为例，分析了全球化背景下的全球卫生危机对威斯特伐利亚体系的国际政治所产生的影响，并提出疾病的全球化需要"后威斯特伐利亚体系"的新治理模式。③马克·W. 察赫尔(Mark W. Zacher)和塔尼娅·J. 基夫(Tania J. Keefe)合著的《因病相连：卫生治理与全球政治》(*The Politics of Global Health Governance：United by Contagion*)一书在全面梳理传染病全球化过程的基础上，首次深入探讨了20世纪全球卫生治理机制发展中的国际政治斗争，提出在快速变化的当代世界中必须加强集体行动。④索菲·哈曼(Sophie Harman)在《全球卫生治理》(*Global Health Governance*)一书中全面探讨了全球卫生治理的不同治理机制、关键框架和条约，并深入分析了全球卫生干预措施的有效性。⑤安德鲁·F. 库珀、约翰·柯顿和特德·施雷克(Ted Schrecker)主编的《全球卫生治理：挑战、应对、创新》(*Governing Global Health：Challenge，Response，Innovation*)一书以刺激—反应—创新(stimulus-response-innovation)为总体框架，深入探讨了全球卫生领域面临的主要挑战，并提出全球卫生治理迫切需要创新，最为重要的是在国际卫生机制方面的创新。⑥2009 年，他们主

---

① Richard Dodgson and Kelley Lee, "Global Health Governance：A Conceptual Review," in Rorden Wilkinson and Steve Hughes eds., *Global Governance：Critical Perspectives*, London：Routledge, 2002.

② Sara E. Davies, *Global Politics of Health*, Cambridge：Polity Press, 2010.

③ David P. Fidler, *SARS：Governance and the Globalization of Disease*, New York：Palgrave Macmillan, 2004.

④ Mark W. Zacher and Tania J. Keefe, *The Politics of Global Health Governance：United by Contagion*, Basingstoke：Palgrave Macmillan, 2011.

⑤ Sophie Harman, *Global Health Governance*, London：Routledge, 2012.

⑥ Andrew F. Cooper, John J. Kirton and Ted Schrecker, *Governing Global Health：Challenge，Response，Innovation*, Burlington：Ashgate Publishing, 2007.

编的《全球卫生治理：关键案例》(Innovation in Global Health Governance：Critical Cases)则通过对艾滋病、"非典"等传染性疾病和烟草制品及基本药物和疾病根除等问题的细致案例研究，分析了21世纪全球卫生治理在机制、规范以及行为体合作方式上的创新。[①]但对加拿大在上述关键案例中的具体作为，这些文献未做深入探讨。

以上关于全球卫生治理概念、机制、挑战和创新方面的研究文献为本书进一步全面梳理加拿大在全球卫生治理中的作为和案例研究提供了参考依据。

3.加拿大全球卫生外交与战略研究

在国外学者对加拿大参与全球卫生治理研究的成果中，探讨加拿大外交政策与卫生的关系、加拿大全球卫生外交与卫生战略的文献占较大比重。在这些文献中，许多加拿大学者和卫生政策制定者都认同加拿大在全球卫生治理领域拥有专业实力和历史传统优势，赞同全球卫生是加拿大可以发挥领导作用的战略领域。

政策报告方面，2002年，尚塔尔·布劳因(Chantal Blouin)、约翰·福斯特(John Foster)和罗纳德·拉邦特(Ronald Labonte)撰写的《加拿大外交政策与卫生：追求政策的一致性》(Canada's Foreign Policy and Health：Toward Policy Coherence)全面考查了加拿大卫生外交政策的一致性问题，强调了制定连贯一致的加拿大卫生政策对保护加拿大利益和反映加拿大独特价值观的重要性。[②]2002年，《建立在价值观之上：加拿大卫生保健的未来》(Building on Values：the Future of Health Care in Canada)的政策报告则明确建议把卫生作为一项外交政策之重(health as a foreign policy priority)，认为加拿大拥有各项优势，有能力在卫生领域扮演更重要的国际领导者角色，以帮助世界人民特别是发展中国家的人民改善卫生状况。[③]基于

---

① Andrew F. Cooper and John J. Kirton, *Innovation in Global Health Governance：Critical Cases*, United Kingdom：Ashgate Publishing, 2009.

② Chantal Blouin, John Foster and Ronald Labonté, "Canada's Foreign Policy and Health：Toward Policy Coherence," Jun. 5, 2002, http://www.nsi-ins.ca/wp-content/uploads/2002/06/2002-Canadas-Foreign-Policy-and-Health-Toward-Policy-Coherence.pdf, 访问日期：2018年11月23日。

③ Commission on the Future of Health Care in Canada, *Building on Values：the Future of Health Care in Canada-Final Report*, Saskatoon, Sask.：Commission on the Future of Health Care in Canada, 2002, p.244.

此,有学者认为需要建立统一的全球卫生战略来推动加拿大在全球卫生领域发挥领导作用。约翰·柯顿撰写的报告则集中探讨了制定加拿大全球卫生战略的重要性、紧迫性、成本、挑战和应对措施。①

2011 年,加拿大卫生科学院(Canadian Academy of Health Sciences)发布的《加拿大人发挥重要作用——加拿大在全球卫生中的战略角色专家小组报告》(Canadians Making a Difference—Expert Panel on Canada's Strategic Role in Global Health)是迄今为止对加拿大全球卫生战略角色的最全面评估。在全球卫生需求的大背景下,该报告系统地审视了目前加拿大在全球卫生中的角色、相对优势以及可以发挥领导作用的潜在领域,并建议采取相应措施以最佳利用人力、财力及其他资源,推动加拿大在全球卫生中发挥战略性作用。②

论文方面,2009 年,《加拿大外交政策》杂志刊登了 5 篇以加拿大外交政策与全球卫生为主题的系列文章,从不同角度探讨了加拿大外交与全球卫生的联系。开篇论文《加拿大、全球卫生和外交政策:勉强应付还不够》(Canada, Global Health, and Foreign Policy: Muddling through is Not Good Enough)明确指出加拿大政府应摒弃以往被动和勉强应付的应对方式,出台政府层面的全球卫生战略,并建立责任明确的执行、监督和问责机制以实现加拿大在全球卫生领域的领导潜力,保护和提升加拿大及其他国家人民的健康。③约翰·柯顿和珍妮丽·格贝尔(Jenilee Guebert)的论文《加拿大的八国集团全球卫生外交:为 2010 年做准备》(Canada's G8 Global Health Diplomacy: Lessons for 2010)考察了自 1979 年卫生议题被纳入八国集团峰会以来,加拿大在八国集团内对全球卫生的投入和承诺遵守情况,并指出加拿大能够通过主办 2010 年八国集团峰会在全球卫生治理中发挥

---

① John Kirton, James Orbinski and Jenilee Guebert, "The Case for a Global Health Strategy for Canada," prepared for the Strategic Policy Branch in the International Affairs Directorate of Health Canada, 2010, http://www.g8.utoronto.ca/scholar/globalhealthstrategy.pdf,访问日期:2018 年 11 月 23 日。

② Canadian Academy of Health Sciences, *Canadians Making a Difference: The Expert Panel on Canada's Strategic Role in Global Health*, 2011, http://www.cahs-acss.ca/wp-content/uploads/2011/11/Canadians-Making-a-Difference-Report.pdf,访问日期:2018 年 11 月 23 日。

③ Valerie Percival and Chantal Blouin, "Canada, Global Health, and Foreign Policy: Muddling Through is not Good Enough," *Canadian Foreign Policy*, Vol.15, No.3, 2009, pp.1—9.

领导性作用。[①]

　　史蒂文·J. 霍夫曼(Steven J. Hoffman)的《加强加拿大外交政策构架中的全球卫生外交：文献综述和关键访谈》(Strengthening Global Health Diplomacy in Canada's Foreign Policy Architecture：Literature Review and Key Informant Interviews)一文是首篇对加拿大全球卫生外交进行深度分析的文章。该文章通过考察加拿大全球卫生外交文献及对政府高级知情官员进行深度访谈，总结了加拿大开展全球卫生外交的比较优势，如加拿大卓越的国际声誉、技术专长和在主要多边机制中的成员国身份，并评估了加拿大现有外交政策框架中全球卫生外交面临的问题以及加强加拿大全球卫生外交的具体战略。值得一提的是，12名受访的政府高级官员均认同加拿大已成为全球卫生事务的有力领导者，全球卫生是加拿大对外政策的重要战略领域之一。[②]维维恩·朗内尔斯(Vivien Runnels)、罗纳德·拉邦特和阿恩·吕凯(Arne Ruckert)则以可能阻碍加拿大开展全球卫生外交的因素为切入点，集中探讨了将卫生纳入加拿大外交政策的现有障碍。[③]

　　2018年正值加拿大担任七国集团峰会主席国。2018年2月，国际医学界最权威的学术刊物之一《柳叶刀》(the Lancet)刊登了历史上首次以"加拿大：卫生领域的全球领导力"(Canada：global leadership on health)为专题的系列文章和评论。[④]该专题考查了加拿大全民健康覆盖体系及其在卫生方面的全球作用，包括加拿大的历史优势与挑战，加拿大在卫生保健的可及性、性别平等、全球卫生外交、原住民健康等方面未来可发挥的重

　　① John Kirton and Jenilee Guebert, "Canada's G8 Global Health Diplomacy：Lessons for 2010," *Canadian Foreign Policy*, Vol.15, No.3, 2009, pp.85—105.

　　② Steven J. Hoffman, "Strengthening Global Health Diplomacy in Canada's Foreign Policy Architecture：Literature Review and Key Informant Interviews," *Canadian Foreign Policy Journal*, Vol.16, No.3, 2010, pp.17—41.

　　③ Vivien Runnels, Ronald Labonté and Arne Ruckert, "Global Health Diplomacy：Barriers to Inserting Health into Canadian Foreign Policy," *Global Public Health*, Vol.9, No.9, 2014, pp.1080—1092.

　　④ 《柳叶刀》是1823年爱思唯尔(Elsevier)出版公司出版的杂志，由汤姆·魏克莱(Thomas Wakley)创刊，他以外科手术刀"柳叶刀"(Lancet)的名称来为这份刊物命名，而"lancet"在英语中也有"尖顶穹窗"的意思，借此寓意该期刊立志成为"照亮医界的明窗"(to let in light)，现为国际医学界最权威的学术刊物之一。*The Lancet*, "Canada：Global Leadership on Health," February 24, 2018, https://www.thelancet.com/series/canada, 访问日期：2018年12月10日。

要作用。①总理贾斯汀·特鲁多（Justin Trudeau）和卫生部部长的评论文章也显示出加拿大准备采取更多的行动，投入更多的资源以在全球卫生治理领域提供更多的领导力。这一卫生专题的系列论文为加强加拿大在国内外卫生领域的领导角色奠定了基础，也为本书对加拿大在全球卫生治理中的领导者角色的探讨提供了有力支撑。

4. 加拿大参与重大全球卫生事件的研究

国外文献对加拿大参与全球卫生治理的研究并没有只停留在宏观层面，还有相当一部分文献是关于加拿大参与的一些重大的全球卫生事件，这也为本书进行深度案例研究提供了较为充足的参考资料。

古恩（S.W. Gunn）的文章展示出加拿大人对创立世界卫生组织的热情及重要贡献。②约翰·法利（John Farley）的《布罗克·奇泽姆、世界卫生组织和冷战》（*Brock Chisholm，the World Health Organization and the Cold War*）一书展现了加拿大人布罗克·奇泽姆（Brock Chisholm）在世界卫生组织创立过程中所扮演的关键角色与贡献，以及冷战对世界卫生组织发展产生的重大政治影响。③遗憾的是，它们未能全面地展示加拿大如何具体推动世界卫生组织的成立，给本书的案例分析留下了纵向深入的空间。

三位学者对加拿大在《烟草控制框架公约》制定过程中的积极作用进行了较为深入的探讨。安妮·M. 拉瓦克（Anne M. Lavack）和吉娜·克拉克（Gina Clark）的论文梳理了加拿大在制定《烟草控制框架公约》中的倡导者

---

①　该系列包括以下文章：Danielle Martin, Ashley P. Miller, Amélie Quesnel-Vallée, et al., "Canada's Universal Health-care System：Achieving Its Potential," *The Lancet*, Vol.391, No.10131, 2018, pp.1718—1735；Stephanie A. Nixon, Kelley Lee, Zulfiqar A. Bhutta, et al., "Canada's Global Health Role：Supporting Equity and Global Citizenship as a Middle Power," pp.1736—1748；Jocalyn Clark and Richard Horton, "Canada's Time to Act," pp.1643—1645；Margo Greenwood, Sarah de Leeuw and Nicole Lindsay, "Challenges in Health Equity for Indigenous Peoples in Canada," pp.1645—1647；Timothy G. Evans, "Canada and Global Health：Accelerate Leadership Now," pp.1648—1649；Jane Philpott, "Canada's Efforts to Ensure the Health and Wellbeing of Indigenous Peoples," pp.1650—1651；Justin Trudeau, "Canada's Vision for Global Health and Gender Equality," pp.1651—1653。

②　S.W. Gunn, "The Canadian Contribution to the World Health Organization," *Canadian Medical Association Journal*, Vol.99, No.22, 1968, pp.1080—1088.

③　John Farley, *Brock Chisholm，the World Health Organization and the Cold War*, Vancouver and Toronto：University of British Colombia Press, 2008.

角色,并认为这与加拿大国内严格的烟草控制传统和完善的立法密不可分。①拉斐尔·雷库查(Raphael Lencucha)等的两篇论文以加拿大非政府组织为研究对象,分析它们在促进《烟草控制框架公约》谈判中的重要作用,认为加拿大政府对非政府组织加入谈判的大力支持是其发挥重要作用的关键因素。②但这些文献对加拿大政府如何在具体的谈判和磋商中体现关键作用,非政府组织又是如何与加拿大政府进行良性互动以达成共同目标,未做深入的叙述。

加拿大在母婴儿童健康促进方面的领导地位一直受到国际认可。这方面学者们着墨最多的是由加拿大在八国集团框架下发起的《母婴儿童健康马斯科卡倡议》(Muskoka Initiative on Maternal, Newborn and Child Health,以下简称《马斯科卡倡议》),其中约翰·柯顿等撰写的《全球卫生和营养治理的政治进程:2010 年八国集团马斯科卡母婴儿童健康倡议》(The Political Process in Global Health and Nutrition Governance: The G8's 2010 Muskoka Initiative on Maternal, Child and Newborn Health)一文颇具参考价值。该文追踪了加拿大策划、筹备和发起《马斯科卡倡议》的过程。③克里斯蒂娜·R. 普罗克斯(Kristina R. Proulx)等则偏重于从政策路径依赖和关注国际身份和声誉建设的建构主义角度去解释加拿大为何将母婴儿童健康作为国内和国际可持续发展目标的优先事项。④

2003 年在加拿大暴发的"非典"疫情引起了政府和学界对加拿大如何

---

① Anne M. Lavack and Gina Clark, "Responding to the Global Tobacco Industry: Canada and the Framework Convention on Tobacco Control," *Canadian Public Administration*, Vol.50, No.1, 2007, pp.100—118.

② Raphael Lencucha, Ronald Labonté and Michael J Rouse, "Beyond Idealism and Realism: Canadian NGO/government Relations during the Negotiation of the FCTC," *Journal of Public Health Policy*, Vol.31, No.1, 2010, p.74; Raphael Lencucha, Kothari Anita and Ronald Labonté, "The Role of Non-Governmental Organizations in Global Health Diplomacy: Negotiating the Framework Convention on Tobacco Control," *Health Policy and Planning*, Vol.26, No.5, 2011, pp.405—412.

③ John Kirton, Julia Kulik and Caroline Bracht, "The Political Process in Global Health and Nutrition Governance: the G8's 2010 Muskoka Initiative on Maternal, Child, and Newborn Health," *Annals of the New York Academy of Sciences*, Vol.13311, No.1, 2014, pp.186—200.

④ Kristina R. Proulx, Arne Ruckert and Ronald Labonté, "Canada's Flagship Development Priority: Maternal, Newborn and Child Health and the Sustainable Development Goals," *Canadian Journal of Development Studies*, Vol.38, No.1, 2017, pp.39—53.

应对全球卫生安全威胁的广泛讨论。加拿大全国"非典"和公共卫生咨询委员会(National Advisory Committee on SARS and Public Health)发布的报告《从 SARS 中汲取教训：加拿大公共卫生的复兴》(Learning from SARS：Renewal of Public Health in Canada)全景式地考查了加拿大医疗卫生体系在"非典"疫情中的表现,以及为改善公共卫生机制应制定的长期和短期战略和措施。[①]安德鲁·普赖斯(Andrew Price)、黄严忠、卡罗琳·班尼特(Carolyn Bennett)[②]等则从另一个角度提出,虽然"非典"疫情暴露了加拿大卫生系统的不足,但其作为"催化剂"推动了加拿大国内卫生改革以及对全球性传染病监控和全球卫生安全机制建设的贡献。2014 年,加拿大在抗击西非"埃博拉"疫情中的领导者角色也广受国内外关注,但尚未有系统性的研究对这一案例进行深度分析。

(二) 国内研究现状

通过搜索国内的相关文献,发现鲜有系统地研究加拿大与全球卫生治理关系的论文或论著。而国内学者已有的、对本书有重要参考价值的文献都集中在中等国家理论与实践研究、全球卫生治理研究及加拿大公共卫生研究方面。

1. 中等国家理论与实践研究

由于加拿大被视为中等国家的典型代表,关于中等国家理论与实践研究的文献可作为本书的重要理论参考之一。此类研究主要在承认中等国家先天战略资源有限的基础上,着重探索中等国家积极参与国际事务和全球治理的路径,补充或丰富中等国家外交理论与实践。

专著方面,戴维来的《中等国家崛起与国际关系的新变局》一书首次对中等国家这一国家群体进行了系统而全面的介绍,将中等国家崛起视为当今国际体系演变进程中最为重要的发展趋势之一。该书作者认为,中等国

---

① National Advisory Committee on SARS and Public Health, *Learning from SARS：Renewal of Public Health in Canada*, Health Canada, Ottawa：National Advisory Committee on SARS and Public Health, 2003.

② Andrew T. Price-Smith and Yanzhong Huang, "Epidemic of Fear：SARS and the Political Economy of Contagion," in Andrew F. Cooper and John J. Kirton eds., *Innovation in Global Health Governance：Critical Cases*, pp.23—48；Carolyn Bennett, "Lessons from SARS：Past Practice, Future Innovation," in Andrew F. Cooper, John Kirton eds., *Innovation in Global Health Governance：critical cases*, United Kingdom：Ashgate Publishing, 2009, pp.49—63.

家以其不断上升的经济实力、政治能力和国际影响力，在国际舞台上扮演越来越突出和重要的角色，并提出将中等国家作为中国外交的新着力点，颇具理论建树和政策创建价值。①但此书关注的主要对象是新兴中等国家，特别是处于战略支点的巴西、南非、土耳其和印度尼西亚，而对传统中等国家如加拿大、澳大利亚的探讨等却着墨甚少。

论文方面，潘迎春的《"中等国家"理论的缘起》对"中等国家"理论的历史演变进行了详细的梳理，其基础历史知识的参考价值甚大。②钱皓的《中等国家参与国际事务的路径研究》是我国学术界首次探讨中等国家参与国际事务路径研究的文献，颇具创新性。③但受篇幅限制，该文只从宏观角度分析了中等国家加拿大参与国际事务的基本路径，并未在微观层面对加拿大参与的具体国际事务及其过程作深度的个案研究。钱皓的另一篇论文《约翰·霍姆斯与加拿大中等国家外交思想和实践》系统梳理了霍姆斯与加拿大中等国家外交思想和实践的关系，强调霍姆斯认为中等国家可以通过"调停者、谈话者、倡导者和情报收集者"的外交路径在大国政治体系中有所作为。④赵晨的《国内政治文化与中等国家的全球治理——基于加拿大的考察》分析了国内政治文化是如何影响加拿大参与全球治理，并提出加拿大参与全球治理的三个特征——依附型多边主义、尊重非政府行为体以及平衡运用主权和人权观念。⑤上述文章为本书考查加拿大在全球治理具体领域中的理念和行为提供了参考。

硕士、博士论文方面，唐纲的博士论文《中等国家参与全球治理研究——议程设置的视角》将加拿大成功推动《关于禁止使用、储存、生产和转让杀伤人员地雷及销毁此种武器的公约》（以下简称《渥太华禁雷公约》）为深度案例，从议程设置的视角研究中等国家如何在全球治理中发挥积极作用，对中等国家参与全球治理机制进行探索。⑥该论文提出，中等国家在全

---

① 戴维来：《中等国家崛起与国际关系的新变局》，北京：中央编译出版社 2017 年版。

② 潘迎春：《"中等国家"理论的缘起》，载《世界经济与政治论坛》2009 年第 5 期。

③ 钱皓：《中等国家参与国际事务的路径研究——以加拿大为例》，载《世界经济与政治》2007 年第 6 期。

④ 钱皓：《约翰·霍姆斯与加拿大中等国家外交思想和实践》，载《世界历史》2015 年第 2 期。

⑤ 赵晨：《国内政治文化与中等国家的全球治理——基于加拿大的考察》，载《世界经济与政治》2012 年第 10 期。

⑥ 唐纲：《中等国家参与全球治理研究——议程设置的视角》，上海外国语大学，博士论文，2012 年。

球治理中发挥主导性作用的前提和基本经验是对特定问题进行成功的全球治理议程设置。其中,中等国家选定的议题多为环境、卫生、人权等"低政治"议题,具有明显的领域选择性。朱中博的硕士论文《中等国家国际行为研究——以加拿大为例》以加拿大在苏伊士运河危机和越战中的斡旋为案例,对中等国家的国际角色定位与国际行为路径选择做了初步探讨。①该论文认为"领导者"角色与"跟从者"角色是中等国家的一般国际角色定位,温和外交、多边机制以及技术联盟路径则是它完成国际角色的方式。但该论文对中等国家在国际事务中经常扮演的"参与者"角色很少涉及,因而影响了其研究结果的解释范围。

2. 对全球卫生治理的研究

中国学者对全球卫生治理这一领域的研究在 2003 年"非典"疫情之后日趋深入和多样化。从研究的内容和进程来看,国内全球卫生治理的研究经历了介绍引进国外全球卫生治理研究成果、跟踪国外研究动态到以中国的视角去考察全球卫生治理等阶段。概括地讲,国内的国际关系和卫生政策学者对全球卫生治理的探讨主要集中在以下两大方面。

第一,对全球卫生治理机制的研究。例如汤蓓的《伙伴关系与国际组织自主性的扩展——以世界卫生组织在全球疟疾治理上的经验为例》②和《试析国际组织行政改革的动力机制——以世界卫生组织为例》③分别探讨了世界卫生组织通过构建公私伙伴关系寻求组织外支持,以及以世界卫生组织秘书处为案例分析国际组织开展行政改革的动力。晋继勇的博士论文《全球公共卫生治理中的国际机制分析》④和文章《全球公共卫生治理中的国际人权机制分析》⑤分析了世界卫生组织、世界贸易组织、《禁止生物武器公约》以及国际人权机制在全球公共卫生治理中所发挥的作用及缺陷。陈颖健的论文《公共卫生问题的全球治理机制研究》阐述了以健康权为基础的

---

① 朱中博:《中等国家国际行为研究——以加拿大为例》,上海外国语大学,硕士论文,2007 年。

② 汤蓓:《伙伴关系与国际组织自主性的扩展——以世界卫生组织在全球疟疾治理上的经验为例》,载《外交评论》2011 年第 2 期。

③ 汤蓓:《试析国际组织行政改革的动力机制——以世界卫生组织为例》,载《国际观察》2013 年第 6 期。

④ 晋继勇:《全球公共卫生治理中的国际机制分析》,复旦大学,博士论文,2009 年。

⑤ 晋继勇:《全球公共卫生治理中的国际人权机制分析——以〈经济、社会和文化权利国际公约〉为例》,载《浙江大学学报(人文社会科学版)》2010 年第 4 期。

共同价值观和以国际法规则为基础的合作协调机制作为全球卫生治理两个要素的重要性。①龚向前在《传染病全球化与全球卫生治理》一文中指出了以主权国家为中心的国际卫生合作机制已无法有效应对传染病全球化这一非传统安全因素的挑战,主张确立一种包括发展问题的解决、治理结构的多维化及以世界卫生组织为主导的全球卫生治理机制。②

第二,对全球卫生挑战下的卫生外交和卫生战略研究。这类文献的研究对象主要是大国行为体,主张面对复杂的全球卫生威胁,国家和地区应将卫生纳入外交政策层面,从战略高度来应对挑战。徐彤武的论文《全球卫生:国家实力、现实挑战与中国发展战略》认为中国应通过树立全球一体的新型健康观、加强防控传染病风险的能力、国家公共卫生应急能力以及改革对外卫生发展援助来有效应对全球卫生挑战。③罗艳华在《试论"全球卫生外交"对中国的影响与挑战》一文中分析了中国在参与全球卫生外交的过程中所面临的机遇和挑战。④陆贞元、章雅荻的论文更广泛的分析了亚洲国家参与全球卫生治理的进程及贡献。⑤张业亮的论文以美国参与大湄公河次区域的卫生治理为例,探讨了全球卫生安全在美国外交政策中的地位。⑥晋继勇在《美国全球卫生治理的战略、实质及问题》一文中指出,通过将全球卫生治理纳入美国的对外政策战略和国家安全战略,其力求将卫生治理作为促进国家地缘政治利益、国家安全利益和经济利益的重要手段。⑦

以上文献对全球卫生治理机制的探讨多停留在宏观层面,国别选择上也多偏重于大国,尤其强调大国的权力优势和大国责任,对中小国家参与全球卫生治理及其贡献未有涉及。

3. 对加拿大公共卫生的研究

国内学者对加拿大公共卫生的研究侧重于加拿大国内公共卫生体系和

① 陈颖健:《公共卫生问题的全球治理机制研究》,载《国际问题研究》2009 年第 5 期。

② 龚向前:《传染病全球化与全球卫生治理》,载《国际观察》2006 年第 3 期。

③ 徐彤武:《全球卫生:国家实力、现实挑战与中国发展战略》,载《国际政治研究》2016 年第 3 期。

④ 罗艳华:《试论"全球卫生外交"对中国的影响与挑战》,载《国际政治研究》2011 年第 2 期。

⑤ 陆贞元、章雅荻:《亚洲与全球卫生治理》,载《国外理论动态》2015 年第 4 期。

⑥ 张业亮:《美国的全球卫生安全政策——以大湄公河次区域为例的国际政治分析》,载《美国研究》2014 年第 3 期。

⑦ 晋继勇:《美国全球卫生治理的战略、实质及问题》,载《美国研究》2011 年第 1 期。

加美英澳等发达国家国内卫生政策的比较两大方面,而对加拿大在全球卫生层面的研究目前尚未见系统的学术性研究成果。

第一,对加拿大公共卫生政策及机制的研究。国内公共卫生是加拿大参与全球卫生治理的基础和起点。刘广太的《加拿大医疗保险制度的缘起和演变》是国内首部系统介绍加拿大医疗保险制度历史沿革的专著,全面详尽地分析和总结了其所取得的成就、存在的问题和改革的趋势。[①]季丽新[②]、胡红濮[③]及冯凯[④]等分别对加拿大医疗卫生政策的公平性、卫生决策支持系统的运行机制和卫生保健制度进行了探讨,可为了解加拿大国内公共卫生政策和机制提供知识基础。

第二,对加拿大公共卫生系统和卫生政策及战略的比较研究。王芳[⑤]、戴涛[⑥]、陈少贤等[⑦]分别对加拿大与澳大利亚、美国、英国在公共卫生服务、健康战略和卫生保健系统方面的政策及表现作了比较研究。他们将加拿大公共卫生置于国别对比框架之中,凸显了加拿大国内卫生机制和政策的优劣势。

然而,以上文献对加拿大卫生领域的研究仅限于加拿大国内公共卫生机制和卫生政策上,缺乏对加拿大参与全球卫生治理及其全球卫生外交政策的进一步探讨。

(三) 现有研究的不足

从整体来看,首先,现有文献对中等国家的理论及加拿大对外政策理论的研究已有相当的成果,也涉及了加拿大如何在国际社会和全球治理的特定领域发挥主导性作用的问题,但对加拿大能发挥何种作用、为何能在全球治理中发挥重要作用以及可能的机理等问题尚未有深入的研究。另外,此

---

① 刘广太:《加拿大医疗保险制度的缘起和演变》,北京:世界知识出版社 2001 年版。
② 季丽新:《公平视角下加拿大医疗卫生政策剖析》,载《山东社会科学》2012 年第 11 期。
③ 胡红濮:《加拿大卫生决策支持系统的发展与启示》,载《中国循证医学杂志》2012 年第 5 期
④ 冯凯:《加拿大卫生保健制度对我国的借鉴意义》,载《中医药管理杂志》2011 年第 1 期。
⑤ 王芳:《加拿大与澳大利亚公共卫生服务均等化经验与启示》,载《中国卫生政策研究》2010 年第 5 期
⑥ 戴涛:《美国、英国和加拿大健康战略的比较分析》,载《医学与哲学》(人文社会医学版)2008 年第 11 期。
⑦ 陈少贤、Jonathon S. Rakich:《加拿大与美国卫生保健系统的概况与政策对比》,载《国外医学》(医院管理分册)1991 年第 4 期。

类关于中等国家研究的文献聚焦的议题也多为联合国维和、人权、军控裁军等传统安全领域，对于加拿大参与非传统安全领域的全球治理，如全球卫生治理、全球气候治理等还未见系统的专著或硕士/博士学位论文问世。

其次，国内学者对于全球卫生治理的研究多着眼于宏观机制、大国行为体以及相关国际组织，很少关注包括加拿大在内的中等国家在全球卫生治理中的作用和贡献。少数对于加拿大卫生治理的研究文献也多局限于对其国内卫生机制的介绍或比较分析，未能从全球层面考查加拿大对于全球卫生治理的参与。

第三，国外学者对加拿大参与全球卫生治理的研究虽已取得了一定的成果，但主要是从政策和战略制定的角度分析卫生与加拿大外交政策的关系。一些学者即使认识到加拿大在全球卫生治理的特定领域中发挥了主导性作用，但并未进一步挖掘其背后的原因和影响因素。对于加拿大参与全球卫生治理的具体角色定位、路径选择、领导作用的发挥及其国内外影响因素尚未见系统性的案例和实证研究，因此给本书留下了深度拓展的空间。

三、研究问题、假设和案例选取

本书围绕加拿大在全球卫生治理中的作用展开，主要包括以下研究问题：

第一，加拿大中等国家理论自由国际主义与加拿大在全球卫生治理中的角色定位和路径选取之间的影响关系；

第二，加拿大在全球卫生治理中发挥了哪些作用？它是通过何种角色定位和路径选择来实现其作用和影响力的？

第三，哪些国内外因素推动或影响了加拿大在参与全球卫生治理过程中角色和路径的变换？

为了解决上述问题，本书提出以下研究假设：

假设一：自由国际主义理论作为中等国家对外政策的主导理论，在不同历史时期不同程度地影响了加拿大在全球事务中的理念和行为。参与全球卫生治理作为加拿大参与全球事务的一环，应同样受到这一理论的影响作用。但值得考虑的是，自由国际主义理论在多大程度上指导或影响了加拿大在全球卫生治理中的理念和行为？冷战后，加拿大国内的"中等国家"身份认同受到了复合新现实主义者的"主要大国论"的挑战。这种挑战在全球卫生领域是否有体现？

假设二：根据全球卫生治理的一般定义——各国政府、政府间组织和非国家行为体采用正式和非正式的机制、规范和过程以应对需跨国界集体行动来有效解决的卫生挑战，加拿大在全球卫生治理中发挥的作用应主要在加强全球卫生治理机制、规范以及支持应对全球卫生挑战的投入和行动方面。那么，加拿大在全球卫生治理中的作用是多方面的、广泛的，还是主要集中在其中的某一个或几个方面？为什么？

假设三：加拿大在全球卫生治理的一些特定领域不只是积极的参与者，也是倡导者。那么，这种作用是如何实现的？与其作为参与者时的路径选择有什么不同？角色转换背后的推拉力是什么？其中，国际因素在多大程度上促进或限制了加拿大倡导者角色的扮演？

假设四：加拿大在全球卫生治理中的倡导作用不只受到国际因素的影响，同时也无法跳出国内政治所设定的圈子。那么，国内政府因素是如何影响加拿大在全球卫生治理中的决策的？同时，加拿大国内的社会因素也会对加拿大参与全球卫生治理的理念和行为产生一定的影响，尤其是鉴于非政府组织与加拿大政府在推动人权、禁雷等问题上拥有良好的合作历史，那么两者的关系是如何影响加拿大在全球卫生治理中的表现的？

为了验证以上假设，本书选取了加拿大参与全球卫生治理的四个经典案例开展深度研究，这四个案例的选择兼具广泛性、代表性和前沿性。首先，对于世界卫生组织、《烟草控制框架公约》、妇女儿童健康促进和全球性传染病的研究在全球卫生的研究当中属于热点研究议题，受到全球卫生乃至国际政治研究者较多的关注，同时也是加拿大学者广为认同加拿大在其中发挥了重要作用的研究议题。其次，所选案例覆盖了全球卫生治理的概念所包含的主要内容，分别对应了全球卫生治理机制、全球卫生规范、全球卫生投入和全球卫生行动四个方面，并广泛地涉及了包括主权国家、国际组织和非政府组织在内的全球卫生治理的主要行为体。再者，从全球卫生治理的对象来看，案例的选择既包括"非典"、埃博拉这类难以预防并构成全球卫生安全威胁的新发传染病，也包括由全球烟草使用导致的非传染性疾病流行和每年夺走数百万妇女儿童生命的可预防疾病与营养不良问题。最后，从全球卫生治理的目标来看，案例的选择既包括实现治理的短期目标，如解除迫在眉睫的全球卫生安全威胁，也包括通过加强全球卫生治理机制、规范以及贫困国家公共卫生能力来推动全球卫生发展和卫生公平这类长期目标的实现。

四、研究方法与创新

由于本书的内容涉及国际关系、全球治理、全球卫生治理、国内公共卫生治理等不同研究领域,因此综合性地采用了不同的研究方法,力求对相关问题进行细致的分析和详尽的论述。总体而言,本书主要运用了以下研究方法。

第一,案例分析法。本书以深度案例分析为主要方法,以加拿大参与创立世界卫生组织、推动制定《烟草控制框架公约》、发起八国集团《马斯科卡倡议》以及抗击"非典"、埃博拉疫情为案例,归纳加拿大在全球卫生治理中的作用、角色定位和路径选择。

第二,历史分析法。通过梳理和分析全球卫生治理的发展历程以及加拿大参与全球卫生治理的重大历史事件及进程,本书尽可能地还原加拿大如何在世界卫生组织创立、《烟草控制框架公约》制定等重要的历史事件中进行具体的磋商、谈判或斡旋等作为,以论证加拿大在全球卫生治理中的贡献。

第三,电子访谈/田野调查。研究者利用电子邮件、电话以及国外访学与会议的机会,对相关领域的全球卫生专家与外交人员开展访谈和实地考察。

本书的创新性主要体现在以下几个方面。

第一,选题前沿。随着全球卫生问题,尤其是跨国传染病问题日益凸显,全球卫生治理不仅成为各国领导人和公众关注的热点议题,也吸引了越来越多的国际关系学者的兴趣。但关于加拿大在全球卫生治理中的作用,从目前的文献检索情况看,国内国际关系学界尚未见系统的专著。

第二,研究视角独特。本书扬弃了全球治理研究中多关注大国的传统视野,以加拿大在全球卫生治理中的角色扮演及路径为突破口,深入探究中等国家在全球治理中发挥主导作用的条件与影响因素。力图从新的视角揭示中等国家在全球治理中的作为,尤其在相对被忽视的全球治理的"低政治"领域——全球卫生治理。

第三,理论工具不落窠臼。虽然现有文献对主权国家参与全球卫生治理的研究多采用"安全化"的理论框架来分析对象国参与全球卫生治理的必要性和治理路径，但该框架主要适用于分析对全球卫生安全构成威胁的传染病的治理，对国家参与非传染病治理以及援助贫困国家卫生能力建设的行为解释力不足。本书选取加拿大中等国家理论之"自由国际主义"作为理论分析框架，以加拿大在全球事务中的国家定位和参与路径为大背景，深入研究加拿大参与全球卫生治理的政策及行为依据，全面揭示其行为背后的多重考量。

五、研究框架结构

本书由导论、正文和结论三大部分组成。导论部分包括问题的提出与研究意义、国内外研究现状述评、研究假设、研究方法与创新和研究框架结构。正文部分共设八章，具体如下：

第一章主要探讨全球卫生治理的源起、发展与内在困境，分别阐明全球卫生治理兴起的背景、全球卫生治理的定义与界定、全球卫生治理的对象、主要行为体及其参与路径；系统回顾全球卫生治理机制和规范的发展历程；全面分析全球卫生治理存在的问题，并指出领导权和协调机制模糊、全球卫生投入不足以及问责、监督和执行机制缺位是全球卫生治理的三大内在困境。

第二章主要分析了加拿大中等国家理论之自由国际主义理论与加拿大参与全球事务之间的关系，以及加拿大参与全球卫生治理的动机和主要目标，为分析加拿大在全球卫生治理中的角色定位和路径选择构建理论分析框架。

第三至六章是加拿大参与全球卫生治理的深度案例研究。第三章以参与创立世界卫生组织为案例，集中探讨加拿大的积极参与者角色与贡献。特别是在制度设计中的提案与斡旋作用、加籍第一任总干事布罗克·奇泽姆的重要贡献以及对该组织创立初期的大力支持等。第四章以参与制定《烟草控制框架公约》为案例，着重展现加拿大作为全球卫生规范的倡导者角色，在促进世界卫生大会授权制定公约、资助公约制定、在政府间机构谈判中所发挥的关键作用。第五章以加拿大发起八国集团《马斯科卡倡议》为案例，着力阐明加拿大担纲的领导者角色，特别是加拿大在该倡议的国内政策筹划、国际共识谋求及出台和落实进程中发挥的领导力。第六章以加拿大应对"非典"和西非埃博拉疫情为案例，揭示了"非典"疫情后，加拿大如何推动国内公共卫生机制改革和国内外卫生安全战略调整，以及这些变革如何在加拿大引领国际社会抗击埃博拉疫情中发挥作用。

第七章为理论分析与解释，重点借助加拿大中等国家自由国际主义理论工具并辅以"推拉力"理论来解释加拿大在全球卫生治理中的理念与行为。首先，从自由国际主义理论视角解释作为中等国家的加拿大在全球卫生治理中表现出的参与者和领导者两种主要角色定位，以及对多边合作路径的偏好。其次，阐释了加拿大在全球卫生治理中角色和路径选择的灵活性。最后，通过"推拉力"理论分析加拿大在全球卫生治理中角色变迁和路径转换的国内外影响因素，主要包括国际因素、国内政府因素、国内社会因素、医学研究与技术创新。

最后一部分是本书的结论。在总结全书研究的基础上，概括了加拿大在全球卫生治理中的作用以及加拿大对解决全球卫生治理内在困境的贡献和其本身所面临的内外限制因素。

第一章　全球卫生治理的源起、发展与内在困境

欧洲杰出的外交官罗伯特·库珀(Robert Cooper)曾说过,"在过去,一个国家可以照顾好自己。但今天这种能力已远远不够了(no longer sufficient)。在全球化的时代里,没有一个国家是孤岛。"①在卫生领域尤其如此,随着全球化进程的不断演进,越来越多的卫生问题超越了国界,使得卫生与国际政治的关系日益紧密。诸如"非典"、埃博拉、禽流感、新冠肺炎等传染病随着便利的交通迅速在全球传播,顷刻之间就能跨越主权国家的政治边界,削弱单个国家对公共卫生的控制能力。加上一系列健康问题决定因素越来越多地受到卫生部门以外因素的影响,如贸易和投资流动、地缘冲突、非法行为与犯罪活动、环境变化等,卫生问题的治理迫切需要扩大公共卫生议程。②这都需要各国政府、国际组织、民间社会乃至个人采取更有效的集体行动来更好地管理这些卫生风险和威胁,才能实现全球卫生安全、发展和公平。正是在这种背景下,全球卫生治理的概念和实践应运而生,并逐渐成为全球治理不可或缺的重要组成部分。

第一节　全球卫生治理的源起及基本要素

20世纪90年代以来,随着全球化的不断深入发展,人口、贸易、物资、信息的流通日益频繁,使得传染性疾病的传播速度大大加快,与有害产品消费和不健康生活方式相关的非传染性疾病也在全球加速蔓延,公共卫生问题日益全球化已成为必然。这一趋势使得原有的国际卫生治理体系和方式

---

① Robert Cooper, *The Breaking of Nations: Order and Chaos in the 21st Century*, London: Atlantic Books, 2003, p.83.

② A.J. McMichael and R. Beaglehole, "The Changing Global Context of Public Health," *The Lancet*, Vol.356, No.9228, 2000, p.495.

难以应对，从而推动了对全球卫生治理的倡导和发展。全球卫生治理的基本要素主要包括治理对象、主要行为体及治理方式，这些都体现出不同于国际卫生治理的若干特点。

一、全球卫生治理兴起的背景

20世纪90年代以来，经济全球化的加速发展成为推动全球卫生治理兴起的最大驱动因素。全球化是一个随着资本、商品、人员、思想和价值的跨国界传播，使得经济、政治和社会的相互依存不断增加，全球一体化进程不断加速的过程。[1]全球一体化也彻底改变了全球公共卫生的图景[2]，这主要表现在以下四个方面。

首先，全球化进一步促进了世界贸易的繁荣和经济的发展，为改善人类健康提供了更好的物质基础。同时，也加速了医学进步和技术革新信息的交流与共享，为全球疾病的监测、预警及防控提供了更好的资源保障与技术支撑。

其次，全球化引入并加剧了对人类健康构成威胁的跨境卫生风险。这些风险主要包括新发或重发传染性疾病、与有害产品消费和不良生活方式相关的各种非传染性疾病以及环境恶化等。它们在地理范围上的扩大与传播速度的增长削弱了各国单独应对全球卫生威胁的能力，挑战了以国家为中心的国际卫生治理体系。

再次，全球化的深入发展使得各类非政府行为体的数量和影响不断扩大，为它们参与全球卫生治理提供了更多的政治空间和物质条件。[3]随着非政府组织、基金会、慈善机构、跨国公司等在全球卫生领域获得更大的权力、资源及影响力，以民族国家为主体的国际卫生治理体系不得不寻求用新的合作方式和治理机制来容纳这些行为体。

最后，国家内部和国家之间的贫富差距也伴随着全球化进一步扩大。不断恶化的贫困、边缘化和卫生不公平问题被一些学者视为全球化的外部性效应（externalities）和全球公害（global public bads）。[4]作为影响健康问题

---

① Andrew Hurrell and Ngaire Woods, "Globalisation and Inequality," *Millennium Journal of International Studies*, Vol.24, No.3, 1995, p.447.

② Nick Drager and Robert Beaglehole, "Globalization: Changing the Public Health Landscape," *Bulletin of the World Health Organization*, Vol.79, No.9, 2001, p.803.

③ 郭岩、刘培龙、许静：《全球卫生及其国家策略研究》，载《北京大学学报》（医学版），2010年第3期，第248页。

④ L. Chen, T. Evans and R. Cash, "Health as a Global Public Good," in I. Kaul, I. Grunberg and M. Stern eds., *Global Public Goods: International Co-operation in the 21st Century*, London: Oxford University Press, 1999, p.286.

的社会决定因素,它们都加剧了跨境卫生风险带来的负面影响,而这些影响在发展中国家最为严重。一些贫困国家本身就缺乏足够的卫生投入和基础能力,传染病控制能力极为有限,无论是内源性还是外源性传染病,一旦大规模爆发都会使本已脆弱不堪的公共卫生体系处于崩溃的边缘,必然需要全球层面的协助与集体应对。

因此,面对全球化进程给公共卫生带来的巨大改变,国际卫生治理机制原已存在的缺陷不断暴露,迫切需要进行机制的变革与创新。这就需要重新评估管理国家、区域和全球各层面卫生政策与实践的规则和制度,充分调动全球各种力量及资源以推动全球合作,对全球卫生问题进行全球治理。在这种背景下,全球卫生治理的概念被提出并逐步成为公共卫生领域最受关注和争议的主题。

二、全球卫生治理的概念及特点

最早明确提出"全球卫生治理"这一概念的是学者理查德·道格森和凯莉·李。2002 年,他们在论文《全球卫生治理:概念考察》中将全球卫生治理广泛地定义为"采取集体行动所遵循的规则(rules)和程序(procedures)以实现在全球范围内保护和促进健康的一致目标"[1]。此后虽然已有各种学科领域的上千篇学术文章对此主题进行了不同角度的探讨,但对"全球卫生治理"的定义尚未达成统一的观点。[2]2010 年,戴维·费德勒将"全球卫生治理"定义为"各国政府、政府间组织和非国家行为体采用正式和非正式的机制(institutions)、规则(rules)和进程(processes)以应对需跨国界集体行动来有效解决的健康挑战"[3]。2012 年,索菲·哈曼将全球卫生治理定义为:

---

[1] Richard Dodgson and Kelley Lee, "Global Health Governance: A Conceptual Review," in Rorden Wilkinson and Steve Hughes eds., *Global Governance: Critical Perspectives*, London: Routledge, 2002, p.98.

[2] Adam Kamradt-Scott and Kelley Lee, "The Multiple Meanings of Global Health Governance: A Call for Conceptual Clarity," *Globalization and Health*, Vol.10, No.1, 2014, p.28.

[3] David P. Fidler, *The Challenges of Global Health Governance*, Council on Foreign Relations Working Paper, New York: Council on Foreign Relations, 2010, p.3.目前,关于"非国家行为体"的定义仍存在不同观点。如苏长和认为非国家行为体由政府间国际组织、非政府间国际组织、跨国公司、民族解放运动、分离主义组织、恐怖主义活动等组成。参见苏长和:《非国家行为体与当代国际政治》,载《欧洲》1998 年第 1 期,第 1—6 页。也有学者如冯·巴斯·阿茨认为"非国家行为体"的非国家性体现在它们不是国家或者国家的代表,也不是政府间国际组织。参见李金祥、蔡佳禾《理解世界政治中的非国家行为体:性质和定义》,载《2007 年江苏省哲学社会科学界学术大会论文集》(下),2007 年,第 861—868 页。本书认同第二种观点,文中的"非国家行为体"不包括政府间国际组织。

"国家和(或)非国家行为者之间的跨国界协定(agreements)或倡议(initiatives)，以控制公共卫生问题、传染病传播和保护人民远离健康风险或威胁。"①尽管上述定义都大致说明了全球卫生治理的内涵，但并没有充分表明当今全球卫生治理所面临的复杂性与广泛性。

实际上，全球卫生治理中最为核心的概念为"全球卫生"(global health)。对于全球卫生，目前存在以下三种最常引用的内涵。伊洛娜·基克布什(Ilona Kickbusch)认为，"全球卫生的重点是互相依存的各国、国际组织和全球卫生领域中其他行动者须采取一致的政策和行为，共同应对健康决定因素及健康风险转移带来的影响，目标是让全球所有地区能够公平地获得健康"②。罗伯特·彼格利赫里(Robert Beaglehole)等则认为，"全球公共卫生是指在世界范围内为促进健康和卫生公平而采取的集体行动"③。杰弗里·科普兰(Jeffrey Koplan)等在2009年提出，"全球卫生是旨在改善全球所有人健康和实现全球范围内卫生平等的学习、研究和实践的领域。强调全球卫生重视跨国界的卫生问题、健康问题决定因素及解决办法，涉及多学科合作、人群预防及个体临床关怀"④。其中，在2011年加拿大卫生科学院发布的《加拿大发挥重要作用——加拿大在全球卫生中的战略角色专家小组报告》中对"全球卫生"就采用了此定义。⑤加学者认为对"全球卫生"定义的选择，特别是对其中"跨界卫生问题""人人健康""卫生公平"和"健康决定因素"的强调为加拿大确定其在全球卫生领域的战略作用提供了基础，表明了加拿大全球卫生倡议和行动的发展方向。⑥

---

① Sophie Harman，*Global Health Governance*，London：Routledge，2012，p.2.

② Ilona Kickbusch，"Global Health—a Definition," http：//www.ilonakickbusch.com/kickbusch-wAssets/docs/global-health.pdf,访问日期：2018年7月22日。

③ Robert Beaglehole and Ruth Bonita，"Global Public Health：a Scorecard," *The Lancet*，Vol.372，No.9654，2008，p.1988.

④ Jeffrey Koplan, Christopher Bond, Michael Merson, et al., "Towards a Common Definition of Global Health," *The Lancet*，Vol.373，No.9679，2009，p.1993.

⑤ Canadian Academy of Health Sciences，*Canadians Making a Difference：The Expert Panel on Canada's Strategic Role in Global Health*，*Canadian Academy of Health Sciences*，Ottawa，Canada，2011，http：//www.cahs-acss.ca/wp-content/uploads/2011/11/Canadians-Making-a-Difference-Report.pdf,访问日期：2018年7月22日。

⑥ Hillary Connolly, Ruth Campbell and Maja Pleic, "The Importance of a Common Global Health Definition—How Canada's Definition Influences Its Strategic Direction in Global Health," *Journal of Global Health*，Vol.2，No.1，2012，p.2.

结合以上关于"全球卫生"和"全球卫生治理"概念的梳理,本书认为其概念和内涵应当与时俱进,真实地反映全球化背景下产生的新问题和新挑战。因此,本书对"全球卫生治理"的定义和内涵进行了整合与拓展,拟将"全球卫生治理"定义为:在全球化背景下,各国家、政府间组织和非国家行为体采用正式和非正式的机制、规则和进程,通过跨国界集体行动来解决各项全球卫生问题,以促进全球卫生发展、卫生安全和卫生公平。本书所拟定义概括了全球卫生治理的五个特征。第一,全球卫生治理的主体多元,既包括在全球卫生治理机制中具有主导作用的国家、政府间国际组织,也包括日益发挥重要作用的非国家行为体。第二,全球卫生治理既是一个实现卫生良治的活动过程,也是一套由规则和规范所构成的正式和非正式机制或制度,对参与全球卫生治理的行为体具有指导和约束作用。第三,全球卫生治理是一个复杂的发展过程,它有赖于国家、地区和全球层面的行为体超越国界和政府,动员并协调各方力量采取集体行动予以应对。第四,全球卫生治理还强调广义上影响健康问题的社会决定因素。其中,根据世界卫生组织的定义,"健康不仅为疾病或羸弱之消除,而系体格、精神与社会之完全健康状态"。①因此全球卫生问题也不只局限于医学视域的公共卫生问题。第五,促进全球范围内的卫生发展、安全和公平既是全球卫生治理的目标,也反映了公平的全球卫生治理价值观。

三、全球卫生治理的主要对象

第一,根据全球卫生治理的概念定义,全球卫生治理的主要对象之一是突发公共卫生事件(Public Health Emergency),特别是国际关注的突发公共卫生事件(Public Health Emergency of International Concern,PHEIC)。突发公共卫生事件是指"由生物恐怖主义、流行病或大流行病、新型和高度致命的传染媒介或生物毒素引起的突然发生的或迫在眉睫的卫生威胁,对大量的公众健康构成巨大的风险"②。这些事件本属于国内卫生治理的范畴,但因为全球化加剧了卫生威胁的跨境传播风险,因此要求每个国家均应

---

① World Health Organization, Interim Commission: *Official Records of the World Health Organization No.1: Minutes of the Technical Preparatory Committee for the International Health Conference held in Paris from 18 March to 5 April 1946*, p.58, http://www.who.int/iris/handle/10665/85572,访问日期:2018 年 4 月 17 日。

② World Health Organization, "Humanitarian Health Action-Definitions: Emergencies," http://www.who.int/hac/about/definitions/en/,访问日期:2018 年 7 月 23 日。

有能力发现、迅速核实并对有流行倾向或蔓延趋势的突发公共卫生威胁做出适当反应,以便尽量缩小对全球社会造成的影响。"非典"疫情后,2005年新出台的《国际卫生条例(2005)》要求各缔约国"向世界卫生组织通报经评估有可能构成'国际关注的突发公共卫生事件'的所有事件"①。国际关注的突发公共卫生事件是指"按特殊程序确定为通过疾病的国际传播构成对其他国家的公共卫生风险,以及可能需要采取协调一致的国际应对措施的不寻常事件"。②世界卫生组织一旦确定某个特定事件构成"国际关注的突发公共卫生事件",可要求国际相关方对此突发事件做出"即时"反应,以第一时间动员全球力量迅速应对。目前,被确定的此类事件包括2009年的甲型H1N1流感(禽流感)疫情、2014年的脊髓灰质炎疫情、2014年的埃博拉疫情、2016年的新生儿小头症病例和其他神经系统病变,以及2020年新冠肺炎疫情。③

　　第二,非传染性疾病(又称慢性疾病)也是全球卫生治理的重要对象。2011年的《预防和控制非传染性疾病问题大会高级别会议的政治宣言》指出:"承认非传染性疾病给全球带来的负担和威胁是21世纪发展的主要挑战之一,它有损世界各地的社会和经济发展,并威胁到国际商定发展目标的实现。"④因为全球化在加快传染病的跨境传播的同时,那些不健康的生活方式也伴随着全球范围内的贸易发展和日趋频繁的国际文化交流而广为流传。其中烟草使用、缺乏运动、不健康饮食以及有害使用酒精等构成了非传染性疾病的主要病因。2018年,世界卫生组织的最新研究报告指出,非传染性疾病每年导致4 100万人死亡,相当于全球总死亡人数的71%;其中对中、低收入国家造成的影响尤甚,其比例占全球非传染性疾病死亡的四分之三以上。⑤有研究证明,通过早期诊断、提供负担起的治疗手段以及发动国

---

①② 世界卫生组织:《国际卫生条例:你需要知道的实施〈国际卫生条例(2005)〉的十件事情》,http://www.who.int/ihr/about/10things/zh/,访问日期:2018年6月15日。

③ 光明网:《WHO如何确定国际关注的突发公共卫生事件?》,2016年2月2日,http://tech.gmw.cn/2016-02/02/content_18761127.htm,访问日期:2018年7月23日。

④ 联合国:《预防和控制非传染性疾病问题大会高级别会议的政治宣言》,2011年9月19日,https://documents-dds-ny.un.org/doc/UNDOC/GEN/N11/458/93/PDF/N1145893.pdf?OpenElement,访问日期:2018年7月23日。

⑤ 世界卫生组织:《用较少资金挽救生命——对非传染性疾病的战略性应对》,2018年,http://101.96.10.64/apps.who.int/iris/bitstream/handle/10665/272534/WHO-NMH-NVI-18.8-chi.pdf?ua=1,访问日期:2018年7月24日。

际社会和国家政府的各部门力量来减少主要风险因素,可以避免许多人死于非传染性疾病。①2030 年可持续发展议程已将非传染性疾病列为可持续发展的一项重大挑战。②因此,对非传染性疾病的治理迫切需要动员全球资源,尤其是各国政府强烈的政治意愿和持续的资金援助。

第三,全球卫生治理的对象还包括社会医学所强调的"健康问题社会决定因素"(Social Determinants of Health)及其造成的卫生不公平现象。2005 年,世界卫生组织设立了"健康问题社会决定因素委员会",提出"健康问题社会决定因素是个人出生、生长、生活、工作和老年环境,包括卫生系统。这些环境受到全球、国家和地方各级资金、权力和资源分配状况的制约,并受政策倾向的影响。健康问题社会决定因素是造成卫生不公平现象的主要因素,导致本可避免的国家内部以及国与国之间不公平的健康差异"③。2011 年,健康问题社会决定因素世界大会通过了《健康问题社会决定因素:里约政治宣言》(Rio Political Declaration on Social Determinants of Health),进一步确认实现卫生公平是一项共同目标和责任,政府各部门、社会各阶层以及国际社会的所有成员都必须参与"一切为了公平"和"人人享有卫生保健"的全球行动。④

由此可见,全球卫生治理的主要对象既包括备受各国政府重视的构成安全威胁的急性传染病及突发公共卫生事件,也包括造成最大疾病负担的非传染性疾病;既包括生物医学侧重的特定疾病或健康问题,也包含了社会医学强调的影响健康问题的其他社会决定因素。这些广泛而复杂的治理对象从根本上要求全球各层面的各类行为体积极采取集体行动,并开展跨国界、跨部门和跨领域的有效合作。

四、全球卫生治理的主要行为体

全球卫生治理的行为体主要包括国家、国际组织、非国家行为体等。

第一,国家作为国际社会的基本组成单位,是全球卫生治理最为核心的

---

① 搜狐新闻:《全球协力抗击非传染性疾病》,2018 年 2 月 22 日,http://www.sohu.com/a/223481308_756004,访问日期:2018 年 7 月 24 日。

② 世界卫生组织:《用较少资金挽救生命——对非传染性疾病的战略性应对》。

③ 世界卫生组织:《健康问题社会决定因素》,http://www.who.int/social_determinants/zh/,访问日期:2018 年 7 月 24 日。

④ World Health Organization,*Rio Political Declaration on Social Determinants of Health*, Rio de Janeiro, Brazil, October 21, 2011, http://www.who.int/sdhconference/declaration/Rio_political_declaration.pdf?ua＝1,访问日期:2018 年 7 月 24 日。

行为体。首先,各国政府是国内卫生治理的主体,各种疾病的预防、监控首先依赖于各国内部的卫生机制、政府的卫生支出与决策水平。如 1994 年鼠疫在印度爆发,2003 年"非典"在中国爆发,两国政府在控制疫情传播上扮演了最重要的角色。[1]其次,除保证国内卫生投入外,各国政府还是全球卫生援助资金的主要来源。尽管非国家行为体对全球卫生投入的资金数额及其在全球卫生援助中的占比稳步上升,但各国政府目前仍是全球卫生援助的主要资助方,其援助范围和规模都超过其他行为体。如 2017 年,各国政府的捐资总额占全球卫生发展援助的 63%,其主体地位难以动摇。[2]最后,各国政府是国际协商谈判的主要参与者,各项国际卫生协定、全球卫生倡议、计划或行动的落地都需要各国政府实施或批准。"如果没有国家基础设施和政策的支持,全球卫生治理无法成功。"[3]因此,全球卫生治理的有效开展离不开各国政府在国际层面的积极参与和国内层面的善治。

国家参与全球卫生治理的方式分两个层面。从国内层面看,各国政府参与治理的方式主要包括:使全球卫生倡议和行动在国内落地,如制定战略与实施计划、采取有效的卫生干预措施以及组织财政支持等;不断提高自身的卫生治理能力,如强化国内卫生立法、司法和执法,建立和完善医疗卫生服务体系等。在国际层面,各国参与方式主要包括:提供援助,特别是为中低收入国家提供卫生相关的发展援助,包括资金和技术援助;参与全球卫生机制、规范的制定和卫生机构的管理与改革,以提升全球卫生治理的透明度、问责制和执行度;发展全球卫生外交,构建全球卫生合作伙伴关系以共同应对全球卫生挑战等。

第二,国际组织也是全球卫生治理的主要行为体之一。自 20 世纪 90 年代以来,公共卫生问题对政治、经济、社会等多领域的涉及使得更多的国际组织投入卫生合作领域,一系列国际组织逐步成为全球卫生治理的核心。其中,一些组织直接将卫生作为其核心任务,如世界卫生组织,另一些组织则将卫生视作促进国际和平、安全、发展的组成部分,如联合国人口基金会、

---

① 杨肖光、陈文主编:《全球卫生绿皮书:全球卫生治理视角下的中国经验与策略》,上海:复旦大学出版社 2017 年版,第 36 页。

② Institute for Health Metrics and Evaluation, "Financing Global Health 2017: Funding Universal Health Coverage and the Unfinished HIV/AIDS Agenda," 2017, pp.33—36, http://www.healthdata.org/sites/default/files/files/policy_report/FGH/2018/IHME_FGH_2017_fullreport_online.pdf,访问日期:2018 年 7 月 24 日。

③ Sophie Harman, *Global Health Governance*, London: Routledge, 2012, p.28.

联合国儿童基金会、世界贸易组织、世界银行、七国/八国集团等。这些国际组织参与全球卫生治理的主要方式包括：为全球卫生治理提供法律支持和资金保障；组织国际社会开展全球卫生治理活动；为各成员国开展有关全球卫生治理的对话与合作提供场所；提供权威知识和技术支持等。以世界卫生组织为例，在当前全球卫生治理体系中，它主要扮演了规范领导者、合作促进者和信息传播者的三重角色。首先，通过在全球层面上制定和实施公共卫生法规，为全球卫生治理提供制度保障。其次，利用其成员国资格的普遍性来引起各国对特定卫生问题的关注，并将各类行动者聚集在一起应对这些问题。此外，与各国政府建立联系，收集和分享重要信息。其设定的加强初级卫生保健、实现全民健康覆盖的总体目标，也为全球卫生治理提供了共享价值观。

第三，非国家行为体，主要包括非政府组织、慈善基金会、私营部门和学术机构等也以不同的方式影响全球卫生治理。尤其是非政府组织，已成为推动全球卫生治理不可或缺的力量。自 1980 年以来，越来越多的非政府组织参与到全球卫生治理的行动中，对促进卫生公平、发展和研究都起到了重要的作用。它们不断地填补国家、私营部门和政府间国际组织留下的空白，并提供多种专业卫生知识和服务，故越来越得到各国政府、各国际组织和国际捐助者的广泛认可。目前它们参与全球卫生治理的主要方式包括：向政府反映公民关心的卫生相关问题、监督国内卫生政策的实施、提供专业的卫生知识并充当早期预警机制、监督国际卫生协议和倡议的执行、参与国际组织的项目，以及提供全球卫生援助等。

与其他行为体相比，非政府组织拥有一些独特的优势。首先，由于没有政治约束且资金来源相对独立，它们比各国政府或其他高政治的国际组织具有更多的灵活性。如在制定《烟草控制框架公约》的谈判中，国际非政府组织框架公约联盟（Framework Convention Alliance）就采用了颁布"脏烟灰缸奖"（Dirty Ashtray Award）的方式公开批评相关国家政府或国际组织在控烟谈判中的表态，以推动制定更为严格、强制的控烟条款。①其次，非政府组织的组织结构灵活、管理成本相对较低、拥有丰富的专业知识与人才资

---

① 在《烟草控制框架公约》政府间谈判机构会议期间，框架公约联盟在其每日散发的简报中，发给不同国家或组织"兰花奖"或"脏烟灰缸奖"，主要用于评价这些国家或组织的代表在前一天会议中的发言表态。其中，"脏烟灰缸奖"用以谴责获奖者在控烟谈判中的软弱或让步表现。

源和广泛的触角，因而更容易深入社区或边远艰苦地区，涉足并弥补政府公共卫生中一些被忽视的领域。例如，正是加拿大孕产妇、新生儿和儿童健康联盟（Canadian Coalition for Maternal, Newborn and Child Health）这一非政府组织联合体促成了加拿大政府将"母婴儿童健康"设定为 2010 年八国集团峰会的关键议题，推动成员国聚焦于被国际社会忽视的贫困地区妇女儿童健康问题。无国界医生组织（Doctors Without Borders）则是最早发现2014 年西非埃博拉疫情并参与救援的非政府组织，①它在国际社会开始集体行动之前就已展开了"埃博拉"疫情的调查、检测、治疗和防护工作。

此外，私人慈善基金会，如洛克菲勒基金会（the Rockefeller Foundation）、福特基金会（the Ford Foundation）、盖茨基金会（Bill and Melinda Gates Foundation）等在全球卫生援助中也发挥了越来越大的作用。其中，盖茨基金会拥有的资产高达 290 亿美元，庞大的基金规模使其在全球卫生治理方面有着举足轻重的影响。②

第二节　全球卫生治理的发展历程

虽然全球卫生治理直到 20 世纪 90 年代才真正兴起，但它的起源可以追溯到更远。国际卫生治理起步于 19 世纪中叶，各国于 1851 年首次召开国际卫生会议以制定实施检疫程序的国际标准。之后，国际卫生合作不断深入，并随着第二次世界大战后世界卫生组织的成立日益机制化和规范化。但冷战后全球化的迅猛发展又给公共卫生领域带来了前所未有的新挑战，推动了从国际卫生治理向全球卫生治理的演变。这两种治理模式主要有以下区别。第一，国际卫生治理主要处理以国界界定的卫生问题，而全球卫生治理则拓展到处理跨国界的卫生问题以及影响健康问题的社会决定因素。通过对全球卫生问题的共同关注，全球卫生治理将"地缘政治"从卫生问题

---

① 无国界医生组织（英语名"Doctors Without Borders"，法语名"Médecins Sans Frontières"，缩写 MSF）于 1971 年 12 月 20 日在巴黎成立，是一个由各国专业医学人员组成的国际性医疗人道救援组织，是全球最大的独立人道医疗救援组织之一。该组织的资金主要由私人捐助。

② Editorial, "What Has the Gates Foundation Done for Global Health?" *The Lancet*, Vol.373, 2009, p.1577.

中分离出去,弱化了"国家"与"国界"的概念。①第二,全球卫生治理更加注重各类行为体,尤其是非国家行为体的参与和合作,而不仅仅是国与国之间的卫生合作。通过以全球治理的视角制定和实施商定的国际制度和规则,全球卫生治理促使多元行为体以多种方式在全球卫生领域开展集体行动。第三,国际卫生治理的目标主要局限于传染病的防控,而全球卫生治理既重视全球性传染病的防控,还同时强调实现全球卫生发展和卫生公平这一更为广泛的目标。

一、国际卫生治理机制与规范的产生

最早的国际卫生合作源于为促进贸易而建立统一的检疫标准。为协调和简化欧洲各国昂贵复杂又相互冲突的海洋检疫要求,1851 年 12 个欧洲国家齐聚巴黎,召开了历史上第一次国际卫生会议(International Sanitary Conference),讨论建立国际卫生机构监督海事法规的可能性。②这一事件成为国际卫生治理的开端,标志着国际社会对传染病的治理第一次超越了主权国家而正式进入国际卫生治理阶段。③此后,从 19 世纪中叶开始延续到第二次世界大战前的将近一个世纪的国际卫生治理以召开国际卫生会议和创立国际卫生机制为主要形式。其间共召开了 12 次会议,建立了三个区域性和国际性卫生组织——国际卫生局(International Sanitary Bureau)④、国际公共卫生办事处(Office International d'Hygiène Publique)和国际联盟卫生组织(Health Organization of the League of Nations)。这一时期,随着参与国际卫生治理的国家不断增加,国际卫生合作进程也相应加快,前后产生了四项关于传染病控制的国际公约,这些公约在 1903 年合并为《国际公共卫生条例》(International Sanitary Regulation)。⑤但是,早期的国际卫生治理模式并不完善。由于贸易利益的冲突和各国政府对于主权的考虑,众

---

① 杨肖光、陈文主编:《全球卫生绿皮书:全球卫生治理视角下的中国经验与策略》,上海:复旦大学出版社 2017 年版,第 15 页。

② World Health Organization, "Origin and Development of Health Cooperation," http://www.who.int/global_health_histories/background/en/,访问日期:2018 年 7 月 24 日。

③ [美]马克·扎克·塔尼亚·科菲:《因病相连:卫生治理与全球政治》,晋继勇译,浙江大学出版社 2011 年版,第 34—35 页。

④ 国际卫生局在 1923 年更名为泛美卫生局(Pan American Sanitary Bureau),之后又在 1947 年更名为泛美卫生组织(Pan American Sanitary Organization)。

⑤ World Health Organization, *The First Ten Years of World Health Organization*, Geneva:1958, pp.5—14.

多国际公约被频繁签署,又被频繁更替,①制定出的国际卫生条例也未得到各国严格执行或普遍遵守。另外,这一时期成立的国际和区域卫生机制缺少实质性的共享与合作,其主要任务是保护国家主权和贸易发展,而非更广泛的全球合作,所以治理效果相对有限。

自第二次世界大战结束到 20 世纪 80 年代末是国际卫生治理的深化时期,其标志性事件是全新的国际卫生治理机制的产生——世界卫生组织的成立。随着第二次世界大战的爆发,国际卫生工作几乎陷入停滞。二战结束后,作为主战场的欧洲损失惨重,不论是国际卫生局还是国际联盟内的卫生组织都无法继续承担国际卫生重任。因此,在 1945 年 4 月旧金山召开的联合国国际组织会议上,巴西和中国代表联合提议成立一个统一的、世界性的卫生组织来推动战后国际卫生合作的重启。②经过 3 年的筹备,1948 年,世界卫生组织正式成立,结束了二战前多个国际卫生组织并存的局面,国际卫生合作出现了统一的趋势,标志着国际卫生治理正式走向机制化和全球化。在此后 40 多年的发展中,以世界卫生组织为核心的国际卫生治理体系从最初对传染病的控制扩展到更广泛的公共卫生领域,并积极利用医学技术发展的最新成果,在传染病防控、制定药物标准、推动成员建立和加强国(地区)内公共卫生体系、根除天花、扩大免疫规划以及推动人人享有健康的卫生战略方面取得了瞩目的成就。③

首先,1951 年,世界卫生组织整合制定了《国际公共卫生条例》(International Sanitary Regulation),1969 年将该条例更名为《国际卫生条例(1969)》,(International Health Regulation 1969),从而在传染病控制的国际卫生规范上迈出了最具决定性的一步。1948 年世界卫生组织正式成立时,其首要任务就是协调和统一当时较为混乱的国际卫生规范。1951 年,世界卫生组织将 12 个不同的卫生条约合并整理成一个单一文件——《国际公共卫生条例》。该条例规定了所有成员国在疾病监测和疫情报告方面的义务和应当遵循的基本要求。④

---

① 张彩霞、吴玉娟:《传染病防控的国际合作机制演进与国际卫生法的实践》,载《广东广播电视大学学报》2010 年第 6 期,第 36 页。

② Szeming Sze, *The Origins of the World Health Organization: A Personal Memoir, 1945—1948*, Boca Raton: L.I.S.Z. Publications, 1983, p.4.

③ 张彩霞、吴玉娟:《传染病防控的国际合作机制演进与国际卫生法的实践》,第 36 页。

④ Lawrence O. Gostin, "International Infectious Disease Law: Revision of the World Health Organization's International Health Regulations," *Journal of the American Medical Association*, Vol.291, No.21, 2004, p.2623.

其次,世界卫生组织带领各国在传染病控制方面取得了突破性进展,特别是成功地根除了天花。从 1948 年成立起的头 10 年内,世界卫生组织的首要优先事项是疟疾、孕产妇和儿童健康、结核病、性病、营养和环境卫生。①尽管 1955 年启动的雄心勃勃的"疟疾根除计划"在 20 世纪 70 年代末被证明失败,但是世界卫生组织开展的"天花根除计划"却成为国际卫生治理历史上最令人瞩目的成就。1966 年世界卫生大会启动了世界范围内的"天花根除计划",并成立了专门的"天花根除委员会"负责协调各国的天花根除计划并提供技术与经济支持。②同时,各国政府也积极配合,广泛开展疫苗接种和疫情通报。在国际社会的共同努力下,1980 年第 33 届世界卫生大会正式宣告:"天花已经被完全消灭,这是前所未有的成就。"③天花因此成为人类采用科学方法合力根除的唯一疾病。对此,有学者指出:"天花根除计划显示了促成这项复杂行动成功所必需的所有基本要素,包括明确的目标和领导力,有效的疫苗,国际、国家和地方各层面的一致决心,充足的资金投入以及研究与实践的相互促进。"④

第三,世界卫生组织开展的扩大免疫规划(Expanded Programme on Immunization, EPI)也成为世界上最成功的公共卫生规划之一。⑤在 20 世纪 60 年代,国际社会还没有系统的疫苗接种覆盖要求和疫苗质量标准,这导致发展中国家的大量儿童殁于可预防的死亡。针对此情况,1974 年,世界卫生大会制定了扩大免疫规划,要求总干事加强本组织各级有关制定免疫方案的活动,并建议成员国制定或维持针对白喉、百日咳、破伤风、麻疹、脊髓灰质炎、肺结核、天花这些部分或全部疾病的免疫和监测计划。⑥该规

①　World Health Organization：*The First Ten Years of World Health Organization*，Geneva：1958，p.73.

②　World Health Organization，"WHA19.16：the Smallpox Eradication Programme,"1996，http://www.zero-pox.info/who_wha/WHA19-R16.pdf,访问日期：2018 年 8 月 14 日。

③　World Health Organization，"WHA33.3：Declaration of Global Eradication of Smallpox," 1980，http://www.who.int/iris/handle/10665/155528,访问日期：2018 年 8 月 14 日。

④　Yves Beigbeder, *The World Health Organization：Achievements and Failures*，New York：Routledge，2018，p.86.

⑤　世界卫生组织：《挽救上百万生命的免疫规划》，http://www.who.int/bulletin/volumes/92/5/14-020514/zh/,访问日期：2018 年 7 月 29 日。

⑥　World Health Organization，"WHA27.57：WHO Expanded Programme on Immunization," 1974，http://www.who.int/iris/handle/10665/92778,访问日期：2018 年 8 月 14 日。

划自设立以来就一直致力于实现全民覆盖。1974 年，全世界只有 5% 的儿童能够获得规划内的 6 种致命传染病疫苗的保护，如今已上升到 86% 了。如今，一些发展中国家的儿童免疫接种率已经达到 95% 以上，这成为国际卫生治理业绩中了不起的成就。①

第四，世界卫生组织强调了初级卫生保健的重要性以及"到 2000 年实现人人享有卫生保健"的国际卫生治理目标。1978 年 9 月，世界卫生组织与联合国儿童基金会在阿拉木图举行了历史性的"初级卫生保健国际会议"。该会议重点论述了初级卫生保健在国家卫生服务中的重要性、其原则和组织模式以及在此领域中开展国际合作的前景。会上通过的《阿拉木图宣言》明确指出，初级卫生保健是"到 2000 年实现人人享有卫生保健"目标的关键。②这一历史性的宣言将卫生治理对象从传统的传染病扩展到各国亟待建立和改善的初级卫生保健体系与机制。

然而，国际卫生治理在深化时期也拥有其局限性。第一，虽然《国际公共卫生条例（1969）》的出台为要求各国监测和通报疾病建立了法律框架，但其实际执行效果却很有限。许多成员国基于主权、政治经济利益考量或因缺乏专业知识、资源等原因，未能如实遵守《国际公共卫生条例（1969）》的要求，使得世界卫生组织的传染病监控策略很难实施。③同时，《国际公共卫生条例（1969）》本身也存在一些缺陷。如仅适用于 3 种传染病（霍乱、鼠疫和黄热病），信息来源也仅限于受影响国家的官方信息。在调查疫情时，世界卫生组织和受影响国家也缺乏合作机制。④第二，虽然从 20 世纪 70 年代末开始，国际卫生治理逐渐认识到公共卫生、特别是初级卫生保健的重要性，但这一时期的国际卫生治理内容主要还是较为狭隘，集中于疾病尤其是传染病的控制。这种纵向的治理模式使得世界卫生组织及其成员国对国际卫生的援助投入主要以疾病为导向，而非以特殊人群为目标，使得弱势群体特别是贫困地区妇女儿童的健康问题难以得到有效改善。第三，尽管取得了长足的进展，但总体而言，这一时期的国际卫生治理仍然处于国际关系的

① 世界卫生组织：《挽救上百万生命的免疫规划》。

② 世界卫生组织：《阿拉木图宣言》，1978 年 9 月 12 日，http://www.who.int/topics/primary_health_care/alma_ata_declaration/zh/，访问日期：2018 年 7 月 29 日。

③ Lawrence O. Gostin, "International Infectious Disease Law: Revision of the World Health Organization's International Health Regulations," p.2623.

④ Yves Beigbeder, *The World Health Organization: Achievements and Failures*, p.38.

"低政治"领域,得到的国际和国家关注都较为有限。戴维·费德勒就指出:"尽管 19 世纪中期以来,国际上一直都有关于传染病的合作,但'细菌治理'(germ governance)从未代表过国家之间的'高政治'问题。"①在这种大背景下,各国还是习惯以国界来处理卫生问题,且主要依靠国内卫生部门的单一行动,非卫生部门的参与较少,同时非国家行为体在国际卫生治理中的作用也非常有限。

二、全球卫生治理机制与规范的发展

从国际卫生治理到全球卫生治理的转变主要始于 20 世纪 90 年代。虽然国际卫生治理的不断深化对全球范围内卫生问题的解决发挥了重要的作用,但自 1990 年以来,影响健康结果和国际卫生治理结构的政治经济背景都发生了根本变化,国际卫生治理体制不得不向治理机制更加制度化、治理行为体更趋多元化、治理对象更为广泛化的全球卫生治理体制转变。这些转变主要有以下几个方面。

第一是在全球卫生立法和规范化方面,产生了两大标志性成果:《烟草控制框架公约》(以下简称《公约》)和《国际卫生条例(2005)》。2003 年,全面限制全球烟草使用的《公约》获得世界卫生组织 192 个成员的一致通过。这是全球卫生治理历史上的一个里程碑,也是世界卫生组织第一次使用立法权制定的国际卫生公约和首个针对烟草控制的多边协议,反映出全球卫生治理对烟草使用引发的非传染性疾病的高度重视。《公约》坚持抑制需求与减少供应的控烟战略,提供了一个由各缔约方在国家、区域和全球各级实施烟草控制措施的国际法框架,从而保护人类使其免受烟草对健康、社会、环境和经济造成的破坏性影响。②除国家间谈判外,非政府组织也广泛参与了《公约》制定并作出了积极的贡献,体现出全球卫生治理中非国家行为体日益增长的作用和影响力。③

同时,随着新发传染病的不断出现和既有传染病的复燃,1995 年世界

---

① David P. Fidler, "Germs, Governance, and Global Public Health in the Wake of SARS," *Journal of Clinical Investigation*, Vol.113, No.6, 2004, p.800.

② 世界卫生组织:《世界卫生组织烟草控制框架公约:概述》,2015 年,第 1 页,http://www.who.int/fctc/WHO_FCTC_overview_January_ZH.pdf?ua=1,访问日期:2018 年 1 月 31 日。

③ Raphael Lencucha, Anita Kothari and Ronald Labonté, "The Role of Non-Governmental Organizations in Global Health Diplomacy: Negotiating the Framework Convention on Tobacco Control," *Health Policy and Planning*, Vol.26, No.5, 2011, p.406.

卫生组织开始修订《国际卫生条例（1969）》。在 2003 年"非典"疫情暴发之后，修订工作呈现出一种新的紧迫性。因为"非典"真实地展示了一种全新病原体的快速国际传播与国际旅行直接相关，所以相关国家的及时通报对控制疫情极为关键。而且现有条例暴露的诸多弱点引发了大规模变革的压倒性需求。①经过多次讨论和磋商，2005 年 5 月，第 58 届世界卫生大会通过了对《国际卫生条例（1969）》的修订，新的《国际卫生条例（2005）》成为国际卫生法发展的重大进步。与旧条例相比，新条例确定了新的国际卫生规范，建立了公共卫生突发事件的全球监测体系，扩大了疾病的监测范围以覆盖现有、新发和复发性传染性疾病，甚至包括由非传染性因素引起的突发公共卫生事件。②新条例还要求各国制定和维护全天候的疾病监测系统，并指定国家联络点立即向世卫组织报告相关的疾病暴发。同时，新条例还规定了可能构成"国际关注的突发公共卫生事件"的评估和通报程序，疫情报告是否必要应依据疾病的潜在影响和国际传播的可能性评估来确定。最后，新条例授权世界卫生组织可以根据非国家行为体的报告采取行动。③全球卫生条例的演变表明，全球社会采取了更广泛的跨界卫生合作理念，并从国际法的角度明确全球卫生治理各行为体的责任，即从原先以国家为基础的卫生治理模式向融入各类行为体的全球卫生治理模式转变。

第二是全球卫生治理的目标和对象不断拓展，即从传染病控制到初级卫生保健再到全民健康覆盖。1978 年的《阿拉木图宣言》指出，初级卫生保健是实现"到 2000 年实现人人享有卫生保健"目标的可行途径。该宣言促使世界卫生组织和国际社会从以传染病为治理重点逐渐转向对初级卫生保健和卫生公平的重视与倡导。到了 2000 年，8 项联合国千年发展目标成为发展合作的总体框架，其中 3 项与卫生直接相关，分别是降低儿童死亡率（目标四）、改善产妇保健（目标五）、与艾滋病毒/艾滋病、疟疾以及其他疾病对抗（目标六）。千年发展目标的设立意在引领全球卫生治理同时注重预防传染性疾病、非传染性疾病和健康问题社会决定因素导致的疾病，更多地关

---

① Andrew T. Price-Smith, *Contagion and Chaos：Disease，Ecology，and National Security in the Era of Globalization*, Cambridge, MA：MIT Press, 2009, p.152.

② 张彩霞、吴玉娟：《传染病防控的国际合作机制演进与国际卫生法的实践》，载《广东广播电视大学学报》2010 年第 6 期，第 37 页。

③ 世界卫生组织：《国际卫生条例（2005）》，第二版，2008 年，http://apps.who.int/iris/bitstream/handle/10665/43883/9789245580416_chi.pdf?sequence=3，访问日期：2018 年 8 月 14 日。

注特殊人群和弱势群体的健康问题,尤其是致力于改善发展中国家的公共卫生能力和卫生不平等现象。①但到 2005 年时,"鉴于实现卫生相关千年发展目标的进展停滞,各国不得不全面反思几十年来未能投资发展卫生基础设施、服务和人员所造成的后果"②。同年,世界卫生组织成员承诺建立本国的卫生筹资体系,保证其"国民能够获取经济、实用的基本卫生服务,且不会因疾病负担而致贫"③。这一目标被称为"全民健康覆盖"(Universal Health Coverage)。2010 年《世界卫生报告》指出:"各国对实现全民覆盖和卫生筹资的需求已是前所未有的紧迫。"④之后,全民健康覆盖在联合国可持续发展目标中获得了足够重视。2015 年 9 月举行的联合国可持续发展首脑会议提出了到 2030 年实现包括 17 项目标和 169 个具体目标的可持续发展目标,其中具体目标之一就是"实现全民健康覆盖。"⑤世界卫生组织总干事谭德塞博士(Tedros Adhanom Ghebreyesus)把确保全民健康覆盖、避免因病致贫视为实现联合国可持续发展目标中卫生目标的基石。⑥全球卫生治理目标的不断拓展体现出国际社会对健康和卫生问题日益深刻与广泛的认识以及卫生合作观念的转变:从最初基于海上贸易利益保护的狭隘国际卫生合作观,逐步发展到全球一体的全球卫生合作观,重视遏制危害全人类健康的生活方式以及改善全民健康覆盖的质量和公平性。

第三是全球卫生援助机制的发展。20 世纪 90 年代以来,全球卫生治理的最大变化之一就是多元卫生援助机制的出现,囊括了政府、国际组织以及非政府组织等多元捐助者。目前对全球卫生的国际关注、发展援助水平

①　鲁新、方鹏:《全球健康治理》,北京:人民卫生出版社 2016 年版,第 9 页。

②　世界卫生组织:《从初级卫生保健到全民健康覆盖——"可负担的梦想"》,http://www.who.int/publications/10-year-review/universal-coverage/zh/index1.html,访问日期:2018 年 7 月 30 日。

③　World Health Organization,WHA58.33 Sustainable Health Financing,Universal Coverage and Social Health Insurance,2005,http://apps.who.int/medicinedocs/documents/s21475en/s21475en.pdf,访问日期:2018 年 7 月 30 日。

④　世界卫生组织:《2010 年世界卫生报告概要:卫生系统筹资:实现全民覆盖的道路》,2010 年,第 8 页。http://www.who.int/whr/2010/10_summary_ch.pdf?ua=1,访问日期:2018 年 7 月 30 日。

⑤　联合国:《可持续发展目标》,2015 年,https://www.un.org/sustainabledevelopment/zh/sustainable-development-goals/,访问日期:2018 年 7 月 31 日。

⑥　世界卫生组织:《全民健康覆盖》,http://www.who.int/universal_health_coverage/zh/,访问日期:2018 年 7 月 31 日。

以及全球卫生组织、倡议和基金会的数量都是前所未有的。世界卫生组织、联合国儿童基金会、世界银行、慈善基金会等在过去的几十年对全球卫生政策和投资优先事项产生了巨大的影响。①20 世纪 90 年代中期开始，世界银行已经成为所有国际组织中最大的捐赠者，2010 年该组织提供了全球卫生系统支持预算的 32%。②七国/八国集团对健康议题的愈加关注和不断增加的卫生援助承诺，也使其在全球卫生中的影响力不断上升。③此外，还出现了大量活跃在卫生援助领域的非政府组织（如国际红十字会、无国界医生组织、乐施会）、慈善基金会（如盖茨基金会、联合国基金、洛克菲勒基金会）和公私伙伴关系④（如疫苗免疫全球联盟、国际艾滋病疫苗行动、消除疟疾全球伙伴关系）。这些非国家行为体、公私伙伴关系，以及主权国家和国际组织共同推动了全球卫生援助的大发展。

从以上转变可以看出，全球卫生治理具有以下特征：第一，治理主体多元化，从完全以国家为中心的系统转变为包含国际组织、非政府行为体的系统；第二，治理机制和规范的制度化，如全球卫生治理机构的建立和健全，国际卫生公约或条约的增加；第三，治理内容广泛化，不仅包括传染病、非传染病的控制和预防，还包括广泛的健康问题决定因素，如生活环境、卫生体系、经济、政治和文化制度等；第四，治理目标全面化，全球卫生治理要实现的不再是纯粹的贸易促进或人道主义目标，而是卫生安全、卫生发展和卫生公平这三位一体的综合性目标。

第三节　全球卫生治理的内在困境

近 30 年来，尽管国际社会在全球卫生领域中做出了相当的努力，也取

---

①　Jennifer Prah Ruger, "Global Health Governance and the World Bank," *The Lancet*, Vol.370, No.9597, 2007, p.1471.

②　Marlee Tichenor and Devi Sridhar, "Universal Health Coverage, Health Systems Strengthening, and the World Bank," *British Medical Journal*, Vol.358, 2017, p.j3347.

③　John Kirton and Jenevieve Mannell, "The G8 and Global Health Governance," in Andrew F. Cooper, John Kirton, Ted Schrechker, eds., *Governing Global Health: Challenge, Response, Innovation*, Burlington: Ashgate, 2007, p.115.

④　由政府、国际组织与非政府组织共同参与的公私伙伴关系（public-private partnerships）是一种新的筹资、沟通和协作机制。这一机制推动了药物和疫苗的研发、传染病和非传染病的防治以及初级卫生保健的普及，产生了良好的社会效益。

得了令人振奋的成绩,但这些成绩与人人享有健康的目标仍有巨大的差距。日益严峻、不断变化的各类全球卫生挑战和危机对全球卫生治理提出了更高的要求。整体来看,全球卫生治理目标难以达成主要归因于一些"内在困境",即在当前国际格局的政治、法律、经济和社会环境中持续存在且难以解决的三大困境:全球卫生领导权(leadership)和协调机制模糊、全球卫生资金投入不足,以及全球卫生问责、监督和执行机制缺位。

一、全球卫生领导权和协调机制模糊

明确的领导权对实现全球卫生目标至为关键。正如之前所述,全球卫生治理的特点之一就是治理行为体多元且目标不尽一致,这种特点导致了在全球卫生治理中难以建立明确而清晰的领导权,各行为体之间也缺乏有效的沟通和协调。

首先,世界卫生组织作为全球卫生治理最重要的国际机制屡屡被诟病缺乏足够的领导权。世界卫生组织在创立之始就被联合国赋予了广泛的权力,包括"卫生大会应有采定在本组织权限内任何事宜之国际协定或公约之权"①,并在成立后的 70 多年对促进国际卫生发展和合作发挥了极为关键的领导作用。但有证据表明,随着全球化步伐的加快及全球卫生需求和预期的不断提高,世界卫生组织不断扩大的计划和责任已经超出了它的资源和机构能力,致使它未能在建立全球卫生优先事项和规范、协调卫生行动以及确保国家和非国家行为体遵守规则方面达到预期。②有学者指出:"从1948 年至 1998 年,世界卫生组织从无可争议的国际卫生领导者转变为一个危机四伏的组织,面临预算短缺和地位下降的困境,特别是考虑到强大的新参与者的影响力越来越大。"③尤其是进入 21 世纪以来,随着全球卫生治理主体的多元化,涉及全球卫生的政府组织、非政府组织、全球卫生伙伴关系和基金会等数量显著增加,使世界卫生组织的领导角色受到了大量新倡

---

① 世界卫生组织:《世界卫生组织组织法》,1948 年,第 7 页,http://apps.who.int/gb/bd/PDF/bd47/CH/constitution-ch.pdf?ua=1,访问日期:2018 年 8 月 3 日。

② Lawrence O. Gostin, Emily A. Mok and Eric Friedman, "Towards a Radical Transformation in Global Governance for Health," *Michael Quarterly*, Vol. 8, No. 2, 2011, http://www.dnms.no/i/2011/06/Towards-a-radical-transformation-in-global-governance-for-health,访问日期:2018 年 8 月 3 日。

③ Theodore M. Brown, Marcos Cueto and Elizabeth Fee, "The World Health Organization and the Transition from International to Global Public Health," *American Journal of Public Health*, Vol.96, No.1, 2006, p.62.

议、新组织和伙伴关系的挑战。世界银行自 20 世纪 80 年代开始大规模进入卫生领域,在确定发展中国家与卫生相关的优先事项方面正在发挥越来越大的作用。七国/八国集团也日益成为全球卫生治理的新中心。自 1980 年以来,七国/八国集团对卫生做出了 200 多项具体承诺,将卫生从一个以国家为基础的发展问题提升为突出的全球外交政策和国际事务问题。[①]同时,全球疫苗免疫联盟、全球抗击艾滋病、结核和疟疾基金(以下简称全球基金)、被忽视疾病药物行动等公私伙伴关系相继成立以解决特定的疾病问题。这些新倡议、新组织和新伙伴关系的建立不仅是因为人们对全球卫生问题的兴趣日益浓厚,也是因为这些机构认为世界卫生组织的效力不足。[②]

其次,世界卫生组织从各国政府获得的稳定资金停滞不前,其预算来源也发生了重大的变化,从主要依赖"常规预算"(根据成员国的人口规模和国民生产总值计算的评定会费)转变为更多地依赖多边机构或"捐助者"的自愿捐款。这种转变削弱了世界卫生组织的领导力,并限制了它指导和协调全球卫生议程的能力。[③]虽然表面上看,世界卫生大会仍然是确定全球卫生优先事项和政策的主要决策机制,但捐助国家和多边机构可在一定程度上独立于世界卫生组织的计划和决策结构,利用所提供的预算外资金创造一系列它们青睐的"垂直"计划,从而增加全球卫生协调的难度并导致财政的不可预测性。[④]例如,2008—2009 年两年间,世界卫生组织规划预算的22%是评定会费或完全灵活的自愿捐款提供资金,其余部分资金都带有某种限制且专用于高度明确的卫生目标。[⑤]例如,盖茨基金会已经成为世界卫生组织最大的自愿捐助者,其资助重点主要是艾滋病和其他传染性疾病,而

---

① Theodore M. Brown, Marcos Cueto and Elizabeth Fee, "The World Health Organization and the Transition from International to Global Public Health," *American Journal of Public Health*, Vol.96, No.1, 2006, p.140.

② Editorial, "Who Runs Global Health?" *The Lancet*, Vol.373, No.9681, 2009, p.2083.

③ David Stuckler, Lawrence King, Helen Robinson, et al., "World Health Organization Budget and Burden of Disease: A Comparative Analysis," *The Lancet*, Vol. 372, No.9649, 2008, p.1563.

④ Gill Walt, "WHO Under Stress: Implications for Health Policy," *Health Policy*, Vol.24, No.2, 1993, p.125.

⑤ David Stuckler, Lawrence King, Helen Robinson, et al., "World Health Organization Budget and Burden of Disease: A Comparative Analysis," *The Lancet*, Vol. 372, No.9649, 2008, p.1564.

不是以非传染性疾病为中心的卫生倡议和行动。①

由于没有明确的领导权威,全球卫生领域的多个行为体之间缺乏协作和协调。对于重大全球卫生挑战的反应都是"较为临时且分散的"。②同时,全球卫生领域不同的行为体采用了不同的议程和选择性的举措,这更导致了全球卫生领域的资金、计划和活动分散与重复的问题。即使是在艾滋病应对上,激增的各类行为体、资金和倡议之间也几乎没有协调。虽然国际社会在全球卫生援助的协调和统一方面做出了一些努力,但这些举措是否能达到目标还不明确。例如,"国际卫生伙伴关系 + "(International Health Partnership plus, IHP +)是 2007 年由 26 个国家发起的一项卫生倡议,旨在促进有效的卫生发展合作,以帮助实现千年发展目标和与全民健康覆盖相关的改进成果。③虽然该倡议为加强国家卫生行动之间的协调、提高卫生部门的援助效率作出了积极贡献,但由于各国之间以及发展伙伴组织之间的进展各不相同,要在复杂的全球卫生系统内严格监控和协调多个国家或地区的多个伙伴的合作仍然是一个严峻的挑战。

二、全球卫生资金投入不足

全球卫生治理面临的第二大困境是资金投入不足,且资金分配与实际需求存在差距。虽然 20 世纪 90 年代以来,全球卫生投入迅速增长,全球卫生发展援助资金(development assistance for health, DHA)从 1999 年的 5.6 亿美元上升到 2015 年的 360.4 亿美元,④但由于受到各国政治格局、经济发展水平以及公共卫生能力等条件的限制,全球卫生投入依然相对不足。⑤实现全球卫生公平仍然存在着巨大的资金缺口,这种情况无论是国家还是国际层面都存在。

---

① Bill and Melinda Gates Foundation, "Global health: Priority Diseases and Conditions," http://www.gatesfoundation.org/globalhealth/pri_diseases/,访问日期:2018 年 8 月 14 日。

② Lawrence O. Gostin and Emily A. Mok, "Grand Challenges in Global Health Governance," *British Medical Bulletin*, Vol.90, No.1, 2009, p.12.

③ Editorial, "International Health Partnership: A Welcome Initiative," *The Lancet*, Vol.370, No.9590, 2007, p.801.

④ Joseph L. Dieleman, Matthew T. Schneider, Annie Haakenstad, et al., "Development Assistance for Health: Past Trends, Associations, and the Future of International Financial Flows for Health," *The Lancet*, Vol.387, No.10037, 2016, p.2536.

⑤ 张彩霞:《全球卫生治理面临的挑战及其应对策略》,载《中国卫生政策研究》2012 年第 7 期,第 64 页。

首先,许多发展中国家对国内的卫生投入不足。中低收入国家政府低水平的卫生支出是实现全球卫生发展和全民健康覆盖的重大障碍。虽然全球卫生援助对推动这些国家的卫生发展起到重要的催化作用,但国内卫生资源本身需要长期稳定的增长,才能确保更加可预测和可持续的资金用于国内卫生建设。[1]例如,2009年,世界卫生组织创新卫生筹资工作团队的研究表明,低收入国家至少需要人均54美元的卫生投入才能建立起一个覆盖基本服务且能全面运作的卫生系统。[2]而这些面临最大疾病负担的贫困国家,它们的人均卫生支出水平仅有27美元。[3]占世界总人口37%的南亚和撒哈拉以南非洲的疾病负担占了全球负担的50%以上,但其在全球卫生支出中的比例仅为2%。[4]很显然,对大多数低收入国家而言,必须依靠外部支援才能为数十亿人口提供必要的健康服务。

其次,全球卫生援助总量和增速不足。这首先与国际援助的总体增速相关。2000年至2009年间,国际援助每年增加约11%。而自2010年以来,年增长率一直仅有1.2%左右,使2011年到2016年连续五年向发展中国家提供的用于维持和改善卫生的援助金额变化不大,平均每年约为350亿美元。[5]同时,富裕国家的卫生援助也出现投入不足。2001年,据世界卫生组织宏观经济与卫生委员会计算,富裕国家需要将其约0.1%的国民总收

---

① Karin Stenberg, Riku Elovainio, Dan Chisholm, et al., "Responding to the Challenge of Resource Mobilization—Mechanisms for Raising Additional Domestic Resources for Health—World Health Report 2010 Background Paper, No.13," World Health Organization, 2010, http://www. who. int/healthsystems/topics/financing/healthreport/13Innovativedomfinancing. pdf, 访问日期:2018年8月6日。

② World Health Organization, "Constraints to Scaling Up the Health Millennium Development Goals: Costing and Financial Gap Analysis," Background Document for the Taskforce on Innovative International Financing for Health Systems, Working Group 1: Constraints to Scaling Up and Costs. Department of Health Systems Financing, World Health Organization, 2010, http://101.96.10.63/www.who.int/choice/publications/d_ScalingUp_MDGs_WHO_finalreport.pdf,访问日期:2018年8月6日。

③④ World Health Organization, "World Health Statistics 2010," 2010, http://101.96.10.63/www.who.int/whosis/whostat/EN_WHS10_Full.pdf?ua=1,访问日期:2018年8月6日。

⑤ Joseph L. Dieleman, Matthew T. Schneider, Annie Haakenstad, et al., "Development Assistance for Health: Past Trends, Associations, and the Future of International Financial Flows for Health," *The Lancet*, Vol.387, No.10037, 2016, p.2540.

入用于国际卫生发展援助。①到 2010 年，来自传统捐助国（经合组织成员国）的卫生官方发展援助还不到其国民总收入的 0.05%，尚不及目标值的一半。②此外，2008 年席卷全球的金融危机导致了全球经济萎缩，一方面使得卫生发展援助的绝对数额相应减少，另一方面使得发展中国家的卫生状况进一步恶化。2016 年发表在《柳叶刀》杂志上的两项重要研究也再次表明，发展中国家面临的卫生融资危机主要是由于国内卫生预算投入低以及国际援助停滞不前，这可能使数百万人无法获得最基本的卫生服务。③

　　第三，全球卫生援助的分配使用不合理。在援助总量有限的情况下，由于卫生援助多由捐助方主导，大量卫生援助资金被用于少数富裕捐助者（如经合组织国家、盖茨基金会和全球基金等）所关注的在全球卫生议程中占据重要地位的特定疾病或对国家安全利益造成威胁的传染病，而相对疏忽了发展中国家的基本生存需求和卫生系统能力建设的加强。人的基本生存需求主要包括卫生、清洁的水和空气、害虫控制、烟草控制、饮食和营养、基本药物和疫苗等。通过关注这些基本需求，国际社会可以大大改善世界人口的健康前景。然而，国际社会对诸如艾滋病等传染性疾病问题的关注与投入远远超过了其他公共卫生问题。以卫生发展援助最大的捐助国美国为例，2005 年，美国近 70%的卫生发展援助专门用于艾滋病，且大多数官方发展援助都集中在对其有军事战略价值的国家（如阿富汗、伊拉克、以色列和巴基斯坦等）。④到 2017 年，虽然其卫生发展援助对象更加多元化，但仍有近一半的资金用于美国认为对国家安全构成威胁的艾滋病上。⑤显然，受援

　　①　WHO Commission on Macroeconomics and Health, "Macroeconomics and Health: Investing in Health for Economic Development," 2001, p.92, http://apps.who.int/iris/bitstream/handle/10665/42435/924154550X.pdf?sequence＝1&isAllowed＝y,访问日期：2018 年 8 月 14 日。

　　②　Gostin O. Lawrence, *Global Health Law*, Cambridge, Massachusetts: Harvard University Press, 2014, p.29.

　　③　Joseph L. Dieleman, Matthew T. Schneider, Annie Haakenstad, et al., "Development Assistance for Health: Past Trends, Associations, and the Future of International Financial Flows for Health," pp.2536—2544; Joseph L. Dieleman, Tara Templin, Nafis Sadat, et al., "National Spending on Health by Source for 184 Countries Between 2013 and 2040," *The Lancet*, Vol.387, 2016, pp.2521—2535.

　　④　Adam A. Leive, George J. Schieber, Lisa K. Fleisher, et al., "Financing Global Health: Mission Unaccomplished," *Health Affairs*, Vol.26, No.4, 2007, p.927.

　　⑤　Institute for Health Metrics and Evaluation, "Financing Global Health 2017: Funding Universal Health Coverage and the Unfinished HIV/AIDS Agenda," 2017, p.31, http://www.healthdata.org/sites/default/files/files/policy_report/FGH/2018/IHME_FGH_2017_fullreport_online.pdf,访问日期：2018 年 8 月 6 日。

国的基本生存需求和卫生系统建设很难进入国际援助的优先序列。

此外，由于全球卫生援助方多元，彼此之间又缺乏全球卫生权威的协调，导致分工不明或各自为政，造成许多项目上的重复或浪费。同时，由于卫生援助多为短期行为，援助方追求短期的量化成果，因此其目标的设定也往往较为短浅，极少关注需要整代人努力解决的卫生问题。①如 2008 年的《世界卫生报告》就指出，今天的卫生体系似乎"正在从一个短期优先事项转向另一个，越来越分散，并没有明确的方向感"，并担心"这些卫生系统可能会因人口老龄化、慢性病流行病、新出现的疾病和气候变化等日益严峻的挑战而不堪重负"②。

三、全球卫生问责、监督和执行机制缺位

全球卫生治理的第三大困境是问责、监督和执行机制缺位。问责制、透明度、监督和执法不仅是国家和次国家层面，更是全球层面善治的基本原则。然而，全球卫生治理的问题之一就是缺乏详细的目标和实现这些目标的具体计划，以及严格的问责制。③

首先，全球卫生问责制严重缺乏。虽然世界卫生组织和其他政府间组织对其成员负有正式的责任，但它们往往缺乏实现卫生结果或采取促进健康行动的详细目标和问责制。④各国倾向于对卫生做出自愿而非约束性的承诺。由于缺乏明确的问责制，全球卫生援助承诺和卫生目标难以按计划达成。2010 年联合国秘书长潘基文指出，千年发展目标的进展缓慢（特别是在促进母婴儿童健康方面）主要是由于承诺未得到履行、资源不足、缺乏重点和问责制，以及对可持续发展的兴趣不够。⑤针对全球卫生领域尤其是

---

① 许静、刘培龙、郭岩：《全球卫生治理机制及中国参与的建议》，载《中国卫生政策研究》2013 年第 11 期，第 4 页。

② World Health Organization，The World Health Report 2008：Primary Health Care：Now More than Ever，Geneva，Switzerland：World Health Organization，2008，p. xv，http：//www.who.int/whr/2008/en/index.html，访问日期：2018 年 8 月 6 日。

③ Lawrence O. Gostin，Ooms Gorik，Mark Heywood，et al.，"The Joint Action and Learning Initiative on National and Global Responsibilities for Health"，World Health Report (2010) Background Paper No.53，2010，http：//101.96.10.64/www.who.int/healthsystems/topics/financing/healthreport/53JALI.pdf，访问日期：2018 年 8 月 6 日。

④ Lawrence O. Gostin and Emily A. Mok，"Grand Challenges in Global Health Governance," *British Medical Bulletin*，Vol.90，No.1，2009，p.15.

⑤ UN，"Keeping the Promise：A forward-looking Review to Promote an Agreed Action Agenda to Achieve the Millennium Development Goals by 2015—Report of the Secretary-General," General Assembly 64th Session，http：//www. un. org/millenniumgoals/reports.shtml，访问日期：2018 年 8 月 4 日。

卫生援助的问责制缺失，加拿大率先在八国集团框架内牵头建立了八国集团问责制工作组，并于 2010 年 6 月 20 日发布了八国集团峰会首份问责制报告《马斯科卡问责制报告：对履行发展相关承诺的行动和效果评估》（Muskoka Accountability Report：Assessing Action and Results against Development-related Commitments），以重点关注八国集团在包括卫生等 10 个领域的承诺行动和效果。①2010 年 12 月，妇女儿童健康信息和问责委员会成立，从而为对妇女和儿童健康计划的实施监督和问责确立有效的国际制度安排。②尽管八国集团内部和全球妇女儿童健康治理在问责制上取得了相当的进展，但如何建立一套全面统一的全球卫生治理问责制仍是一项重大挑战。2012 年的联合国可持续发展大会就强调应该把民主、法治、透明度和问责制作为应对社会、经济、卫生、环境等各方面挑战的途径。鉴于 2015 年联合国设定的 17 项可持续发展目标几乎全部直接或间接地与卫生相关，问责制的缺少或乏力势必影响有效的全球卫生合作与行动。此外，在全球卫生治理中日渐产生重要影响的非政府行为体和合作关系，如非政府组织、慈善基金会、跨国公司、公私伙伴关系等分属不同的利益集团，现存的全球卫生治理机制中又缺乏对它们进行有效管理的制度，因此也很难对它们在全球卫生倡议和行动中的失败或不足进行问责。③

其次，全球卫生治理中还存在政府间国际组织和国家卫生相关决策及执行结果透明度不足的问题。④透明度是指信息的自由发布与获取，使公众和社会能了解事物的经过和原委，以获得足够的信息来判断或监督之。⑤透明度的特征是开放治理、信息自由流动和公民参与。它是支持问责制的重要因素。然而，近些年来针对全球卫生和国家公共卫生治理中透明度不足的指控屡见不鲜。例如，在 2003 年"非典"危机中，信息透明度的不足导致

①　G7 Information Centre，"Muskoka Accountability Report：Assessing Action and Results Against Development-related Commitments，" http：//www. g8. utoronto. ca/summit/ 2010muskoka/accountability/muskoka_accountability_report.pdf，访问日期：2018 年 8 月 4 日。

②　世界卫生组织：《妇女儿童健康问责制委员会》，http：//www.who.int/topics/millennium_development_goals/accountability_commission/zh/，访问日期：2018 年 8 月 10 日。

③　Julio Frenk and Suerie Moon，"Global Health：Governance Challenges in Global Health，" *New England Journal of Medicine*，Vol.368，No.10，2013，p.939.

④　Lawrence O. Gostin and Emily A. Mok，"Grand Challenges in Global Health Governance，" p.15.

⑤　United Nations Development Programme，"Governance for Sustainable Development，" Policy document，New York，1999.

公共卫生突发事件升级，助长了疾病向全球快速传播。对此，2003年世界卫生组织"非典"全球会议的报告就清楚地指出"应以透明、准确和及时的方式传达信息"①。2016年，《柳叶刀》杂志又指出，在孕产妇卫生项目中存在一些不受欢迎的调查结果被选择性地瞒报或导致合同终止的现象，并大力呼吁在评估全球孕产妇卫生项目时提高透明度，以确保对孕产妇卫生援助的有效性。②

再者，全球卫生治理缺乏有力的监督和执法机制。在全球卫生治理中，即使是拥有最高法律效力的国际卫生条约和法规，除了政治和外交手腕之外，也几乎没有其他杠杆来强制各国遵守和执行规定。虽然业经修订的《国际卫生条例（2005）》旨在促进更多国家的遵守，但是除了第56条提供了缔约国之间关于条例解释或适用的自愿争端解决程序外，新条例几乎没有赋予世界卫生组织任何明确的权力来监督国家绩效、实施制裁或提供激励措施。这被批评为"《国际卫生条例（2005）》最重要的结构性缺陷"。③尤其在某些国家没有足够的资源和能力、执行有难度等情况下，很难强迫它们按条例执行。同时，因各国通常不愿受国际法的严格约束而失去行动自由，国际卫生法规也仅能规定极为有限的义务。各国为在国际卫生条约谈判中达成普遍共识，往往把薄弱的条款或含糊的承诺当成"最低共同标准"。④此外，以国家为中心的国际卫生法无法有效地将非国家行为体纳入全球卫生治理的法律框架。虽然世界卫生组织和其他国际组织也通过诸如公私伙伴关系和参与全球卫生论坛等手段，来与非国家行为体互动并将其纳入全球卫生治理，但国际卫生法规目前仍无法有效地监督这些行为体对全球卫生治理的参与。

---

① World Health Organization, "Summary Report：WHO Global Conference on Severe Acute Respiratory Syndrome（SARS），" 2003，https：//www. who. int/csr/sars/conference/june_2003/materials/report/en/,访问日期：2018年12月2日。

② Zubia Mumtaz, George T.H. Ellison, Alyssa Ferguson, et al., "A Call for Transparency in the Evaluation of Global Maternal Health Projects," *The Lancet*, Vol. 388, No.10043, 2016, p.461.

③ Lawrence O. Gostin, *Global Health Law*, p.197.

④ Ibid., p.57.如《烟草控制框架公约》采用的框架协议方法就具有相当大的灵活性，允许缔约方在目前政治上可行的范围内决定关键问题，将更复杂或更具争议性的问题推迟到以后的协议中，因此导致了公约的规范有时含糊不清并缺乏强有力的问责机制。

小　　结

"全球卫生治理"的概念兴起于冷战结束后,它的提出、倡议和实践是随着全球化的进程逐渐演变的。19世纪中叶,欧洲召开的首次国际卫生会议标志着国际卫生治理的开端。第二次世界大战后世界卫生组织的成立,开启了日益制度化和规范化的国际卫生治理进程,这一进程取得巨大成效。但是,全球化的迅猛发展又给全球卫生带来了前所未有的新问题和新挑战,进而推动国际卫生治理向全球卫生治理的转变。

鉴于全球卫生治理内容复杂、目标广泛且行为体多元,因此迫切需要国家、政府间组织和非国家行为体共同开展更为广泛的全球卫生合作并建立完善的全球卫生治理机制和规范,才可能实现全球卫生发展、卫生安全和卫生公平的综合性治理目标。但因受到国际格局中政治、法律、经济和社会环境因素的长期制约,全球卫生治理目前存在着全球卫生治理领导权与协调机制模糊、全球卫生资金投入不足以及全球卫生问责、监督和执行机制缺位的内在困境。

从全球卫生治理的源起、内涵、基本要素与发展历程来看,阐明影响卫生治理模式演变的关键因素,进而找到突破当前治理困境的路径与策略已成为达成治理目标的关键。这些因素主要包括以下三点。

第一,治理对象的不断扩大。人类疾病谱的变迁及健康理念的变化是推动治理模式转型的基础因素。[①]疾病谱的变迁与进化、环境、生产方式、生活习性的变化以及医疗技术的进步都密切相关。在人类早期,传染病一直是种族和国家发展的天敌。进入21世纪以来,在某些古老的传染病被遏制后,新发传染病如"非典"、埃博拉、禽流感等又不断涌现,对人的健康和全球卫生安全构成新的威胁。此外,日益增长的非传染性疾病已取代传染病成为人类死亡的最大病因,不容忽视的健康问题社会决定因素也迫切需要被纳入卫生治理的范畴。这些变化都推动了以传染病治理为主的国际卫生治理向传染病、非传染病和健康问题社会决定因素并重的全球卫生治理的转型。

---

① 疾病谱是指按疾病的发病率高低排列的顺序。

第二，全球化的深刻影响。全球化是推动疾病跨境传播和治理模式转型的关键因素。人类疾病从邻近传播发展到跨境传播，传播距离和速度的提升正是全球卫生治理兴起的关键因素。以工业化和航运业技术进步为基础的全球化，在促进贸易繁荣和人员、信息频繁交往的同时，也大大提高了传染性疾病、与有害产品消费和不健康生活方式相关的非传染性疾病的跨境传播速度与范围，使得以国界来处理卫生问题的国际卫生治理体系的弊端暴露无遗。同时，全球化加剧了国家间的贫富差距，导致新的卫生不公平现象产生。所有这些全球卫生问题都无法仅仅靠一国及单一卫生部门的行动来解决，必然要求在全球卫生治理模式下，采取协同一致的跨国界、跨部门的集体行动来应对。

第三，多元治理主体的发展与挑战。参与卫生治理的行为体日益多元，客观上推动了以主权国家为主体的国际卫生治理体系寻求新的合作方式与治理机制，以纳入和协调这些不同类型的行为体。同时，必须考虑新治理机制的代表性、参与性、问责制和透明度等问题。第二次世界大战后，世界卫生组织等专业性国际组织的建立本身就代表了参与卫生治理的行为体的拓展。20世纪80年代开始，世界银行、联合国儿童基金会、七国/八国集团等非专业卫生组织对全球卫生的日益关注和投入，以及越来越多的非国家行为体开始进入全球卫生治理领域，都推动了卫生援助方式的多元化和卫生治理模式的转型，这些行为体在实现卫生发展和卫生公平中发挥了重要作用。但由于各行为体在对治理对象、议程和行动方式的偏好不同且难以协调，治理主体多元本身也构成了对全球卫生治理机制的一大挑战。

第二章　加拿大参与全球卫生治理的动机与目标

参与全球卫生治理是加拿大参与全球事务管理的重要一环，也是其对外政策理论与实践在全球卫生领域的具体表现。因此，指导加拿大参加全球事务的理论思想必然对加拿大在全球卫生治理中的理念和行为产生相应的影响。自由国际主义理论作为加拿大对外政策的主导思想，也在不同时期、不同程度地影响了加拿大在全球事务中的角色定位与路径选择。本章对中等国家理论之"自由国际主义"对加拿大参与全球事务的影响进行了系统梳理，试图构建加拿大在全球卫生治理中角色和路径的理论分析框架，并探究加拿大参与全球卫生治理的动机和主要目标。

第一节　加拿大自由国际主义理论思潮
与其战后的国际行为

自由国际主义理论、边缘依附理论和复合新现实主义理论这三种理论思潮以不同形式影响了过去一个多世纪以来的加拿大对外政策辩论和学术研究，其中自由国际主义理论是加拿大对外政策的主导思想。该理论视加拿大为一个中等国家，作为全球事务的积极参与者，它主要通过支持国际法和多边国际组织来扩大自身的影响力，并在特定专业领域寻求发挥领导力。①自第二次世界大战以后，加拿大更多地认同中等国家身份，倡导务实主义原则、多边主义和定位外交，并在自由国际主义理论的主导或影响下，注重与其他国家一起建立和利用多边国际法和国际组织并通过在维和、调

---

① 边缘依附理论视加拿大为一个小国，依赖并深受美国的影响，尤其在外交上追随美国，成为其卫星国。复合新现实主义理论将加拿大定位为在权力分散的国际体系中的主要大国，主张在国际事务中选择性扮演领导者角色以推动建立反映加拿大国家利益和价值观的世界秩序。

停、经济、人权、环境、卫生等专业领域扮演领导者角色，为维护世界和平与发展作出自己的贡献。

一、自由国际主义思潮的兴起及内涵

加拿大的自由国际主义理论思潮产生于第二次世界大战期间，并在加拿大对外政策的"黄金时期"——20世纪40年代至60年代——达到顶峰。这一时期的加拿大领导人、政治家和外交家，包括休姆·朗（Hume Wrong）、麦肯齐·金（McKenzie King）、莱斯特·皮尔逊（Lester Pearson）、约翰·霍姆斯（John Holmes）等为加拿大自由国际主义理论观点的演变和发展作出了重要的贡献。概括来讲，自由国际主义理论的核心内涵主要包括四大要素，即中等国家身份、务实主义原则①（principle of functionalism）、多边主义和定位外交。

首先是加拿大的"中等国家"身份定位。正如加拿大资深外交家约翰·霍姆斯所言，在第二次世界大战即将结束之时，"'中等国家'的提出有利于鼓励那些边缘国家（wallflower people）负责任地参与维护世界和平和突破世界经济的束缚，同时也提醒它们不应该期望能够发挥'大国'的影响力"②。1939年9月1日，第二次世界大战全面爆发。第二次世界大战期间，加拿大的外交范围扩大到英国之外的欧洲、亚洲、拉丁美洲等地区，③并通过战时的"互助法案"不断扩大其影响力。其经济实力也同时得到了迅速的发展，成为战时盟国中的第四大军工生产国。战时活跃的外交活动与军事贡献使加拿大认识到它不再只是英国的追随者，作为一支世界性力量，它有资格也有能力参与国际事务的决策。随着第二次世界大战后欧洲世界中心地位的丧失，英国、法国、德国等传统大国的衰落使得它们在战后的国际事务中难以再像从前那样处于垄断地位，这在客观上为中小国家参与国际事务提供了可能性和政治空间。而战后加拿大的工业实力大增，国内生产

---

① 关于"functionalism"，国内学界既有译为"功能主义"，也有译为"机能主义"，这两种译法均未能完全译出原意。钱皓教授在《加拿大外交理论与实践》一书中将其翻译为"务实主义"，以区别美国英语中的"实用主义"（pragmatism）。本书沿用"务实主义"之翻译。参见［加］约翰·J.柯顿：《加拿大外交理论与实践》，陈金英、汤蓓、徐文姣译，钱皓校订，上海：上海人民出版社2019年版，"译者序"第3页。

② John W. Holmes, "Most Safely in the Middle," *International Journal*, Vol.39, No.2, 1984, p.361.

③ 潘迎春：《第二次世界大战与加拿大独立外交的形成》，载《世界历史》2009年第5期，第66页。

总值从战前的 57 亿加元增加到 1946 年的 120 亿加元,同时还拥有大量的铀矿和核技术。①正是对战争的贡献以及在国际体系中相对上升的结构性权力,使加拿大要求根据本国的实力在构建战后国际秩序时拥有一席之地。这种呼声付诸对外政策实践,则表现为加拿大领导人率先提出了加拿大是一个"中等国家"的身份定位。在加拿大看来,简单地将世界划分为大国和剩下的国家两类是不切实际甚至是危险的做法。大国之所以被称为大国,仅仅是因为它们拥有强大的实力,而其他国家,无论是小国还是军事潜力仅次于大国的中等国家,也拥有实力并会将之用于维护和平。②如何确定哪些国家应该在安理会中有着与大国并肩的代表权,则应遵循务实主义原则,即构成自由国际主义理论的第二大要素。

务实主义原则由时任加拿大驻美大使休姆·朗提出,它对第二次世界大战期间及之后加拿大国际身份的塑造都起到了关键的作用。还在第二次世界大战期间,休姆·朗就一直竭力维护加拿大的国际影响力,尤其是在美国决定参战后。他担心美国的卷入会影响加拿大作为战时重要军事贡献者在重大问题上的话语权。③为此,休姆·朗于 1942 年 1 月专门写信给加拿大外交部副部长诺曼·罗伯特森(Norman Robertson),商讨加拿大在战中和战后的角色与地位问题。他提出,所遵循的主要原则应该是,"大联盟中的每个成员对战争中的行为都应该拥有一个与其对战争总体贡献相称的声音。次要原则是不同国家的影响应该与它们最直接关心的那些事务紧密相连"④,即成员国的发言权及其地位应由其对相关问题的解决所作的直接贡献来决定。

基于此,麦肯齐·金总理于 1943 年 7 月 9 日在下议院发表了著名的"务实主义原则"演讲,并首次提出了加拿大在国际事务中应该成为一个"中等国家"的理念。麦肯齐·金认为,在当时正在被设计的新型战后国际组织

---

① 戴维来:《中等强国崛起与国际关系的新变局》,北京:中央编译出版社 2017 年版,第 89 页。

② R.A. MacKay, "The Canadian Doctrine of Middle Powers," in H.L. Dyck and H.P. Krosby eds., *Empire and Nations*, *Essays in Honor of Frederic H. Soward*, University of Toronto Press, 1956, p.134.

③ Adam Chapnick, "Canada's Functional Principle: 75 Years On," *International Journal*, Vol.72, No.2, 2017, p.272.

④ Chapnick, Adam, *The Middle Power Project*: *Canada and the Founding of the United Nations*, University of British Columbia Press, 2005, p.23.

中，"（有效）代表权应当基于务实性的基准，无论是大国还是小国，只要对解决特定的问题作了最大的贡献，就应该被承认完全的会员资格"。同时，他也指出："在理论上的国家平等和将国际机构的代表权限制在一个可行的数字之间必须做出一些妥协。通过采用代表权的'务实主义原则'，可以发现这种妥协，尤其是在经济问题上。"①由此可见，麦肯齐·金的务实主义原则比休姆·朗的提议有更为明确的目标，即一旦赢得了当前的战争，加拿大希望积极参与国际组织以及对战后世界的国际管理，并在其有决策能力和资源允许的优势领域中超越普通角色，选择性地提供领导力。②

1944年8月，在关于拟议联合国安理会代表权的讨论中，麦肯齐·金就提议"在决定哪些国家可以与大国一起进入安理会时，需要运用务实原则的理念。那些对维护世界和平贡献最大的国家应该最频繁地入选"③。为此，加拿大外交部向五大国递交了一份备忘录，强调了加拿大在两次世界大战中军事和物资的贡献，希望在《联合国宪章》的起草过程中充分考虑加拿大在安理会中的代表权，或者当选非常任理事国的次数更频繁，或者当选的任期更久。④1945年4月，当联合国在旧金山成立时，加拿大又联合澳大利亚对敦巴顿橡树园提案提出了长达8页的修正案，力争扩大中等国家的发言权。⑤加拿大提出联合国安理会的权力应有所限制，诸如加拿大这样对全世界有利害关系的中等国家在选举安理会非常任理事国时，应比其他更弱小的国家享有优先权等。⑥最终，在加拿大和澳大利亚等中等国家的共同努力下，《联合国宪章》第23条规定选举联合国安全理事会非常任理事国时，"首宜充分斟酌联合国各会员国于维持国际和平与安全及本组织其余各宗

---

① King, William Lyon Mackenzie, "Postwar International Organization: The Functional Principle," in R.A. MacKay, ed., *Canadian Foreign Policy 1945—1954: Selected Speeches and Documents*, Toronto: McClelland and Stewart, 1971, p.3.

② John Ikenberry, *After Victory: Institutions, Strategic Restraint and the Rebuilding of Order After Major Wars* Princeton: Princeton University Press, 2001, pp.56—57.

③ King, William Lyon Mackenzie, "Postwar International Organization: The Functional Principle," p.5.

④ Ibid., pp.6—10.

⑤ 钱皓：《中等强国参与国际事务的路径研究——以加拿大为例》，载《世界经济与政治》2007年第6期，第48页。

⑥ 潘迎春：《第二次世界大战与加拿大独立外交的形成》，载《世界历史》2009年第5期，第68—69页。

旨上之贡献"①。第 44 条也对安理会指挥派遣中等国家军队的权利做出了限制。②尽管加拿大没有当选为第一届安理会非常任理事国,但澳大利亚这个中等国家的当选也证明了加拿大的大力倡导发挥了重要的作用,为扩大中等国家平等参与国际事务的权利争取到了宝贵的机会。

自由国际主义理论的第三大要素是多边主义。学者约翰·鲁杰将多边主义定义为一种按照普遍的原则协调三个或者更多国家关系的制度形式,具有不可分割性、普遍的行为准则和扩散的互惠性这三个重要特征。③罗伯特·基欧汉指出,多边主义是在三个或三个以上国家间协调国家政策的实践活动。④相对于单边主义和双边主义而言,多边主义加强了国际民主运作和建立共识的进程,有助于建立强大的国际组织以及新的机制与规范。中等国家支持多边主义意味着与其他国家联合,以强化联合国系统,使大国受到国际法律准则和国际社会集体决定的约束,从而减弱大国采取单边措施损害现有全球秩序的能力。⑤加强国际事务的多边机制和规范对于一个开放且处于中间位置的加拿大尤为关键。一方面,多边国际组织符合加拿大的利益和价值观;另一方面,充满活力的多边外交可以为加拿大提供本来不具备的国际影响力。⑥同时,自由国际主义还强调多边国际法的重要性,认为要实现国际体系的稳定,就需要国际法的辅助,各国应该加强对国际法的认知和尊重。⑦曾担任加拿大外交部部长和总理的莱斯特·皮尔逊在进一步塑造加拿大自由国际主义对外政策框架方面发挥了最重要的作用。皮尔

---

① 联合国:《联合国宪章》第五章,http://www.un.org/zh/sections/un-charter/chapter-v/index.html,访问日期:2018 年 5 月 9 日。

② 联合国宪章第 44 条规定:"安全理事会决定使用武力时,于要求非安全理事会会员国依第四十三条供给军队以履行其义务之前,如经该会员国请求,应请其遣派代表,参加安全理事会关于使用其军事部队之决议。"联合国:《联合国宪章》第七章,http://www.un.org/zh/sections/un-charter/chapter-vii/index.html,访问日期:2018 年 5 月 9 日。

③ [美]约翰·鲁杰:《多边主义》,苏长和等译,杭州:浙江人民出版社 2003 年版,第 60 页。

④ Robert O. Keohane, "Multilateralism: An Agenda for Rearch," *International Journal*, Vol.45, No.4, 1990, p.731.

⑤ Denis Stairs, *The Diplomacy of Constraint: Canada, the Korean War, and the United States*, Toronto: University of Toronto Press, 1947, p.69.

⑥ David Black and Greg Donaghy, "Manifestations of Canadian Multilateralism," *Canadian Foreign Policy Journal*, Vol.16, No.2, 2010, p.2.

⑦ [加]金·理查德·诺萨尔、斯特凡·鲁塞尔、斯特凡·帕奎因:《加拿大对外政策政治》,北京:北京外语教学与研究出版社 2018 年版,唐小松译,第 150 页。

逊对自由国际主义的看法包括责任、多边主义、承担义务与国际组织。①正如他在回忆录中写道："我在战争期间的所见所闻都让我坚定了这样的观点：作为加拿大人，我们应当坚决摒弃懦弱、惧怕承担责任的外交策略，成为勇于肩负国际责任的活动家。"②面对国际联盟的失败和第二次世界大战带来的巨大灾难，皮尔逊尝试推动建立一个多边的、普遍性的联合国，为国际社会和加拿大提供集体安全，因为加拿大自身的政治安全和经济繁荣正仰赖于以规则为基础的多边秩序。

自由国际主义理论的第四大要素"定位外交"的提出始于 20 世纪 90 年代早期，它是一系列国内外环境演变的结果。"定位"一词最早源于商业用语，1967 年现代营销学之父菲利普·科特勒（Philip Kotler）在其著作《营销管理》中将"niche"（商业领域一般音译为"利基"，国际关系领域更多译为"定位"）定义为一个小的市场并且有获得利益的基础，企业在确定利基市场后往往用更加专业化的经营来获取最大限度的收益，以此为手段在强大的市场夹缝中寻求出路。③1997 年，库珀等学者将此概念引入对加拿大外交政策的讨论，他们在《定位外交：冷战后的中等国家》一书中提出，开展"定位外交"是冷战后中等国家在国际社会中发挥更大作用的重要路径之一。④

定位外交思想的提出有其特殊的国内外背景。国际方面，加拿大部分学者认为，随着冷战的结束，世界进入了一个新的国际体系时期，国际政治议程不仅包括安全问题，还包括贫困、人权、文化冲突、环境、卫生等更广泛的问题。政治议程的多样化和全球性问题的复杂性给中等国家打开了有所作为的空间，让它们有机会通过专门处理特定问题来提高其在国际秩序中的地位。国内方面，虽然加拿大人强烈支持积极的外交政策，但他们不得不正视自身面临的限制，尤其是财政限制。20 世纪 90 年代开始，日益膨胀的

---

① Denis Stairs, "Present in Moderation: Lester Pearson and the Craft of Diplomacy," *International Journal*, Vol.29, No.1, 1973, p.145.

② Lester B. Pearson, *Mike: the Memoirs of the Rt. Hon. Lester B. Pearson*, Toronto: University of Toronto Press, 2015, p.283.

③ 戴维来：《中等国家崛起与国际关系的新变局》，第 45 页。

④ "定位外交"主要是指在全球某些特定的问题、议题上，中等国家能够发挥主导作用，因此要予以强化，以获取甚至比大国更大的国际影响力。定位外交的基础是功能主义，即各个国家需要确定自己的实力，并选择在资源和资格方面具有比较优势的领域。参见戴维来：《中等强国崛起与国际关系的新变局》，第 111 页；Andrew F. Cooper, *Niche Diplomacy: Middle Powers after the Cold War*, Basingstoke: Palgrave Macmillan, 1997, p.4.

联邦政府赤字与不断增长的国家债务迫使克雷蒂安政府重新审视其对外政策。1995 年出台的加拿大外交政策声明《世界中的加拿大》(Canada in the World)中就明确提出:"加拿大人认识到在处理好自身财务问题之前,我们在国外采取行动以加强加拿大目标的能力会受到严重限制。我们不能做我们想做的一切,我们必须有选择性……和国内政策一样,'更有效,成本更低'必须成为引导我们参与国际事务的原则,我们不会做我们过去所做的一切,也不会像以前那样做事。"[1]正是在这种定位外交思想的影响下,加拿大逐渐调整其外交政策重点,将有限资源集中在最能产生回报的特定领域,而不是试图覆盖国际事务的各个方面。此后,加拿大在一些特殊领域,尤其是其擅长的专业性和功能性领域内,如维和调停、应对经济危机、防核武器扩散、气候变化、公共卫生、粮食安全、禁雷中扮演了主导者和领导者角色。

二、自由国际主义理论对加拿大参与全球事务的影响

从 20 世纪 40 年代至 60 年代,自由国际主义思潮在加拿大对外政策发展中占据着主导地位。霍姆斯曾评价道:"自由国际主义在第二次世界大战结束后的十年间几乎成为一种宗教信仰。"[2]加拿大对这种理论的信仰持续了相当长的时间,直到皮埃尔·特鲁多(Pierre Trudeau)总理在 1968 年上台时宣布"加拿大作为中等国家的身份已经结束,自由国际主义的时代也已终结"[3]。但在经历了 20 世纪 70 和 80 年代复合新现实主义思潮的兴起以及边缘依附理论的反复挑战后,自由国际主义观念依旧相当活跃,目前仍是加拿大对外政策的主导理论。冷战结束后,自由国际主义理论的重要性又得到了进一步的确认和扩展。正如库珀指出的,在这个全球化、安全相互依赖、国内与国际政治互动的新世界里,加拿大在国际体系内表陈观点的余地增加了;鉴于其熟练使用外交技巧及具有的国家声望,它正好可以利用新世界对外交灵活性与快速性的需求来大展宏图。[4]

自由国际主义思想对加拿大参与全球事务的角色定位和路径选择产生了深远的影响。在自由国际主义理论的视角下,加拿大将自身定位为"中等

---

① Government of Canada, "Canada in the World," Ontario: Foreign Affairs and International Trade, 1995, pp.8—9.

② [加]金·理查德·诺萨尔、斯特凡·鲁塞尔、斯特凡·帕奎因:《加拿大对外政策政治》,第 150 页。

③ 同上书,第 130 页。

④ Andrew F. Cooper, *Canadian Foreign Policy: Old Habits and New Directions*, Scarborough: Prentice Hall, 1997, p.281.

国家"，在全球事务中扮演积极参与者的角色，并在资源和能力允许的特定的专业性或功能性领域中提供领导力。在参与路径方面，加拿大主要通过多边合作行事，其中维和与调停是加拿大展现其国际影响力的最主要方式之一。其后，随着国际形势的变化，加拿大的参与领域也逐渐延伸到了人权、环境、卫生等"低政治"领域，并在某些特定领域通过创建新的多边国际机制和规范来发挥领导作用。

首先，在自由国际主义外交观下，作为中等国家的加拿大乐于在国际事务中扮演积极参与者的角色，并在一些特定的专业领域选择性地寻求领导者角色。早在第二次世界大战期间，加拿大就做出了宣告，一旦赢得当前的战争，加拿大希望积极参与国际组织以及对战后世界的国际管理。它想要的不只是简单的在多边国际组织中占据一个席位，即当大国做出决定时，跟随它们按下投票按钮，而是要在其专业能力与利益许可的情况下扮演管理者角色。①但加拿大并不追求在很多场合和所有问题上的全球领导地位，而是在那些其特殊资源允许它超越普通角色的有限领域内选择性地提供领导力。例如，在第二次世界大战结束后的最初阶段，加拿大、澳大利亚作为众多中等国家的先驱，是国际组织筹备与建构的积极推动者，在创建联合国体系、布雷顿森林体系和北约中发挥了重要作用。②同时，加拿大还竭力在它拥有特别或专业能力的领域内发挥专长。例如在联合国原子能六人委员会中获得了席位，在国际货币基金组织和世界银行中也获得了强大的投票权。此外，加拿大在航空业的技术优势及其战时承担的航空训练计划和运输任务使它在国际民航组织中的诉求得到重视，最终获得该组织总部设在加拿大的授权。加拿大在人口问题上的利益也使它在难民问题上扮演了重要角色，在联合国善后救济总署中也据有一席之地。加拿大卫生部前副部长布罗克·奇泽姆也因为在创立世界卫生组织过程中所作出的突出贡献当选为第一任总干事。此后，加拿大在环境保护、杀伤性地雷、国际刑事法庭、文化多样性公约以及七国/八国集团、二十国集团问题上提出的许多倡议也表明，它在特定领域的国际秩序创立方面发挥了领导作用。例如，1989年马尔罗尼总理和外交部部长乔·克拉克开创了七国集团议程中环境保护和可

① John Kirton, *Canadian Foreign Policy in a Changing World*, Australia: Thomson Nelson, 2007, p.40.

② 钱皓:《中等强国参与国际事务的路径研究——以加拿大为例》，载《世界经济与政治》2007年第6期，第49页。

持续发展的议题及原则。①在克雷蒂安执政时期,加拿大主导创立了《渥太华禁雷公约》。保罗·马丁执政时期,加拿大创立了"保护的责任"原则和二十国集团财政部部长及中央银行行长会议,成为创造"法治世界"的全球治理典范。在哈珀执政时期,加拿大在 2011 年的利比亚问题和 2014 年的叙利亚问题上都有力地推动了"保护的责任"原则成为常规实践。由加拿大倡导的新兴民主规范、可持续发展的全球化、七国/八国集团和二十国集团等新兴国际机制,已经促成加拿大在特定领域以领导者的身份走上塑造世界秩序之路。

其次,在参与路径上,加拿大主要通过多边合作来参与全球事务的管理,既包括联合国体系内的普遍多边合作机制,也包括更具选择性、成员数目有限、任务特定的有限多边合作机制。汤姆·基廷(Tom Keating)指出:"支持多边主义和积极参与国际组织有助于维持稳定的全球秩序,这既为加拿大的特定利益服务,也将加拿大人与其他人区分开来,帮助定义加拿大人的身份。"②目前,加拿大是 70 多个多边国际组织的成员国,参与范围涵盖政治、军事、经济、贸易、社会、环境、卫生、文化等各个领域。③其中,具有广泛基础、开放式、具有包容性与普遍性的联合国是奉行自由国际主义的加拿大最为青睐的多边合作机制。加拿大长期以来致力在联合国框架下推动多边主义的合作。1955 年,保罗·马丁爵士在联合国中推动了接纳新会员问题的决议,促成了成员国的普遍化。④基于此,联合国接纳了同等数量的来自社会主义阵营与西方阵营的会员国。1956 年,当危机笼罩苏伊士运河时,加拿大又通过联合国扮演了重要的维和与调停者角色,从此在国际维和

---

① G7 Information Center, "1989 Summit of the Arch: Economic Declaration," Paris, July 16, 1989, http://www.g8.utoronto.ca/summit/1989paris/communique/index.html#environment,访问日期:2018 年 10 月 17 日。

② Thomas Keating, *Canada and World Order: The Multilateralist Tradition in Canadian Foreign Policy*, Oxford: Oxford University Press, 2002.

③ Central Inteligenct Agency, "The Worldfact Book," https://www.cia.gov/library/publications/the-world-factbook/appendix/appendix-b.html,访问日期:2018 年 11 月 12 日。

④ 保罗·马丁爵士全名为保罗·约瑟夫·詹姆斯·马丁(Paul Joseph James Martin,以下简称保罗·马丁爵士),曾经担任加拿大自由党国会议员长达 33 年之久,并在威廉·金、圣劳伦特、皮尔逊和特鲁多四位总理的内阁中先后担任国民健康与福利部部长、对外事务部国务卿和下议院政府首脑。其子保罗·艾德加·菲利普·马丁(Paul Edgar Philippe Martin,以下简称保罗·马丁),是加拿大的第 21 位总理。John Kirton, *Canadian Foreign Policy in a Changing World*, p.41.

行动中声名鹊起。1962 年古巴导弹危机时,加拿大首先选择借助外交、多边论坛、联合国以及由中等国家组成的核查监督维和使团来核实导弹是否部署在古巴。在经济领域,加拿大也是多边主义机制的积极倡导者。作为一个依赖资源出口的经济体,加拿大国内经济的稳定和繁荣有赖于有序的、以规则为基础的国际贸易体系。早在 20 世纪 40 年代,加拿大就提出了应由国际贸易组织来管理全球贸易的想法,倡导建立基于自由贸易准则的国际机制。最终,在长期支持关税与贸易总协定的基础上,加拿大于 1994 年成为了世界贸易组织的创始国,加强了以联合国为基础的多边主义。

此外,在经济、安全以及全球治理方面,除联合国之外,加拿大还通过英联邦、法语国家联盟、经合组织、国际能源机构、伦敦核材料供应商集团、七国/八国集团、二十国集团这些更具选择性、任务特定的多边组织来参与国际事务并力争投射全球领导力。1976 年,加拿大加入七国集团,成为全球主要大国俱乐部中的一员。随着民主、自由和社会进步逐渐成为全球治理的核心原则,加拿大越来越多地通过加强这一符合加拿大价值观的、软法治理下的多边国际组织来参与国际秩序的管理。1981 年,加拿大首次担任七国集团峰会的主席国,皮埃尔·特鲁多总理开创性地发表了《关于政治问题的主席总结》(Chairman's Summary of Political Issues),呼吁成员国加强关注国际安全与稳定问题,从而将七国集团峰会扩展成一种全球政治安全治理机制。[①]克雷蒂安总理在 1995 年七国集团峰会上寻求推动联合国机构改革。虽然此次峰会没有产生加拿大所希望的改变,但加拿大成功地促使俄罗斯在 2002 年正式加入七国集团,从而形成了八国集团协商机制,并使自己逐渐靠近这一机制的核心。2008 年全球金融危机爆发后,新的二十国集团领导人峰会也成为加拿大参与全球治理的主要多边机制之一。加拿大通过 3 次担任二十国集团领导人峰会主办国的机会,成功说服各成员国优先解决银行问题,构建各国财政刺激方案的退出机制,并选择二十国集团作为成员国国际经济合作的永久性论坛。[②]加拿大这种对普遍多边合作机制和有限多边合作机制的灵活运用反映出自由国际主义理论中务实主义原则和定位外交思想的影响,即在多领域、更趋复杂的全球治理中,无论是投

---

① G7, "Chairman's Summary of Political Issues," July 21, 1981,http://www.g7.utoronto.ca/summit/1981ottawa/chairman.html,访问日期:2018 年 10 月 22 日。

② ［加］约翰·J. 柯顿:《加拿大外交理论与实践》,第 292 页。

人领域还是参与路径方面,加拿大都应有所选择,并通过最有效的多边合作路径来弥补自身战略资源的先天不足,以实现加拿大国际影响力的最大化。

第三,从参与全球事务的方式上看,维和(peacekeeping)与调停(medi-ation)成为加拿大开展中等国家定位外交实践的最主要的方式。霍姆斯将加拿大在其中扮演的角色凝练为"有益的修理工"(helpful fixer),认为中等国家可以通过调停者、谈话者、倡导者和情报收集者的外交路径在大国政治体系中有所作为。①国际维和与调停已成为加拿大对外政策的特征之一,也是中等国家身份的标志,特别是在皮尔逊力主的自由国际主义的"黄金时代"。1949 年,加拿大首次参加了联合国为解决印巴克什米尔问题组建的驻印巴军事观察员组的工作。这次成功的"斡旋外交"使加拿大相信它可以在大国政治的僵局中,以"第三方介入人"的身份发挥有效的调停和维和作用。1956 年苏伊士运河危机中的维和行动被视为自由国际主义成功的极致案例。为此,皮尔逊于 1957 年赢得了诺贝尔和平奖。此后,加拿大也多次参与基于联合国的维和行动,并在其中发挥重要作用。②同时,在自由国际主义思想的指导下,加拿大将自己视为一个促进南北两方和集团内部对话和共识精神的"中间人"。在北约内部,加拿大也一直致力于解决联盟伙伴之间的分歧。鉴于美国和其他北约国家之间的权力不对称,加拿大一直努力说服美国在北约任务范围内工作,而不是独自行动。由此可以看出,作为中等国家的加拿大善于在杂乱无章的国际事务中推出切实可行的妥协方案,在维和和调停的特定领域作出了重要贡献。

第四,如果说作为中等国家的加拿大介入国际事务最初主要停留在"高政治"领域的军事维和与调停层面,随着国际形势的变化,加拿大也开始转向在经济、环境、人权、卫生等"低政治"领域开展定位外交,其所倡导的国际援助、自由贸易、环境保护和"人的安全"(human security)等成为加拿大对外政策的亮点。作为官方发展援助的倡导者,加拿大努力推动发达国家与发展中国家之间的公平关系。1968 年,皮尔逊以联合国专门小组主席的身

---

① 钱皓:《约翰·霍姆斯与加拿大中等国家外交思想和实践》,载《世界历史》2015 年第 2 期,第 15 页。

② 如 1964 年,时任外交部部长的保罗·马丁再次采用皮尔逊的维和模式。在联合国的授权下,加拿大军队进入塞浦路斯监督休战、维和,以消除冷战的严峻环境下北约分裂的危机。

份建议各国将 0.7% 的国民生产总值用于官方发展援助。[1]特鲁多政府期间，加拿大大规模扩展了援助计划，并于 1975 年制定了一项"基本人类需求"战略来引导不断增加的资金流出。虽然 1993 年克雷蒂安政府上台，面对政府赤字和国债不得不大量削减加拿大官方发展援助，但随着 2001—2002 年加拿大主办八国集团卡那那斯基斯峰会，对外援助很快得以复兴。到斯蒂芬·哈珀时期，即便受到 2008 年金融危机以及随后紧缩开支的冲击，加拿大官方发展援助也达到 50 亿美元一年的规模。在环境保护方面，加拿大积极推动了 1972 年联合国环境保护署的创立以及 1989 年《关于消耗臭氧层物质的蒙特利尔议定书》、1992 年《生物多样性公约》以及 1995 年《联合国跨界与高度洄游鱼类资源协定》的制定。此外，在外交部部长劳埃德·阿克斯沃西(Lloyd Axworthy)的指导下，加拿大推出了"人的安全"外交战略，[2]并大力推动相关国际规则和机制的建设，包括《渥太华禁雷公约》、国际刑事法院和"保护的责任"(Responsibility to Protect)[3]。在全球卫生方面，加拿大也积极作为，在多边国际法《烟草框架控制公约》的制定和多边国际规范《国际卫生条例(1963)》的修订中发挥了关键作用，并在妇女儿童健康促进和全球性传染病防控方面扮演了倡导者的角色。

第二节　加拿大参与全球卫生治理的动机

参与全球卫生治理是加拿大参与全球事务的重要组成部分，因此同样受到自由国际主义理论的影响。加拿大选择在全球卫生这一具有传统优势的专业性领域开展定位外交，通过加强全球卫生治理多边国际机制和规范，倡导全球卫生援助和支持全球卫生行动，它参与甚至推动了全球卫生治理

---

[1] Stephanie A. Nixon, Kelley Lee, Zulfiqar A. Bhutta, et al., "Canada's Global Health Role: Supporting Equity and Global Citizenship as a Middle Power," *The Lancet*, Vol.391, No.10131, 2018, p.1739.

[2] Lloyd Axworthy, "Canada and Human Security: The Need for Leadership," *International Journal*, Vol.52, No.2, 1997, p.183.

[3] 2001 年 12 月，加拿大干预与国家主权国际委员会在《保护的责任》报告中首次提出"保护的责任"概念。2005 年 9 月，在世界首脑会议上由 175 个国家达成的《2005 年世界首脑会议成果》最终将"保护的责任"限定为"保护人民免遭灭绝种族、战争罪、族裔清洗和危害人类罪之害的责任"，从而将"保护的责任"这一创新性理念确认为公认的国际准则。

的进程。这背后既是出于维护现实安全的考虑(包括国际安全、国家安全和人的安全),也是为了扩大加拿大作为中等国家的国际影响力和构建其良好海外形象。同时,参与全球卫生治理还是加拿大实现其国家利益的重要途径。

一、维护国际安全、国家安全和人的安全

加拿大积极参与全球卫生治理首先是出于一种"安全"考量。最早对卫生与安全的关系的认识仅狭隘地限于关注传染病对军队作战和医疗护理能力的打击,[①]卫生问题在对外政策中也主要属于"低政治"领域。但随着全球化不断向纵深发展,新发和复发传染病传播加速与范围扩大,病原体可能被武器化,严重的疾病负担削弱国家的社会、政治、经济和军事基础,甚至破坏整个地区的稳定。[②]这是不能将全球流行性疾病仅仅看作人道主义问题的一个重要原因。因此,全球卫生已无可争议地成为一个令人瞩目的非传统领域国际安全和国家安全问题,关乎世界各国的繁荣与安全。[③]2000年,联合国安理会正式将艾滋病列为对国际和平与安全的威胁,而不仅是对公共卫生的威胁。[④]2007年,世界卫生组织报告《构建安全未来:21世纪全球公共卫生安全》将严重急性传染性疾病、生物恐怖主义、有毒化学废物扩散等列为对全球公共卫生安全的威胁。[⑤]由此可见,在这个以高度流动性、经济相互依赖性为特征的世界中,虽然传染病的防控负担主要见于低收入国家,但这些疾病的跨国传播代表着全球威胁,能对世界上的任何国家造成严重后果。尽管加拿大拥有相对完善的国内公共卫生系统和可靠的疾病监测体系,但跨国传染病依然会无视国界,对加拿大的自身安全造成直接威胁。加拿大拥有世界上最长的海岸线和第二长的陆地边界,在"无需护照"的传染病面前,国家边境的传统防御工事已不能有效地防范疾病或传病媒介的侵入,一地疾病的暴发很可能会迅速发展成为全球卫生危机,同样对加

① Gro Harlem Brundtland, "Global Health and International Security, Global Governance," 2005, Vol.9, No.4, p.417.

② 吴学丽编译:《全球卫生事业关乎美国国家利益》,载《社会科学报》,2018年3月8日。

③ David P. Fidler, "Reflections On the Revolution in Health and Foreign Policy," *Bulletin of the World Health Organization*, Vol.85, No.3, 2007, p.243.

④ United Nations, "AIDS as a Security Issue," https://www.un.org/ga/aids/ungassfactsheets/html/fssecurity_en.htm,访问日期:2018年12月10日。

⑤ 世界卫生组织:《世界卫生组织报告〈构建安全未来:21世纪全球公共卫生安全〉概要》,http://www.who.int/whr/2007/07_overview_ch.pdf?ua=1,登录时间:2016年8月10日。

拿大的国家安全构成挑战。基于对卫生和国家安全关系的新认识，加拿大成为最早提出应将卫生纳入国家对外政策的国家之一。早在 2001 年，加拿大国际开发署就在其"健康和营养行动计划"中提出，"促进发展中国家人民的健康与改善加拿大人的健康同等重要⋯⋯当今世界，传染病没有国界，一个地区的紧张局势和冲突可以引发世界各地的不安，投资全球卫生有助于确保加拿大自己的和安全"①。

2003 年，21 世纪第一个严重的新型传染病"非典"暴发并很快传播到加拿大，凸显了增加多边合作以加强对传染病的集体防御的必要性。不久之后，加拿大又暴发了输入性禽流感疫情，虽然这一疫情的发源地最初都远离加拿大边界，但最终还是给加拿大造成了巨大的安全、经济和社会影响。这让加拿大政府切实地认识到，要应对全球卫生安全威胁，特别是新发传染病威胁，必须从源头抓起，通过多边国际卫生合作在疾病升级为全球性危机之前就制定解决方案，以有效地遏制疾病的暴发、蔓延及其对加拿大本土安全的威胁。2004 年 7 月，保罗·马丁政府在首项国家安全政策声明《保卫一个开放的社会：加拿大的国家安全政策》(Securing an Open Society：Canada's National Security Policy)中明确将卫生安全作为国家安全的重要组成部分，强调"这些威胁的复杂性和多头管辖性说明了加拿大应对突发公共卫生事件不能仅局限于本地或国家层面，还需积极促进更具恢复力的国际公共卫生体系的建设。必须力求不断将公共卫生问题纳入正在进行的国家安全辩论中"②。之后，加拿大加强了在全球卫生安全领域的国际合作，充分利用多边机制和国际规范来维护加拿大的国家安全。例如，加拿大在全球卫生安全倡议(Global Health Security Initiative，GHSI)、全球卫生安全议程(The Global Health Security Agenda，GHSA)等多边非正式机制中扮演了更积极的角色，大力推动了世界卫生组织《国际卫生条例(1969)》的修订工作以及全球公共卫生情报网(Global Public Health Intelligence Network，GPHIN)的升级。2014 年，西非埃博拉疫情暴发时，加拿大在国内严

---

① Commission on the Future of Health Care in Canada，*Building on Values：the Future of Health Care in Canada-Final Report*，Saskatoon，Sask.：Commission on the Future of Health Care in Canada，2002，p.240.

② Government of Canada，*Securing an Open Society：Canada's National Security Policy*，2004，p.8，http://publications.gc.ca/collections/Collection/CP22-77-2004E.pdf，访问日期：2018 年 11 月 29 日。

防死守,在国外积极作为,也反映出捍卫国家安全考量与国际人道主义救援精神的结合。此外,近几十年来,加拿大在全球卫生领域投入了数额可观的资金援助,用于加强贫困国家的基础卫生系统建设,为它们解决自身卫生问题铺平道路,促使它们能更好地分担区域和全球卫生安全挑战中的责任与经济成本。

同时,对"人的安全"的重视也是促进加拿大广泛投入全球卫生治理的重要动机之一。1994 年联合国发布的第一份《人类发展报告》首次对"人的安全"做了重要论述,认为安全不仅只是保护领土不受外来侵略和维护国家利益的国家安全,"对大多数人来说安全意味着保护他们免于疾病、饥饿、失业、犯罪、社会冲突、政治迫害和环境灾难等威胁"[1]。加拿大外交部前部长劳埃德·阿克斯沃西是"人的安全"的积极倡导者和实践推动者。在 1996年就任时,他就反驳了将国家作为安全主体的传统观念,主张选择"人的安全"而非国家安全作为加拿大外交政策的新焦点。[2]鉴于疾病是对"人的安全"的重要威胁之一,卫生安全构成"人的安全"的重要组成部分,在国内外深受加拿大政府重视。在国内,保护加拿大人的健康和安全一直是近几十年来加拿大政府施政的重中之重。2017 年,加拿大政府在公共卫生中的支出占国内生产总值的 10.6%,是世界上占比最高的国家之一。[3]然而,仅仅依靠国内公共卫生投入来保护加拿大人的健康和安全显然还不够。病原体、有毒污染物和气候变化皆可通过大气、人与动物活动及食品进口等各种途径,严重威胁到即使足不出户的加拿大人。加拿大政府只有立足于全球视野来参与全球卫生治理,积极帮助最贫穷最脆弱的国家和人们提升公共卫生能力,才能从源头上控制卫生安全威胁,进而保护加拿大人的卫生安全。同时,加拿大政府对"人的安全"的倡导不仅仅局限于保护加拿大人的安全。阿克斯沃西就曾呼吁,"加拿大应当勇于承担风险,去救助那些遥远国度的战争受难者们"[4]。为此,他在倡导加拿大推动制定《渥太华禁雷公

---

① United Nation Development Programme, *Human Development Report 1994*, New York: Oxford University Press, 1994, p.22.

② Lloyd Axworthy, "Canada and Human Security: The Need for Leadership," *International Journal*, Vol.52, No.2, 1997, pp.183—196.

③ Organization for Economic Cooperation and Development, "OECD Health at a Glance 2017/Health expenditure as a share of GDP," 2017, https://www.oecd.org/els/health-systems/Health-at-a-Glance-2017-Chartset.pdf,访问日期:2018 年 11 月 15 日。

④ Lloyd Axworthy, "Canada and Human Security: The Need for Leadership," p.184.

约》，呼吁世界各国采取行动救助深受战争影响的儿童方面扮演了主要角色，对促进和保护战乱地区人民尤其是儿童的健康和安全作出了重要贡献。

二、建构良好海外形象与提升国际影响力

参与全球卫生治理可以成为增强国家软实力的有效途径，有利于树立良好的海外形象并提升国际影响力。这是加拿大深入参与全球卫生治理的另一驱动力。1990 年，美国学者约瑟夫·奈(Joseph S. Nye)提出了著名的"软实力"的概念，它是一种通过非强制性手段来影响他人的能力，由一个国家的文化、政治理念和政策所形成的吸引力。[①]各国政府将卫生纳入其对外政策，不仅推动了政府在全球卫生治理中投入更多的资金和关注，而且也促成了政府乃至非国家行为体越来越多地通过参与卫生治理来实现非卫生目标，卫生因而被日益视为一种投射软实力和实现国际影响力的理想工具。[②]

在第二次世界大战结束之初，积极参与国际组织的筹备与建设是大多数中等国家参与国际事务的主要途径，多边机制有助于它们在国际事务中使自身的国际影响力最大化。加拿大作为中等国家的代表，力争在战后各项国际事务管理中争取一席之地，并在其资源及能力允许的情况下选择性地提供领导力。它在创建联合国、布雷顿森林体系和北约组织中发挥了重要作用。[③]在国际卫生治理方面，则表现为加拿大积极推动联合国系统内世界卫生组织的创立，并在组织命名、成员准入资格、区域机构整合等制度设计中发挥关键作用，体现了中等国家在国际机制中不容忽视的影响力。此外，为实践"独立、直接贡献和相应国际地位"的中等国家外交思想，加拿大还将国家外部形象建构纳入其对外战略的日程设置，并把对外援助作为其在国际社会中投射软实力和建构国家海外形象的主要路径之一。加拿大先

---

① Joseph S. Nye, *Bound to Lead: the Changing Nature of American Power*, New York, Basic Books, 1990, p.22.

② 具有代表性的文献包括 W. Vanderwagen, "Health diplomacy: Winning Hearts and Minds through the Use of Health Interventions," *Military Medicine*, Vol.171, No.10, 2006, pp.3—4; Jeremy Youde, "Health Diplomacy as Soft Power: the PRC and Africa," Conference paper of *ISA's 49th Annual Convention*, 2008; Kelly Lee, "Brazil and the Framework Convention on Tobacco Control: Global Health Diplomacy as Soft Power," *PLoS Medicine*, Vol.7, No.4, 2010, p.e1000232.

③ 钱皓:《中等强国参与国际事务的路径研究——以加拿大为例》，载《世界经济与政治》2007 年第 6 期，第 49 页。

后参与了马歇尔计划、科伦坡计划、非洲计划、加勒比计划等一系列国际援助计划①,成为国际社会中最积极的援助国之一。其中,卫生援助是加拿大对外援助的重要组成部分。通过借助全球多边和双边卫生援助机制、平台和倡议等,加拿大向最需要的人群(如最贫困地区的妇女和儿童等)、国家(如非洲国家等)提供卫生援助资金、医疗人员和护理服务、高端医学研究技术与成果,树立了国际主义和人道主义国家的海外形象,也提升了加拿大在受援国乃至国际社会中的影响力。例如,全球疾病负担最重的非洲国家长期以来一直是加拿大对外援助中最大的受援体,加拿大对非洲国家的人道主义和卫生援助的重点在应对艾滋病和艾滋病病毒携带者的健康问题、减少儿童出生死亡率以及改善妇女卫生方面。②通过投入这些拯救生命的卫生援助,加拿大在非洲社会建立了相当的国家声望并保持了重要的影响力。2010 年,由加拿大引领发起的八国集团《马斯科卡倡议》倡导国际社会聚焦最贫困地区的妇女儿童健康问题,动员八国集团成员国及非成员国达成了共计 73 亿美元的援助承诺,用于降低发展中国家的孕产妇、婴儿和 5 岁以下儿童死亡率,为推进妇女儿童健康千年发展目标的实现作出了特殊的贡献,同时也极大地提升了加拿大的海外形象和国际声望。2010 年至 2015 年期间,加拿大在声望研究所(the Reputation Institute)的全球声望排名中始终处于第一或第二的位置。③

此外,软实力的投射往往离不开国家硬实力的基础和依托。卫生政策和卫生援助的实施需要卫生能力和经济实力来支撑。从这一角度看,加拿大参与全球卫生治理能够同时彰显其软硬实力,提升国际影响力。在加拿大抗击西非埃博拉疫情时,假如没有国内坚定的财政支持、完善的传染病防控救治体系、先进的病毒检验检疫技术,以及远程物资运输能力的保障,加拿大很难发挥其富有成效的领导者作用。同理,在国际社会抗埃博拉药物和疫苗研发的竞争中,加拿大率先展开了长达十余年的基础研究,

---

① 钱皓:《加拿大对外援助与国家海外形象建构》,载《国际观察》2014 年第 6 期,第 42 页。

② 同上文,第 46 页。

③ 声誉研究所(Reputation Institute)是一家专门从事声誉调查的咨询和顾问公司,旨在量化人们对于声誉最佳的国家的看法。CTV News, "Canada Ranked as 'Most Admired' Country in the World: Report," July 15, 2015, https://www.ctvnews.ca/canada/canada-ranked-as-most-admired-country-in-the-world-report-1.2470040,访问日期:2018 年 12 月 2 日。

由此占有了先机和主动,展现了中等国家在卫生研究和创新领域的"大国实力"。

最后,有学者提出,国际公认的国内公共卫生政策本身可作为一种软实力工具来提升一个国家在国际社会中的影响力。[①]如在《世界卫生组织烟草控制框架公约》的制定过程中,加拿大作为实施国内烟草控制政策的先行者和国际典范,通过树立政策榜样,激励其他国家效仿其政策设定,并携手推进全球卫生规范的制定,因而增强了作为中等国家的加拿大在全球卫生政策中的软实力与话语权。

三、推广国家价值观

向国际社会推广加拿大的国家价值观也是加拿大参与全球卫生治理的重要的动机之一。1995 年 2 月 7 日,自由党政府在其外交政策声明《世界中的加拿大》中确立了其外交政策的三大目标,其中之一就是"投射加拿大价值观和文化"。[②]加拿大人认为全球卫生不仅关乎加拿大的安全、政治和经济利益,更是对外宣扬和输出加拿大价值观的重要机会和有效渠道。他们对自己的价值观深感自豪并希望能通过全球卫生治理平台推而广之。史蒂文·李(Steven Lee)认为指导加拿大外交政策的一套核心价值观包括尊重环境、对民主的承诺、鼓励平等;强调包容的重要性以及强烈赞同国内外民间社会的参与。[③]约翰·柯顿将反军事主义、开放主义、多元文化主义、环境保护主义、全球主义与国际制度主义总结为驱动加拿大对外政策的六大独特国家价值观(distinctive national values)。贾斯汀·特鲁多总理也赞同加拿大人存在共同价值观的观点,并将其概括为"开放、尊重、博爱、愿意努力工作、互相帮助、寻求平等和正义"[④]。统而言之,加拿大人的国家价值观

---

① Harley Feldbaum and Joshua Michaud, "Health Diplomacy and the Enduring Relevance of Foreign Policy Interests," *PLoS Medicine*, Vol.7, No.4, 2010, p.e1000226.

② 其他两个目标是"通过贸易促进繁荣和就业"和"促进全球和平,保护加拿大的安全"。参见 Government of Canada, "Canada in the World," Ontario: Foreign Affairs and International Trade, 1995, pp.11—13。

③ Steven Lee, "Canadian Values in Canadian Foreign Policy," *Canadian Foreign Policy*, Vol.10, No.1, 2002, p.1.

④ Guy Lawson, "Trudeau's Canada, again: With Support from President Obama and the Legacy of His Father on His Side, Justin Trudeau Sets Out to Redefine What It Means to Be Canadian," *New York Times*, December 8, 2015, https://www.nytimes.com/2015/12/13/magazine/trudeaus-canada-again.html?_r=0,访问日期:2018 年 11 月 22 日。

主要包括平等、民主、自由、和平、博爱、反军国主义、环保主义、多元文化、全球主义和国际制度主义等。①其中平等、博爱、全球主义、国际制度主义等国家价值观对促进加拿大在全球卫生治理中积极作为的影响最为明显，也是加拿大政府和非政府组织在该领域通过多种方式宣传和践行的核心价值观。

首先，加拿大尤为重视和倡导的原则之一就是平等，尤其是卫生平等和性别平等。②在国内，加拿大把实行全民免费医疗作为实现国内卫生平等和弘扬平等价值观的重要途径。2001 年，联合国在《执行〈联合国千年宣言〉行进图报告》（Road map towards the implementation of the United Nations Millennium Declaration）中指出："世界上许多卫生需求只能通过在国际层面提供全球公共产品得到满足。全球最重要的公共卫生产品包括研究知识的产生和传播、有效的卫生系统改革和新技术的转让。其中，国际社会最迫切需要的是研究和开发新药物、疫苗和其他技术，以预防和控制主要影响贫穷国家的疾病。"③卫生研究与创新、疾病监控技术等正是加拿大在全球卫生中的专业与优势领域。

同时，加拿大被认为是促进性别平等的倡导者。在国内，它通过立法大力推动性别平等，并制定了加拿大女权主义国际援助政策，使妇女和女孩成为其国际援助的中心。在国际上，它通过联合国妇女地位委员会、北美自由

---

① 对加拿大共有价值观或国家价值观的讨论可见以下文献：John J. Kirton, *Canadian Foreign Policy in A Changing World*, p.197；Steven Lee, "Canadian Values in Canadian Foreign Policy," *Canadian Foreign Policy*, Vol.10, No.1, 2002, p.1；Guy Lawson, "Trudeau's Canada, again: With support from President Obama and the Legacy of His Father on His Side, Justin Trudeau Sets Out to Redefine What it Means to be Canadian."

② 在加拿大卫生科学院发布的《加拿大人发挥重要作用——加拿大在全球卫生中的战略角色专家小组》报告中，将加拿大在全球卫生中发挥作用的主要原则归结为 3 条，分别是公平（equity）、高效（effectiveness）和投入（engagement），公平被置于首位。Canadian Academy of Health Sciences, *Canadians Making a Difference：The Expert Panel on Canada's Strategic Role in Global Health*, Canadian Academy of Health Sciences：Ottawa, Canada, 2011, p. viii, http://www.cahs-acss.ca/wp-content/uploads/2011/11/Canadians-Making-a-Difference-Report.pdf,访问日期：2018 年 12 月 2 日。

③ United Nations General Assembly, "Road map towards the implementation of the United Nations Millennium Declaration—Report of the Secretary-General," September 6, 2001, https://www.preventionweb.net/files/13543_N0152607.pdf,访问日期：2018 年 12 月 2 日。

贸易协定谈判、七国集团性别平等咨询委员会、二十国集团卫生部部长会议等多边机制和国际平台，积极推广性别平等的价值观，促进国际社会持续关注保护妇女儿童等弱势群体，促进全世界女性的权利。①但正如贾斯汀·特鲁多总理所言，"在不重视妇女和女孩的健康和福祉的情况下，性别平等方面的进展必将甚微"②，即女性获得卫生服务对于促进性别平等至关重要。因此，加拿大将保障女性健康权，特别是性健康与生殖健康权作为其国内卫生政策和国际援助的重点领域。通过在国内制定和执行《妇女健康战略》（Women's Health Strategy），在国际上发起改善妇女儿童健康的全球援助倡议以及积极支持性健康与生殖健康权相关的多边卫生组织、倡议和行动，加拿大推动了国际社会加深对女性健康和健康需求的了解和认识、促进提供更多的女性卫生保健服务以及减少危害女性健康的风险因素，同时也更有效地向国际社会传播了性别平等的价值观。③

此外，加拿大也是人道主义援助和全球卫生援助的积极捐助者。2016年9月，加拿大在举办全球基金第五次增资会议上就表示，"全球基金真实地体现了加拿大的价值观——互相关心、支持那些有需要的人、改善我们的全球社会，特别是最贫困和最弱势群体的健康"④。加拿大越来越多地利用各种多边组织和多边机制来管理和保护全球卫生，包括参与世界卫生组织、七国/八国集团、泛美卫生组织、亚太经合组织、北美安全与繁荣伙伴关系、北美自由贸易协定等。

在上述几个动机下，加拿大积极并愿意将国内优势资源作为全球公共产品提供给国际社会，并通过多边全球卫生援助和卫生行动切实帮助世界上最贫困和最脆弱的人群改善健康。

---

① Government of Canada, "Gender Equality Achievements," https://cfc-swc.gc.ca/commemoration/gew-ses/achievements-realisations-en.html,访问日期：2018 年 11 月 21 日。

② Justin Trudeau, "Canada's Vision for Global Health and Gender Equality," *The Lancet*, Vol.391, No.10131, 2018, p.1651.

③ Government of Canada, "Women Health Strategy," http://www.canada.ca/en/health-canada/corporate/about-health-canada/reports-publications/women-health-strategy.html,访问日期：2018 年 11 月 21 日。

④ Government of Canada, "Fifth Replenishment Conference of the Global Fund to Fight AIDS, Tuberculosis, and Malaria," 2016, http://international.gc.ca/world-monde/campaign-campagne/gfatm-fmstp/replenishment-conference-reconstitution.aspx? lang = eng,访问日期：2018 年 11 月 21 日。

第三节　加拿大参与全球卫生治理的主要目标

关于加拿大参与全球卫生治理的明确目标，从系统文献检索与公文查询来看，截至目前学术理论界尚无相关研究报道，政府信息网中也未见公开发布的全球卫生战略、规划或宣言。虽然加拿大尚未制定出完整、明确的全球卫生治理战略，但并不代表它在全球卫生治理领域没有目标或追求。根据对它参与全球卫生治理的理念和行为、动机与效果的一致性来分析判断，本书认为，加拿大参与全球卫生治理的总体目标是促进全人类健康和卫生平等，以及在积极参与和主导全球卫生治理的实践中树立加拿大卫生大国和人道主义大国的形象，并追求相应的大国地位。

一、促进全人类健康和卫生平等的实现

加拿大参与全球卫生治理的总体目标之一是改善和促进全人类健康，尤其是贫困地区弱势群体（如妇女儿童）的健康，以推动全球卫生平等的实现。卫生不平等（health inequity）是指在社会、经济、人口或地理上确定的人口或群体之间可以避免的或可补救的健康差异。虽然近几十年来全球卫生状况得到显著改善，但这种卫生成果尚未能在一国之内和各国家之间获得均匀分配，而且很大程度上未能惠及贫困人口和其他被边缘化或被社会排斥的群体。目前，全球仍有数亿人无法享有基本的医疗卫生服务，特别是在最贫困和最偏远的地区。全球每年还有近 30 万妇女在怀孕或分娩时死亡，600 多万儿童丧失生命，其中很多人死于可预防的原因或疾病。[1]2015年底，联合国千年发展目标正式期满截止。《千年发展目标 2015 年报告》表明，该目标中与卫生直接相关的两项子目标——妇女和儿童健康改善都远未达到预期，表明促进卫生平等、改善全人类健康尤其是妇女儿童健康的工作仍然任重而道远，迫切需要国际社会的持续关注与大量投入。

长期以来，加拿大一直是人人健康（health for all）的积极倡导者，始终致力于促进全人类健康和卫生平等的实现。它对健康促进和卫生不平等问

---

① Government of Canada，"Health and Development，" June 8th，2017，https://international. gc. ca/world-monde/issues _ development-enjeux _ developpement/global _ health-sante_mondiale/health _ development-sante _ developpement. aspx? lang = eng&_ ga = 2.142327028. 717190117.1556246883-1661507824.1464439282,访问日期：2018 年 9 月 12 日。

题的关注最早可以追溯到 40 多年前。1974 年，加拿大卫生福利部部长马克·拉隆德（Marc Lalond）发布了一项具有历史性意义的工作报告《加拿大人健康的新视角》（A New Perspective on the Health of Canadians，也称《拉隆德报告》）。这是世界上首个把健康促进作为关键策略的政府文件，也是世界上第一个指出国民健康并不仅由医疗服务单方面决定，还存在许多影响健康的广泛因素的科学报告。[1]该报告关于"改变生活方式和社会环境能更好地促进健康"的观点，对推动国际社会从社会医学角度认识和促进卫生发展与卫生平等产生了深远的影响。1986 年，加拿大卫生福利部、公共卫生协会和世界卫生组织共同在渥太华举办了第一届世界健康促进大会（International Conference on Health Promotion），会上发布了具有里程碑意义的《健康促进渥太华宪章》（The Ottawa Charter for Health Promotion，也称《渥太华宪章》）。该宪章确定了健康的关键决定因素（先决条件），包括和平、住房、教育、粮食、收入、稳定的生态系统、可持续资源、社会正义和平等。为了在 2000 年之前实现人类更好的健康，宪章还制定了一项具体战略，主要涵盖了五个关键行动领域，分别是制定健康的公共政策、创造支持性环境、加强社区行动、发展个体技能和重新定义卫生服务。[2]所有与会者都承诺将致力于此五个行动领域，以推动人人健康的实现。同年，加拿大政府还发布了《人人享有健康：健康促进工作框架》（Achieving Health for all：A Framework for Health Promotion），明确了健康促进的系列挑战、实现机制和可行策略。[3]这两个重要文件真实表明加拿大已把健康促进作为一切卫生工作的核心理念和重要目标。

此后，加拿大在大力推动国内健康促进和卫生平等的同时，还将促进全球卫生发展，特别是发展中国家的卫生保健和平等视为一种道义责任和发

---

① 报告提出决定健康的因素主要包括生物学因素、环境因素、生活方式和行为习惯因素，以及医疗卫生系统因素。Marc Lalonde, *A New Perspective on the Health of Canadians：a Working Document*, Ottawa：Minister of Supply and Services Canada, 1974, http://www.phac-aspc.gc.ca/ph-sp/pdf/perspect-eng.pdf，访问日期：2018 年 9 月 12 日。

② An International Conference on Health Promotion, *Ottawa Charter for Health Promotion*, Ottawa, Nov. 17th—21st, 1986, http://www.phac-aspc.gc.ca/ph-sp/docs/charter-chartre/pdf/charter.pdf，访问日期：2018 年 11 月 16 日。

③ Jake Epp, "Achieving Health for All：A Framework for Health Promotion," *Health Promotion International*, Vol.1, No.4, 1986, pp.419—428.

展目标。2002 年,加拿大在《建立在价值观之上:加拿大卫生保健的未来》的政策报告中明确提出应把卫生作为一项对外政策之重,认为"是时候让加拿大利用与发展中国家的良好关系以及与卫生领域相关的专业知识来帮助改善世界各地人民的健康和卫生保健"[①]。2004 年,加拿大政府召开了联邦、省级和地区卫生部部长联席会议,制定了"加拿大卫生目标"(Health Goals for Canada),目标之一就是"致力于通过提供领导、协作和知识,让世界成为所有人的健康之地"[②]。然而,国家内部和国家之间的卫生不公平现象仍在继续增加。世界卫生组织于 2005 年成立了健康问题社会决定因素委员会,以制定具体措施并推动全球行动来促进卫生平等,加拿大一直是这项工作的重要促进者和贡献者。加拿大卫生部前部长莫尼克·贝京(Monique Bégin)作为委员会专员,和众多加拿大卫生专家一道推动了在 2008 年健康问题社会决定因素委员会的最终报告《用一代人时间弥合差距》(Commission on Social Determinants of Health: Closing the gap in a generation)中提出了三项改善全球卫生平等的核心建议,即改善日常生活条件,解决权力、收入和资源的不平等分配问题,衡量和理解解决问题的方法和干预措施。[③]2012 年 5 月,加拿大又和其他联合国成员国批准了《健康问题社会决定因素:里约政治宣言》,各国承诺将通过重视采取解决健康问题社会决定因素的方式来减少卫生不平等问题。[④]

为了有效推动改善全人类健康和卫生平等这一宏大目标,加拿大在务实主义原则和定位外交思想的指导下,基于自身资源限制和历史传统优势,将促进贫困地区妇女儿童健康(包括性健康和生殖健康)确定为其参与全球

---

① Commission on the Future of Health Care in Canada, *Building on Values: The Future of Health Care in Canada—Final Report*, Saskatoon, Sask.: Commission on the Future of Health Care in Canada, 2002, p.244.

② Health Goals for Canada: A Federal, Provincial and Territorial Commitment to Canadians, 2004, http://www.med.uottawa.ca/sim/data/assets/documents/Health%20Goals%20for%20Canada%202005.pdf,访问日期:2018 年 11 月 16 日。

③ Commission on Social Determinants of Health, *Closing the Gap in a Generation: Health Equity through Action on the Social Determinants of Health*. Final report of the Commission on Social Determinants of Health, Geneva: WHO, 2008.

④ World Health Organization, "Rio Political Declaration on Social Determinants of Health," Rio de Janeiro, Brazil, October 21, 2011, http://www.who.int/sdhconference/declaration/Rio_political_declaration.pdf?ua = 1,访问日期:2018 年 7 月 24 日。

卫生治理的重点领域和核心目标。通过倡导和参与促进发展中国家妇女儿童健康的全球卫生援助、相关卫生规范的和卫生行动的开展，加拿大努力推动建立一个更加平等的国际卫生体系，从而为贫困地区的弱势群体，尤其是妇女儿童提供良好的卫生健康服务。①2010 年，加拿大利用八国集团峰会主席国的身份，领导发起了共筹资 73 亿美元的八国集团《马斯科卡倡议》，以推动落后的千年发展目标四和目标五的实现。其中，加拿大带头承诺2010 年到 2015 年投入 28.5 亿加元用于母婴儿童健康援助。在完全履行《马斯科卡倡议》的援助承诺之后，加拿大又再次承诺提供 35 亿加元（2015—2020 年）以改善全世界妇女和儿童的健康和权利。②此外，加拿大还与其他国际合作伙伴一起，广泛资助并开展了一系列多边卫生合作战略与项目，确保关键卫生服务、药品和干预措施能够覆盖最脆弱和最难接触的人群，特别是满足贫困地区妇女儿童在健康、免疫、营养、紧急救济等方面的最迫切需求。例如，加拿大作为联合国秘书长"每名妇女每个儿童"倡议高级别咨询小组的成员，大力支持推出《全球妇女、儿童和青少年健康战略》，以确保所有妇女、儿童和青少年的生存、发展和潜力的充分发挥。加拿大是全球融资基金（Global Financing Facility）的创始国和主要捐助国，并担任该理事机构的主席，负责领导全球协调孕产妇、新生儿和儿童健康计划的工作。通过提供更好的预防、治疗和护理项目，这项基金的约 60%直接用于妇女和儿童，使其受益。③

综上所述，对加拿大而言，改善全人类健康和促进卫生平等一直是其

---

① 其实早在 2002 年，加拿大就推动各国政府与联合国儿童基金会在西非和中非合作发起了"加速儿童生存和发展项目"（Accelerate Children Survival an Development）。2007 年，加拿大再次成为多边合作项目"拯救百万人生命催化行动"（Catalytic Initiative to Save a Million Lives）的主要资助方，5 年间共投入 1.05 亿美元用于资助拯救妇女儿童生命的公共卫生干预措施。参见 UNICEF Canada, "Canadian Coalition Commends Government on G8 Focus That Could Save Millions of Lives," https://www.unicef.ca/en/press-release/canadian-coalition-commends-government-on-g8-focus-that-could-save-mill, 访问日期：2017 年 12 月 12 日。

② Government of Canada, "Improving the Health and Rights of Women and Children," March 27th, 2019, https://international.gc.ca/world-monde/issues_development-enjeux_developpement/global_health-sante_mondiale/improving_health-ameliorer_sante.aspx?lang = eng, 访问日期：2019 年 5 月 4 日。

③ Government of Canada, "Canada announces additional support for Global Financing Facility," https://www.canada.ca/en/global-affairs/news/2018/11/canada-announces-additional-support-for-global-financing-facility.html, 访问日期：2018 年 12 月 12 日。

参与全球卫生治理的主要目标。通过将妇女儿童健康促进作为重中之重,大力推进相关全球卫生援助和关键发展问题,加拿大由此被认为全球妇女儿童健康促进的领导者之一。它在努力应对和解决迫在眉睫的全球卫生危机的同时,也致力于利用国际多边机制和规范来改善影响健康问题的社会决定因素,以推动全人类健康改善和卫生平等这类长期目标的实现。

二、追求全球卫生大国和人道主义大国的地位

加拿大参与全球卫生治理的第二大目标是树立其全球卫生大国和人道主义大国的形象,以追求"大国"地位。由于综合国力相对有限,作为中等国家的加拿大需要战略性地选择在特定的(特别是专业性的)领域中发挥领导力。在全球卫生治理方面,加拿大具备的一流的专业技术、创新能力和历史传承优势,使得它拥有相当的潜力和资源来推动乃至领导全球卫生合作,力争成为促进全球人类健康和卫生平等的全球卫生大国和人道主义大国。在参与全球卫生治理的具体实践中,这一宏观目标主要由三个子目标支撑,包括积极参与并在条件允许的情况下主导全球卫生机制、法规和制度的建立,主导全球卫生议题或议程的设置,以及带动和提供更多的全球卫生公共产品和资金援助。

第一,加拿大应积极参与并力求在能力和资源允许的条件下主导保障人类健康的国际卫生机制、法规和制度的建立。这一目标与自由国际主义中的国际制度主义和多边主义思想密切相关。第二次世界大战后,作为中等国家的加拿大迫切希望借由国际制度取代联盟对抗,并通过支持联合国多边体系的建设和国际规范的制定来参与国际事务。在参与创立世界卫生组织的过程中,加拿大代表竭力推动新组织在制度设计中充分纳入加拿大的卫生理念和价值观,追求建立一个不再只由大国主宰,而是让中小国家也能发挥相应作用的、真正的多边国际卫生组织。在加拿大代表奇泽姆的极力倡导与推动下,新组织的命名最终充分体现了其"世界性";其《组织法》中所定义的健康"不仅仅指没有疾病和残疾,而是一种在身体、精神以及社会活动中的完满状态"[①],儿童健康和发展得到了充分重视[②];已有区域卫生

---

①②　World Health Organization, Interim Commission: *Official Records of the World Health Organization No.1: Minutes of the Technical Preparatory Committee for the International Health Conference held in Paris from 18 March to 5 April 1946*, p.58, http://www.who.int/iris/handle/10665/85572,访问日期:2018 年 4 月 17 日。

组织融入新组织的安排,也得到了相应的制度保障①。在控制全球烟草流行方面,加拿大致力于建立一项严格的多边国际烟草管控法规。通过提供强有力的科学证据,展示国内烟草控制的先进治理经验以及促进非政府组织发挥积极作用,加拿大成功推动制定了全球第一个具有国际法约束力的全球性公约——《世界卫生组织烟草控制框架公约》。该公约展示了国际法在预防疾病、促进健康方面极其重要的作用,并体现了加拿大一直所倡导的健康高于贸易的卫生治理理念。同时,加拿大也力图在全球卫生援助问责和融资机制的建立与创新方面发挥关键作用。针对在全球卫生领域尤其是卫生援助的问责制缺位,加拿大率先在八国集团框架内牵头建立了八国集团问责制工作组,并于 2010 年 6 月发布了首个《马斯科卡问责制报告:对履行发展相关承诺的行动和效果评估》(Muskoka Accountability Report:Assessing Action and Results against Development-related Commitments),以重点关注八国集团在包括卫生等 10 个领域的承诺行动及其效果。②2010 年 12 月,加拿大又大力推动了联合国妇女儿童健康信息和问责委员会(Commission on Information and Accountability for Women's and Children's Health)的成立,从而为妇女和儿童健康计划实施的监督和问责确立了有效的国际制度安排。③2014 年,加拿大与挪威、美国、世界银行及联合国共同发起的创新型"全球融资基金",旨在有效调动更多来自不同来源的国内和国际资金,包括其他双边和多边捐款方、国内预算、私营部门,以及创新型融资机制,来满足最脆弱群体的需要。④加拿大通过在这些全球卫生治理机制、规范、制度的建立和创新中发挥关键或主导作用,来追求全球卫生大国的影响力及与之般配的国际地位。

---

① United Nations,World Health Organization,Interim Commission:*Official Records of the World Health Organization No .2*:*Summary Report on Proceedings*,*Minutes and Final Acts of the International Health Conference held in New York from 19 June to 22 July 1946*,p.60,http://www.who.int/iris/handle/10665/85573,访问日期:2018 年 4 月 15 日。

② G7 Information Centre,"Muskoka Accountability Report:Assessing Action and Results Against Development-related Commitments," http://www.g8.utoronto.ca/summit/2010muskoka/accountability/muskoka_accountability_report.pdf,访问日期:2018 年 8 月 4 日。

③ 世界卫生组织:《妇女儿童健康问责制委员会》,http://www.who.int/topics/millennium_development_goals/accountability_commission/zh/,访问日期:2018 年 8 月 10 日。

④ 世界银行:《发展伙伴支持创建全球融资基金以提升妇女和儿童的健康》,2014 年 9 月 25 日,http://www.shihang.org/zh/news/press-release/2014/09/25/development-partners-support-creation-global-financing-facility-women-children-health,2018 年 11 月 29 日。

　　第二，加拿大应力争在全球卫生议题和议程的设置中发挥主导作用，尤其在母婴儿童健康促进方面。由于在权力总量上并不占优，中等国家在全球议程设置中不得不更具有选择性。诸如环境保护、经济危机应对、卫生、人权、禁雷、粮食安全等"低政治"领域议题，虽然不是大国关注的焦点，却往往是中等国家可以在其议程设置中占据主导地位的适当领域。因此，要树立加拿大的全球卫生大国的形象和地位，它必须在全球卫生议题和议程的设置中具有相当的吸引力和影响力。长期以来，加拿大通过借助多边国际平台以及非政府组织的力量，致力于将母婴儿童健康促进作为全球卫生发展和可持续发展目标的主要议题，并通过推动相关卫生倡议、规范和战略的制定来维持国际社会对该议题的持续关注。2010 年，面对进展最为落后的千年发展目标四（使五岁以下儿童死亡率降低三分之二）和目标五（使孕产妇死亡率降低四分之三和普遍获得生殖卫生服务）[①]，加拿大利用其担任八国集团主席国的历史机遇，将母婴儿童健康议题设置为峰会的核心议题，以实践其改善全球母婴儿童健康的目标。之后，加拿大又竭力推动该议题在千年发展目标期满后被继续纳入联合国可持续发展目标之中。如在关于后2015 年全球发展议程的早期磋商中，加拿大就提出应大力关注千年发展目标中未完成的目标，主要是关系孕产妇和儿童健康的目标四和目标五，强调须集中精力和资源来帮助最脆弱的人群，特别是妇女、儿童和残疾人。[②]在之后关于可持续发展目标进行的三年期磋商中，加拿大反复重申这一观点。在 2014 年第 69 届联合国大会中，哈珀总理再次呼吁，母婴儿童健康仍应作为可持续发展目标中所有成员国的优先事项。[③]这种将促进弱势和特殊人群的健康作为长期目标的做法，体现了其参与全球卫生治理不仅是出于本国安全和利益的考量，也是出于促进最脆弱人群健康的道义目标。学者戴

---

　　① 联合国千年发展目标包括：消灭极端贫穷和饥饿（目标一）、实现普及初等教育（目标二）、促进性别平等并赋予妇女权力（目标三）、降低儿童死亡率（目标四）、改善产妇保健（目标五）、与艾滋病毒/艾滋病、疟疾以及其他疾病对抗（目标六）、确保环境的可持续能力（目标七）、全球合作促进发展（目标八）。联合国："千年发展目标是什么？"http://www.un.org/zh/millenniumgoals/bkgd.shtml，访问日期：2017 年 12 月 3 日。

　　② Kristina R. Proulx, Arne Ruckert and Ronald Labonté, "Canada's Flagship Development Priority: Maternal, Newborn and Child Health and the Sustainable Development Goals," *Canadian Journal of Development Studies*, Vol.38, No.1, 2017, p.43.

　　③ The Toronto Star, "Read Stephen Harper's address to the UN General Assembly," https://www.thestar.com/news/canada/2014/09/25/read_stephen_harpers_address_to_the_un_general_assembly.html，访问日期：2018 年 1 月 11 日。

维·费德勒就曾指出，由传染病等全球卫生危机驱动的国际卫生合作以及各国由此将卫生纳入外交政策的行为具有一定的脆弱性，因为这种合作很大程度上出于各国对自身安全利益的考量。在这种背景下，国际社会易于忽视那些非危机驱动的全球性卫生问题，同时对应对紧迫威胁的关注和投入也会随着危机的消除而消减。①因此，通过推动将母婴儿童健康问题这一持续性的、非危机驱动的全球性卫生议题纳入可持续发展目标，加拿大帮助确保了母婴儿童健康促进在实现可持续发展目标的整个期间（2015年至2030年）始终是国际社会关注的焦点议题之一，同时也进一步强化了自己在全球卫生中的大国地位和国际声誉。

第三，加拿大应充分利用和调动其专业优势和关键资源，悉力为国际社会带动和提供更多的全球卫生援助和全球卫生公共产品。显然，想要成为具有全球影响力的卫生大国和人道主义大国，加拿大需要在全球卫生领域贡献更多的资金和全球公共产品。多年来，在追求这一目标的过程中，加拿大已经成为许多全球卫生重大倡议、计划和行动的主要资助方之一。例如，加拿大为2000年成立的全球疫苗免疫联盟（The Global Alliance for Vaccines and Immunisation，GAVI）累计投入了超10亿加元的资金资助，用于促进全球卫生和免疫事业的发展，尤其是推动疫苗接种，减轻传染病负担，以及建立全球疫苗库存以预防和应对全球卫生安全威胁。②2001年，八国集团峰会成立了全球基金，加拿大是该基金的坚定支持者，迄今已捐助28亿加元，成为其第七大捐助国，累计帮助拯救了2 000多万条生命。③2002年，加拿大作为八国集团峰会的主席国，首次将根除脊髓灰质炎列入八国集团议程，之后它又成为了全球根除脊髓灰质炎行动（Global Polio Eradication Initiative）的最重要的捐助国之一。2014年，因长期支持和持续领导全球消除脊髓灰质炎的贡献，加拿大总理哈珀获得了扶轮基金会脊髓灰质炎根

---

① David P. Fidler, "Health in Foreign Policy: An Analytical Overview," *Canadian Foreign Policy Journal*, Vol.15, No.3, 2011, p.13.

② Government of Canada, "Canada and Gavi, the Vaccine Alliance," https://international.gc.ca/world-monde/international_relations-relations_internationales/multilateral-multilateraux/gavi.aspx?lang=eng,访问日期：2018年11月21日。

③ Government of Canada, "Canada and the Global Fund to Fight AIDS, Tuberculosis and Malaria," http://international.gc.ca/world-monde/international_relations-relations_internationales/multilateral-multilateraux/gfatm-fmstp.aspx?lang=eng,访问日期：2018年11月21日。

除先锋奖（Rotary Foundation Polio Eradication Champion Award）。①自2010年发起《马斯科卡倡议》以来，加拿大已在母婴儿童健康领域履行了62.5亿加元的援助承诺。同时，加拿大还积极引领全球人道主义救援行动，先后援助西非抗击埃博拉疫情，援助安哥拉和圭亚那黄热病、寨卡等疫情处置，以及参与菲律宾风灾、海地地震救援，为维护全球卫生安全和履行人道主义义务作出了重要贡献。仅在西非埃博拉疫情期间，加拿大就向世界卫生组织提供了超过2 100万美元的资金支持，成为世界卫生组织抗击埃博拉行动的第三大捐赠国。②加拿大在这些领域的资金投入为促进全球卫生发展和卫生平等作出了重要贡献，为其获得了良好的国际声誉。世界银行行长金勇（Jim Yong Kim）曾表示："在满足全球妇女儿童的关键需求方面，加拿大的'领导和承诺'对我们当前所有的努力至关重要。"联合国儿童基金会也将加拿大称为"母婴儿童保健的全球领导者"。此外，大力支持发展中国家提升卫生相关研究和创新能力也是加拿大卫生援助的重要一环。加拿大政府通过创建若干国内卫生机制来加强卫生方面的全球技术和研究援助，其中最重要的是由加拿大国际发展研究中心、加拿大卫生研究所和加拿大国际事务贸易发展部三部门联合创建的加拿大全球卫生研究计划（Global Health Research Initiative）。该计划重点资助全球卫生创新研究，加强低收入和中等收入国家在改善其人口健康方面开展和利用研究的能力。

除了提供资金资助以外，加拿大还充分利用自身在研究创新与技术突破能力方面的优势，积极为国际社会提供全球卫生公共产品。有学者提出，全球卫生公共产品既包括具体的药品、疫苗、监测和治疗技术等，也包括促进卫生平等和卫生发展的国际条约、卫生制度和卫生标准等。③由加拿大

---

①　"脊髓灰质炎根除先锋奖"是扶轮基金会向国家元首、卫生机构领导人和其他为全球脊髓灰质炎根除工作作出重大贡献的人士颁发的最高荣誉。扶轮基金会是一个国际性组织，帮助资助人道主义活动，覆盖范围从当地服务项目到全球倡议。Government of Canada, "PM receives the Rotary Foundation Polio Eradication Champion Award," October 18th, 2014, https：//www. canada. ca/en/news/archive/2014/10/pm-receives-rotary-foundation-polio-e-radication-champion-award.html,访问日期：2018年11月21日。

②　World Health Organization, "West Africa Ebola Outbreak：Funding," April 2016, http：//www.who.int/csr/disease/ebola/funding-requirements/en/，访问日期：2018年6月5日。

③　Amartya Sen, "Global Justice：Beyond International Equity," in I. Kaul, Grunberg, I. and M. Stern, eds., *Global Public Goods：International Cooperation in the 21st Century*, New York：Oxford University Press, 1999, p.116.

1997年开发的全球公共卫生情报网是世界卫生组织合作监测网络中最主要的信息来源，它对2002年的"非典"疫情发出过预警。2009年，应墨西哥政府请求，加拿大公共卫生署国家微生物实验室帮助完成了甲型H1N1型流感（猪流感）的基因测序工作，使国际社会能在第一时间内掌握该病毒的运行机制以及反应方式。①2016年12月23日，世界卫生组织宣布，由加拿大公共卫生署研发的疫苗可实现高效防护埃博拉病毒，这是世界上第一种可预防埃博拉出血热的疫苗。此外，加拿大在推动制定《烟草控制框架公约》和修订《国际卫生条例（1969）》中也发挥了关键作用。《烟草控制框架公约》的许多条款很大程度上是以加拿大的国内控烟立法为蓝本的，修订后的《国际卫生条例（2005）》则成为全球卫生安全的基石。这些都极大地加强了国家卫生监测与应对能力，有利于对多种不同公共卫生风险采取集体防御行动。

可见，通过积极参与并力争主导特定的全球卫生机制和规范的建立、影响全球卫生议程的设置及主动提供全球卫生公共产品和资金援助，加拿大在全球卫生治理中充分体现出了一种"大国"担当，为寻求其全球卫生大国和人道主义大国地位的目标奠定了坚实的基础。

小　　结

20世纪40年代至60年代是加拿大对外政策的"黄金时代"，由此兴起的自由国际主义理论成为第二次世界大战后加拿大对外政策的主导理论。它在不同时期不同程度地影响了加拿大在全球事务中的角色定位与路径选择，也必然对其参与全球卫生治理的理念和作为产生相似的影响。该理论以中等国家身份、务实主义原则、多边主义和定位外交为核心内涵，认为加拿大作为中等国家应在全球事务中扮演积极参与者的角色，并在某些特定领域发挥领导作用；在路径选择上，加拿大主要通过多边主义机制来参与全

---

① Public Health Agency of Canada, "Lessons Learned Review: Public Health Agency of Canada and Health Canada Response to the 2009 H1N1 Pandemic," http://www.phac-aspc.gc.ca/about_apropos/evaluation/reports-rapports/2010-2011/h1n1/f-c-vaccin-eng.php，访问日期：2018年6月13日。

球事务的管理；在政策方向上，加拿大更倾向于在经济、环境、人权、卫生等
"低政治"领域有所作为，它倡导的国际援助、自由贸易、环境保护和"人的安
全"理念与行动则是其对外政策的亮点。

　　加拿大参与全球卫生治理的动机和目标具有多重性。就动机而言，既
有出于现实的安全考虑，也有树立良好国家形象以提升国家软实力的愿望；
同时，参与全球卫生治理还被视为推广加拿大国家价值观和实现国家利益
的重要途径。加拿大将全球卫生作为其对外政策的重要组成部分的做法以
及对多边卫生机制和最脆弱人群健康的重视，清晰地表明了加拿大参与全
球卫生治理不仅是出于对本国政治和安全利益的考量，也是出于它促进全
球卫生平等的道义目标和履行国际卫生安全集体责任的担当。在务实主义
和定位外交思想的指导下，加拿大将妇女儿童健康促进和实现卫生公平作
为参与全球卫生治理的主要目标，大力推进了相关全球卫生援助和关键发
展问题的解决，被认为是该领域的领导者之一。在自身资源和条件允许的
情况下，加拿大还通过主导全球卫生机制、法规和制度的建立，引导全球卫
生议题或议程的设置以及提供更多全球卫生公共产品和资金援助。

　　在后面的四个章节中，本书将通过典型案例的深度分析来系统考查加拿
大在全球卫生治理中发挥的具体作用、扮演角色及路径选择的理念与行为。

第三章 参与卫生机制的创立：
加拿大与世界卫生组织

世界卫生组织是全球卫生治理中最重要的多边国际机制，它的创立是全球卫生治理进程的重大成就和里程碑。作为联合国系统内卫生问题指导与协调的专门机构，世界卫生组织对全球卫生政策的制定和执行都发挥了至关重要的作用。第二次世界大战后，加拿大作为中等国家的代表，努力在战后各项国际事务管理中争取一席之地。在国际卫生治理方面，则表现为积极参与联合国系统内世界卫生组织的创立。通过深度参与该新组织各阶段的筹划准备工作，从旧金山联合国大会、技术筹备委员会到国际卫生大会，从临时委员会再到第一届世界卫生大会，加拿大在这一国际上最大的政府间卫生组织的孕育过程中扮演了关键性角色。

第一节 加拿大与世界卫生组织的缘起

国际卫生合作萌芽于 19 世纪。欧洲帝国主义国家以及美国和日本的快速扩张带来了史无前例的跨国贸易和人口流动，为传染性疾病的大规模跨境播散创造了成熟条件。这使人们越来越认识到，若继续疏于对公共卫生和传染病问题的关切与重视，必将妨碍正在蓬勃发展的国际贸易和帝国建立，国际卫生合作也由此切实开展。1851 年，12 个欧洲国家在巴黎召开的首次国际卫生会议标志着国际卫生治理的开端。在初期，国际卫生治理的主要形式是召开国际卫生会议和建立国际性卫生组织。这些卫生合作为第二次世界大战后建立一个统一的、新的卫生组织奠定了理念和机制基础。其中，加拿大是世界卫生组织的倡导者之一。1945 年，当各国政府齐聚旧金山筹备建立联合国时，中国代表和巴西代表率先强调了战后重建卫生的重要性，并认为不应将卫生笼统的包含于社会事务中，而应特别建立一个独立的国际性卫生组织。[1]在加拿大等国家的共同争取下，"卫生"最终被列入了《联合国宪章》第九章(第55条、57条)和第十章(63条)之中。

一、早期国际卫生会议的召开

已知疾病传播的一个关键事实就是传染病的传播途径与人类交流的路径高度一致。自19世纪始，国际贸易与国际航运日益发达，为传染病的快速传播提供了可能，更凸显了国际卫生合作的必要性。但当时的防疫措施主要由各国单边实施，也仅局限于隔离相关乘员与禁运货物。各国互不一致的检疫制度给贸易和旅行带来了极大的不便。[2]从19世纪中叶到末期，为了达成控制疾病跨国传播的协议，各国频频召开国际卫生会议进行艰难谈判，国际卫生合作就此真正提上日程。

1851年7月，在法国的倡议下，12个欧洲国家在巴黎召开了第一次国际卫生会议，标志着国际卫生治理的开端。[3]但当时的医学知识尚不能为传染病尤其是霍乱的病因提供切实依据，加之各沿海国家奉行重商主义，致使各国在如何平衡公共卫生利益与海运贸易利益问题上难以达成共识。英国和法国等海上大国主张疾病传染的"非接触论"，认为霍乱不是一种因接触而传染的疾病，因此国家和国际层面的隔离措施既不能减少霍乱的传播，也不利于海运利益。地中海和黑海沿岸的国家则支持"传染论"，认为港口当局拥有实施隔离措施的权力。[4]在这种情况下，12个国家未能就大会上提出的《国际卫生公约》(International Sanitary Convention)文本达成一致意见。8年后，第二次国际卫生会议于1859年在巴黎举行，新的公约草案虽然得到了大多数代表的同意，但没有产生实质性的影响。尽管1866年召开的第三次国际卫生会议持续了7个月之久，但会议既未对霍乱的性质或传播方式形成清晰的概念，也未能让各国就隔离措施达成共识。直到1874年7月在维也纳召开的第四次会议上，终于通过了一个脆弱的管制体系与建

---

①　S.W. Gunn, "The Canadian Contribution to the World Health Organization," *Canadian Medical Association Journal*, Vol.99, No.22, 1968, p.1081.

②　Oleg Schepin and Waldemar Yermakov, *International Quarantine*, Madison：International Universities Press, 1991, pp.9—25.

③　英国、法国、奥地利、葡萄牙、俄国、西班牙、希腊、土耳其和之后组成意大利的四个主权国家(萨丁尼亚王国、两个西西里王国和教皇国)参加了这次会议。World Health Organization, *The First Ten Years of World Health Organization*, Geneva：1958, p.4.

④　[美]马克·扎克、塔尼亚·科菲：《因病相连：卫生治理与全球政治》，晋继勇译，杭州：浙江大学出版社2011年版，第34—35页。

议，即各国可以实施医学检查或隔离措施。会议还提议各国应联合建立一个国际流行病委员会来收集世界范围内有关疾病暴发的信息。①但这项建议在会后并没有马上得到实施，而是直到33年后的1907年才得以实现。

1881年，第五次国际卫生会议在华盛顿举行，这是美国首次参加该会议。此次会议的核心议题是黄热病。与先前主要讨论各国是否有权实施隔离措施的几次会议不同，这次会议的焦点在于美国要求其他国家允许其驻外港口的领事（而非地方当局）给所有即将航向美国的船只发放卫生证书，这种治外法权的要求遭到了其他国家，特别是拉丁美洲国家的反对。②此后5次国际卫生会议分别在1885年（罗马）、1892年（威尼斯）、1893年（德累斯顿）、1894年（巴黎）和1897年（威尼斯）相继举行。尽管有关医学意见的分歧在逐渐缩小，每次会议也产生了有限范围的与霍乱或鼠疫相关的公约，但维护各自国家利益的分歧仍然存在，导致众多国际卫生公约被频繁签署，又被频繁更替，被学者称为"国际条约的飓风"（flurry of international conventions）。③在整个19世纪里，唯有1892年达成的关于霍乱的国际公约生效。

梳理这段近半个世纪的国际卫生治理史，可以发现以下三个特点。第一，国际卫生合作的开展主要以国家为单位，尚未出现正式的政府间卫生机构来协调合作。第二，各国主要以区域化的国际卫生会议和签署公约的形式开展卫生治理合作。第三，尽管早期国际卫生会议产生了一系列的卫生公约，但国际公共卫生的实际进展却非常缓慢。究其原因，主要有三方面。一是当时的医学认知水平的限制使得人们对致病菌及其病理机理没有足够的了解，导致各国难以建立统一的隔离监督体制。二是国际卫生治理的目标和方向非常有限。早期国际卫生会议的目标并非要单纯解决卫生问题，而是要消除贸易和运输障碍以及防御欧洲。三是根深蒂固的贸易利益冲突与国家主权考量，加大了各国就国际卫生公约达成共识的难度。故直到20世纪中叶，伴随着国际卫生组织的建立，国际卫生治理才逐渐开始机制化。

---

① ［美］马克·扎克、塔尼亚·科菲：《因病相连：卫生治理与全球政治》，晋继勇译，杭州：浙江大学出版社2011年版，第37页。

② 同上书，第40页。

③ Simon Carvalho and Mark Zacher, "The International Health Regulations in Historical Perspective," in Andrew T. Price-Smith eds., *Plagues and Politics：Infectious Disease and International Policy*, New York：Palgrave, 2001, p.240.

二、第二次世界大战前国际卫生组织的建立

直到 19 世纪末,各国政府才充分认识到国际卫生会议制定的国际卫生协定和公约缺乏机制性和足够的约束力,单靠它们不能有效地应对国际卫生威胁,因此各国开始通过外交努力建立正式的国际卫生机制,来实施和执行相关公约。若干政府间卫生组织得以相继成立,切实地推动了国际卫生合作与治理的发展。

1902 年,第一个区域性卫生组织——国际卫生局(International Sanitary Bureau)在华盛顿召开的美洲国家会议上率先成立。其创建的主要目的是平衡以往国际卫生合作中对欧洲的过度关注。由于前 4 次国际卫生会议的焦点放在对大西洋两岸都造成严重威胁的霍乱上,黄热病这项美洲大陆的主要疾病威胁被冷落在一旁。因此,美洲国家提出应加大美洲区域内的卫生合作,推动集体行动以应对该地区的传染病挑战。尽管该组织在成立初期的使命与资源都比较有限,但随着它不断促成各成员国与其他卫生组织间的疫情资料收集与资讯流通,包括发起"根除黄热病"计划等工作,该组织发挥了越来越重要的作用。1923 年,由于更多的成员国加入,国际卫生局更名为泛美卫生局。泛美卫生局在美洲区域的卫生治理中作出的特殊贡献,特别是在黄热病控制方面的成功,预示了在世界卫生组织创立时美洲国家捍卫其独立性的热诚。①

5 年后的 1907 年,12 个国家的代表在罗马召开的国际卫生会议上签署了《罗马协议》(Rome Agreement),创立了国际公共卫生办事处(Office International d'Hygiène Publique,OIHP)。②这是第一个真正意义上的国际性卫生组织,也标志着国际卫生治理机制化的开启。该组织的主要职能是向会员国传播公共卫生信息,尤其是传染病信息以及应对这些疾病的措施。然而,在第一次世界大战后,它却越来越多地被诟病,称它过度狭隘地关注检疫并且以欧洲为中心。有学者就指出,"国际公共卫生办事处就是一个高级公共卫生管理者(主要是欧洲人)的俱乐部,他们的关注点主要是保护其国家免受外来疾病的侵害,同时又不对国际贸易施加太大的限制"③。此

---

① Kelley Lee, *The World Health Organization*(*WHO*), Routledge, 2008, p.5.

② 这 12 个国家是比利时、巴西、埃及、法国、英国、意大利、荷兰、葡萄牙、俄罗斯、西班牙、瑞士和美国。World Health Organization, *The First Ten Years of World Health Organization*, Geneva, 1958, p.16.

③ Norman Howard-Jones, *International Public Health between the Two World Wars——The Organizational Problem*, Geneva: World Health Organization, 1978, p.17.

外,在美洲区域先前成立的国际卫生局却没有并入国际公共卫生办事处,而只是作为其区域代表开展有限的合作。

第一次世界大战的爆发破坏了各国的公共卫生设施,导致霍乱、天花、痢疾、伤寒等各种传染病在全球范围内频繁发生。1919 年成立的国际联盟(League of Nations)在组织宪章的第 23 条中规定,成员国"致力于在疾病预防与控制的国际事项上采取措施"①。为执行此项规定,国际联盟卫生组织(Health Organization of the League of Nations)于 1920 年成立。其创始者认为其作用不应仅限于收集与报告流行病学资料,还应包括在国际疾病预防与控制方面担当更为积极的角色。②按此设计,当时所有的国际性卫生组织,如泛美卫生局和国际公共卫生办事处,都应被置于国际联盟卫生组织的监管之下。然而,由于作为国际公共卫生办事处成员国的美国拒绝加入由英国和法国主导的国际联盟,国际公共卫生办事处无法并入国际联盟卫生组织。同时,美国企图建立"美国人的美洲"霸权,不愿欧洲列强过多地介入美洲事务,因此也一直反对将泛美卫生局并入全球性公共卫生组织,最终导致了国际联盟卫生组织、国际公共卫生办事处和泛美卫生局这三个主要国际卫生机制的共存,造成了彼此相当大的活动重叠与对立。③

此后,随着第二次世界大战的爆发,国际卫生合作又几乎停滞。第二次世界大战结束后,欧洲损失惨重,人民健康水平极其低下,导致国际公共卫生局和国际联盟卫生组织都难以继续肩负指导和协调国际卫生合作的重任。因此,在 1945 年召开的联合国国际组织大会(United Nations Conference on International Organization)上,巴西代表团和中国代表团联合提出建立一个统一的世界性卫生组织的设想,以结束第二次世界大战前多个国际卫生机制并存的局面,并推动战后国际卫生治理的重启。

三、卫生问题纳入《联合国宪章》

1945 年第二次世界大战即将结束之际,根据雅尔塔会议决议,来自 50 个国家的代表在美国旧金山召开了联合国国际组织大会。此次大会的首要关切是世界和平与集体安全,主要任务是以 1944 年敦巴顿橡树园会议通过的《关于建立普遍性的国际组织的建议案》为基础制定《联合国宪章》。虽然

① World Health Organization, "Origin and Development of Health Cooperation," http://www.who.int/global_health_histories/background/en/,访问日期:2018 年 4 月 11 日。
②③ Kelley Lee, *The World Health Organization*(*WHO*), p.2.

战争使得原有的大部分国际卫生组织都停止了活动，许多国家难以独立地解决跨国卫生问题，但建立联合国专门卫生组织的任务并不在此次大会的议程之中。

在大会召开的第二天，各国一致通过了《联合国宪章》的初稿，但此稿中没有提及任何与卫生相关的问题。在会间的午餐上，中国代表施思明（Szeming Sze）、巴西代表保拉·苏札（Paula Souza）以及挪威代表卡尔·伊旺（Karl Evang）恰好坐在一起。针对《联合国宪章》中对国际卫生机构的忽视，三位代表都认为急需建立一个统一的国际卫生组织来应对第二次世界大战之后迫切的国际卫生挑战。①只是他们并不知道，考虑到当时仍独立存在的国际公共卫生办事处（欧洲主导）和泛美卫生局（美国主导），美、英两国代表团已提前商定不将卫生事宜列入议程，所以建立专门卫生机构的想法才没有被纳入《联合国宪章》的初稿当中。但由于想法一致且其他发起国的代表团中都没有医生，苏札和伊旺都认为最好由施思明取得中国代表团的支持来向大会提议。②因此，1945 年 5 月 28 日，基于"医学乃维系和平支柱之一"，巴西代表团和中国代表团在大会第二委员会第三次会议上发出联合声明，"建议应在未来数月内召开一次大会，以讨论设立一个国际卫生组织"③。该声明在当日即获得了全体代表的一致同意，大会决定将此事交由即将召开的联合国大会（United Nations General Assembly）处理。

然而，"卫生"二字能否最后被纳入《联合国宪章》之中并使设立国际卫生组织的目标得到宪章的保证还是个未知数。其中，是加拿大代表极力推动了《联合国宪章》扩大对经济及社会理事会（Economic and Social Council，以下简称"经社理事会"）的功能设定，才使得"卫生"字眼最终被写入宪章。其实，早在 1944 年的敦巴顿橡树园会议上，美国、英国、苏联和中国（以下简称四大国）就建立一个国际组织的目标、结构和功能已达成了一致意见。但在当时的设想中，四大国同意联合国的设立应主要限于处理经济和社会问题，并通过由 18 个成员国各派一名代表组成的经社理事会来开展具体工作。④由此可知，四大国为联合国设定的重点领域并不是它们最为关注的

①② Szeming Sze, *The Origins of the World Health Organization: A Personal Memoir, 1945—1948*, Boca Raton: L.I.S.Z. Publications, 1983, p.2.

③ World Health Organization, *The First Ten Years of World Health Organization*, Geneva, 1958, p.38.

④ The Dumbarton Oaks Conference, "Proposals for the Establishment of a General International Organization," *World Affairs*, Vol.107, No.4, 1944, pp.220—231.

"高政治"领域，但对加拿大而言，未来联合国的这些非军事领域恰恰是它可以发挥作用的关键领域。因此，加拿大在推动扩大经社理事会的权力和声望方面扮演了积极的倡导者角色，使得经社理事会的功能设定不再局限于处理经济和社会问题，还广泛地纳入了卫生、教育、文化等中小国家也可以实施影响力的议题。在联合国国际组织大会上，加拿大代表团明确提出反对关于经社理事会的提案，即经社理事会仅仅是联合国大会的一个"附属机构"（subsidiary agencies）的表述。①加拿大代表团提出，经社理事会绝不是附属品，而是涉及"整个安全结构的重要组成部分"，应明确其重要地位和广泛功能。②

在加拿大的极力倡导下，由它负责参与起草的《联合国宪章》第九章和第十章中最终囊括了联合国促进卫生问题的解决，以及经济、社会、卫生、文化等专门机构通过经社理事会与联合国建立联系的相关条款。③至此，原本被英美两国刻意回避的"卫生"字眼被正式纳入《联合国宪章》的定稿之中。这些条款为建立联合国专门卫生机构提供了依据，使得建立世界性卫生组织的构想获得了制度保障。

第二节　加拿大对世界卫生组织创立的推动

从提出建立统一的卫生组织的构想到新组织的最终成立，其间经历了技术筹备委员会（Technical Preparatory Committee）、国际卫生大会、临时委员会和第一届卫生大会的各项筹划组织过程。在所有这些环节中，加拿大都发挥了一定的甚至关键性作用。它推动建立了一个全新的、统一的、具

---

① The Dumbarton Oaks Conference，"Proposals for the Establishment of a General International Organization," *World Affairs*，Vol.107，No.4，1944，pp.220—231.

② Adam Chapnick，*The Middle Power Project：Canada and the Founding of the United Nations*，University of British Columbia Press，2005，p.134.

③ 具体条款包括："联合国应促国际间经济、社会、卫生及有关问题之解决"（第九章五十五条）、"由各国政府间协定所成立之各种专门机关，依其组织约章之规定，于经济、社会、文化、教育、卫生及其他有关部门负有广大国际责任者，应依第六十三条之规定使与联合国发生关系"（第九章五十七条）、"经济及社会理事会得与第五十七条所指之任何专门机关订立协定，订明关系专门机关与联合国发生关系之条件"（第十章六十三条）。参见联合国：《联合国宪章》，http://www.un.org/zh/sections/un-charter/index.html，访问日期：2018 年 4 月 16 日。

有领导力的世界性卫生组织。新组织在医学和政治因素的角力中，更多地体现了医学卫生专家的设计愿景，产生了更具广泛性的组织名称、健康定义、会员资格准入标准，真正成为了促进和平与发展的战后国际秩序的核心组成部分。

一、加拿大在技术筹备委员会中的作用

第一次联合国大会于 1946 年 1 月 10 日在伦敦召开。一周后经社理事会正式成立，其首要任务之一就是执行巴西和中国关于建立国际卫生组织的联合声明。在 2 月 15 日通过的决议中，经社理事会决定"召开一次国际卫生大会以审议公共卫生领域中国际行动的范围和适当机制，以及关于建立联合国单一国际卫生组织的建议"。[1]同时决定成立一个技术筹备委员会，为国际卫生大会进行准备工作。技术筹备委员由来自经社理事会国家的 16 名国际卫生专家组成，这些专家几乎都是各国卫生部部长或者高级公共卫生官员，他们在《世界卫生组织组织法》（World Health Organization Constitution，以下简称《组织法》）的起草和新组织的技术筹备工作中发挥了极其重要的作用，时任加拿大卫生部副部长的精神病学家布罗克·奇泽姆就是其中关键的成员之一。

1946 年 3 月 18 日，技术筹备委员会第一次会议如期在法国巴黎举行，标志着世界卫生组织的筹备工作正式开始。经过两个月的会议讨论和研究，技术筹备委员会为国际卫生大会准备了详尽的会议议程与讨论提案，包括《组织法》草案和各类相关决议，阐述了世界卫生组织的理想、机制和实际构成。[2]加拿大代表布罗克·奇泽姆博士被选为技术筹备委员会报告员（rapporteur）、《组织法》起草小组委员会主席和序言小组委员会成员，他在组织的命名、健康的定义以及组织的区域化等关键性问题的商讨中发挥了重要的作用。

首先，"世界卫生组织"的命名是由加拿大提出。奇泽姆成功推动了新组织被称作"世界"（world）而不是"国际"（international）卫生组织，以强调其真正具有全球性以及为所有国家服务。[3]这一命名源于他在技术筹备委

---

①　World Health Organization, *The First Ten Years of World Health Organization*, p.39.

②　Kelley Lee, *The World Health Organization*（*WHO*）, p.14.

③　世界卫生组织：《前任总干事：乔治·布罗克·奇泽姆博士》，http://www.who.int/dg/chisholm/zh/，访问日期：2018 年 4 月 17 日。

员会第四次会议上的首次演讲。演讲中，他呼吁新组织"应竭尽所能为世界各国的人民提供身体、社会和情感层面的卫生服务"①。即新卫生组织的愿景既不应该限制在纯生物医学领域，也不应局限于有限的国家间卫生合作，它应发挥更广泛的作用。演讲后的第二天，他提出将这个新组织命名为"世界（world）或普遍（universal）卫生组织以表示它与其他卫生机构不同，甚至超越国际性（even more than international）"。②技术筹备委员会同意了奇泽姆的建议，最终将组织命名的提案交由国际卫生大会审议。由于该提案得到了 30 个代表团的支持，新组织确定被命名为"世界卫生组织"。

同样，加拿大在定义"健康"和新组织职权方面也发挥了关键作用。在《组织法》的起草中，主要由奇泽姆和中国代表施思明负责序言部分。③在技术筹备委员会的最后一次会议上，奇泽姆提出了序言当中最著名的表述，即"健康不仅为疾病或赢弱之消除，而系体格、精神与社会之完全健康状态"。健康权被认为是"人人享有的基本权利之一，不分种族、宗教、政治信仰、经济或社会条件"④。同时序言还强调，"国家和个人的福利取决于身体和精神方面的健康"，"儿童对世界公民的健康发展具有非常重要的意义"。⑤这种对精神健康、儿童发展和社会影响的强调与奇泽姆的工作经历紧密相关。出生于加拿大的奇泽姆曾参加第一次世界大战，返乡后获得医学学位并专攻精神医学。在第二次世界大战爆发之际，他以精神科医师的身份入伍，处理军人的精神疾病，并在加拿大军队和政府中迅速晋升。由于亲身经历过战争的残忍并目睹了战争对人类精神的巨大影响，他强调同时关注生理与心理健康的重要性，这种信念就反映在了他对健康的广泛定义中。同时，作为社会医学的倡导者，奇泽姆认为不健康是由于人性的弱点而不仅是生物医学的因素，公共健康的任何改善都离不开社会和经济以及严格的

---

① World Health Organization, Interim Commission: *Official Records of the World Health Organization No.1*: *Minutes of the Technical Preparatory Committee for the International Health Conference held in Paris from 18 March to 5 April 1946*, p.13, http://www.who.int/iris/handle/10665/85572, 访问日期：2018 年 4 月 17 日。

② Ibid., p.17.

③ Szeming Sze, *The Origins of the World Health Organization*: *A Personal Memoir*, *1945—1948*, p.15.

④⑤ World Health Organization, Interim Commission: *Official Records of the World Health Organization No.1*: *Minutes of the Technical Preparatory Committee for the International Health Conference held in Paris from 18 March to 5 April 1946*, p.58.

医疗措施。①因此，在奇泽姆和其他专家的积极推动下，《组织法》草案赋予了世界卫生组织 22 项职权，从"充任国际卫生工作之指导及调整机关"到"采取通常一切必要行动，以求达成本组织之宗旨"。②其中除了疾病控制之外，还包括奇泽姆积极倡导的精神健康和儿童发展问题以及促进改善营养、工作条件和住房等社会医学问题。③

　　然而，正如学者约翰·法利所观察到的，"一旦议题从医疗问题转向更多的政治问题，技术筹备委员会的团结一致就瓦解了"④。虽然委员们对《组织法》草案的大部分内容都达成了共识，但在区域性安排这一极具政治性的议题上首次产生了较大的分歧。加拿大坚决维护一个统一而权力集中的世界卫生组织。当时，区域化（regionalization）和权力下放（decentralization）问题引发了极大的争议，新组织是否应该设立区域机构？如果设立的话，权力应该下放到何种程度？奇泽姆与挪威代表、南斯拉夫代表和英国代表都主张应建立置于总部中央控制之下的区域机构，泛美卫生局应该被吸收进入新组织，而美国代表托马斯·帕兰（Thomas Parra）和法国代表则认为可以建立两种不同类型的区域机构，即"相关的自治型"和"依附型"区域机构。帕兰甚至还强调，"泛美卫生局当然不必受联合国或其专门机构所采取行动的约束"⑤。针对美国和法国代表极力维护泛美卫生局的独立并试图削弱新组织职权的行为，奇泽姆非常愤怒地回击："世界已经发生了巨大的变化。现在是时候实现理想了……这种理想应该大胆地跨越国际界线……不应该因为政治家的反对而扭转局面。"对此，他强烈呼吁："我们必须摆脱地方主义（sectionalism）以履行国际义务，并规划一个理想的世界卫生组织。"⑥由于难以达成共识，委员们对两种草案进行了投票。奇泽姆力荐的草案得到了 9 位成员的支持，即主张区域机构无论是由世界卫生组织

①　Allan Irving, *Brock Chisholm*：*Doctor to the World*，Markham：Fitzhenry and Whiteside，1998，p.63.

②③　世界卫生组织：《世界卫生组织组织法》，第 1 页，http://apps.who.int/gb/bd/PDF/bd47/CH/constitution-ch.pdf?ua＝1，访问日期：2018 年 4 月 17 日。

④　John Farley, Brock Chisholm, *the World Health Organization and the Cold War*，Vancouver and Toronto：University of British Colombia Press，2008，p.19.

⑤　World Health Organization, Interim Commission：*Official Records of the World Health Organization No.1*：*Minutes of the Technical Preparatory Committee for the International Health Conference held in Paris from 18 March to 5 April 1946*，p.68.

⑥　Ibid., p.30.

直接创建，或由已经存在的机构构成，都应是新组织不可分割的一部分，由总部集中管理。而帕兰主张的备选草案仅获得了 6 票支持。尽管 9 票对 6 票，但在法国和美国的极力影响下，委员会代表们最终同意将两种方案都提交给未来的国际卫生大会审议。①

可以说，奇泽姆在此问题上的立场反映出第二次世界大战后在自由国际主义思想的指导下，加拿大作为中等国家对联合国多边机制的高度青睐和他个人作为全球主义者的远见。在第二次世界大战结束后的最初阶段，积极参与国际组织的筹备与建构是大多数中等国家参与国际事务的主要途径，而多边机制有助于它们在国际事务中发挥符合本国利益的最大化效用，加拿大积极参加世界卫生组织的建立也符合这一思路。

二、加拿大在国际卫生大会中的作用

1946 年 6 月，技术筹备委员会完成了《组织法》的第一稿"巴黎草案"（Paris draft）。1946 年 7 月 19 日，联合国 51 个成员国的代表以及 13 个非成员国和主要卫生组织的观察员齐聚纽约国际卫生大会。经过 4 周半的讨论和审议，国际卫生大会通过了《组织法》这一新组织运行的基石。加拿大对本次卫生大会的主要贡献在于坚持卫生优先于政治的原则，大力倡导儿童健康、普遍会员资格和业已存在的区域卫生组织融入新组织等方面。

首先，加拿大极端重视和大力倡导儿童健全发展。在技术筹备委员会会议阶段，奇泽姆就大力倡导儿童健康的重要性，提出了《组织法》序言草案中"儿童之健全发育实属基要，使能于演变不息之整体环境中融洽生活，对儿童之健全发展实为重要"的表述。②在大会审议这一条款时，奇泽姆再次强调该段意义深远，"因为它指出了儿童健康发展的重要性……不仅是对教育原则的陈述，而是对人类自然本性的强烈本能的认可，促使他和其他人生活在和谐与和平之中"③。为此，奇泽姆提议以唱名方式进行投票，该条款

① World Health Organization，Interim Commission：*Official Records of the World Health Organization No.1*：*Minutes of the Technical Preparatory Committee for the International Health Conference held in Paris from 18 March to 5 April 1946*，p.68.

② United Nations，World Health Organization，Interim Commission：*Official Records of the World Health Organization No.1*：*Minutes of the Technical Preparatory Committee for the International Health Conference held in Paris from 18 March to 5 April 1946*，p.61.

③ United Nations，World Health Organization，Interim Commission：*Official Records of the World Health Organization No.2*：*Summary Report on Proceedings*，*Minutes and Final Acts of the International Health Conference held in New York from 19 June to 22 July 1946*，p.46，http://www.who.int/iris/handle/10665/85573，访问日期：2018 年 4 月 15 日。

得到了全票通过。

其次,加拿大坚定支持普遍会员资格。在本次会议上,会员资格是个极具争议的问题。由于"细菌无疆界""健康是不可分割的"等观点得到了各国代表的广泛共识,大会一致批准了技术筹备委员会提出的"各国均得为本组织会员"的一般原则(《组织法》第三章第三条)①,但在非联合国会员国如何成为新组织的成员这一问题上产生了尖锐的分歧,即卫生大会是否有权以简单多数(a simple majority)还是三分之二的投票(a two-thirds vote)批准会员申请。②苏联的三个代表团强烈支持三分之二的通过原则,智利代表团提出了"卫生大会对未来的会员国申请应采取简单多数的通过方式"的修正案,但随即遭到苏联代表团团长的猛烈抨击。苏联代表团认为简单多数通过原则显然是"为(当时由佛朗哥独裁政权统治)西班牙打开大门,但还有其他国家,日本呢? 德国呢?《组织法》不是为了个别国家的健康而是为了世界人民的健康而制定的。如果西班牙要求成为这个组织的成员,苏联将第一个同意这种要求,但前提条件是这个要求必须是由民主的西班牙提出的"③。因此,这一问题引发了长达数小时的激烈争论。其中,加拿大和拉丁美洲集团强烈支持智利修正案。加拿大认为没有任何政治禁忌应该干预卫生事务,正如《组织法》序言所规定的,"健康是人的基本权利",应尽可能充分地进行国际合作以达到此目的。为此,奇泽姆在大会上动情地阐释道:"我们不能在疾病防范方面留下任何漏洞;任何国家,无论其政治态度或从属关系如何,如果被排除在世界卫生组织之外,都可能严重损害世界卫生组织的有效性。将卫生视为一个世界范围层面上的问题极其重要,这与世界上任何国家的政治态度无关。"④最终,智利修正案以 25 票比 22 票获得险胜。除了拉丁美洲和阿拉伯联盟国家外,加拿大和菲律宾投了至为关键的

---

① 世界卫生组织:《世界卫生组织组织法》,第 3 页,访问日期:2018 年 4 月 15 日。

② World Health Organization, *The First Ten Years of World Health Organization*, Geneva, 1958, p.48.

③ Sharp, Walter, "The New World Health Organization", *The American Journal of International Law*, Vol.41, No.3, 1947, p.514.

④ United Nations, World Health Organization, Interim Commission: *Official Records of the World Health Organization No.2: Summary Report on Proceedings, Minutes and Final Acts of the International Health Conference held in New York from 19 June to 22 July 1946*, p.69, http://www.who.int/iris/handle/10665/85573,访问日期:2018 年 4 月 15 日。

两票支持简单多数准入，而美国、苏联、英国、法国都投了反对票。①最终，《组织法》第三章第六条规定："其申请经由卫生大会过半数票批准后，即可成为会员。"②

第三，加拿大强力倡导区域卫生机构并入世界卫生组织。泛美卫生局是最古老和最重要的政府间区域卫生机构，因此会议必须解决的首要问题是确定新卫生组织与泛美卫生局之间的关系。对此，加拿大、巴西、法国、挪威、苏联、美国和委内瑞拉的代表团都提交了具体的修正案。美国代表团提交的提案倡导"双重效忠"（dual allegiance）的原则，即泛美卫生局不仅应该促进美洲区域"与世卫组织总体政策相协调"的区域卫生规划和承诺，而且必要时还应作为西半球的区域委员会提供服务。③美国的提案得到了大多数拉丁美洲国家的无条件支持，这些国家在承认世界卫生组织拥有统筹全球卫生服务的最高权力的同时，也希望泛美卫生局保持一个独立自主的身份。而加拿大、中国、挪威和英国代表团则更强调泛美卫生局与世界卫生组织逐步融合的必要性。对此，大会任命的一个特别协调小组委员会经过长时间审议，提出了一项方案："泛美卫生局及泛美卫生会议所代表之泛美卫生组织，及其他在本组织法签字以前成立之国际区域卫生组织，应于适当时期内（in due course）与世界卫生组织合并（be integrated with WHO），此项合并应由关系各组织主管当局之相互同意，于可行范围内尽速完成。"④加拿大代表团对此方案表示震惊，认为"各组织主管当局之相互同意"以及"于可行范围内"的前提条件，毫无疑问将延缓泛美卫生局并入新组织的任何努力。为此，奇泽姆代表加拿大政府再次强调了该条款的重要性，因为这涉及区域组织与世界卫生组织的最终关系问题。他提出该条款的真正意义在于对"合并"（integrate）一词的定义，认为在大会记录中应该明确该词的含义是字典中第一个含义，即"完全成为单一组织的一部分"（entirely becoming

---

① United Nations，World Health Organization，Interim Commission：*Official Records of the World Health Organization No.2：Summary Report on Proceedings，Minutes and Final Acts of the International Health Conference held in New York from 19 June to 22 July 1946*，p.69，http://www.who.int/iris/handle/10665/85573，访问日期：2018 年 4 月 15 日。

②③ 世界卫生组织：《世界卫生组织组织法》，第 4 页，访问日期：2018 年 4 月 15 日。

④ United Nations，World Health Organization，Interim Commission：*Official Records of the World Health Organization No.2：Summary Report on Proceedings，Minutes and Final Acts of the International Health Conference held in New York from 19 June to 22 July 1946*，p.60.

part of a single organization），并表示如果缺乏对这一点的明确理解，加拿大代表团将无法签署《组织法》。①最终，由于没有代表团反对加拿大代表团给出的"合并"定义，主席宣布该条款获得通过。加拿大在此问题上的坚持为最终建立一个统一新卫生组织并加强其领导力发挥了重要的作用。

三、加拿大在临时委员会中的作用

根据《组织法》规定，在世界卫生组织正式成立之前，应建立一个由 18 个国家组成的临时委员会来开展组织性工作，每个国家向临时委员会指派一名在卫生领域具有技术资格的人员担任职务。②这 18 名代表原以为临时委员会不会持续很长时间，在 26 个国家批准《组织法》后，临时委员会就会解散。岂料，从国际卫生大会闭幕到世界卫生组织正式成立，临时委员会竟延续了两年，主要原因是冷战"铁幕"的降落。③由于世界卫生组织迟迟没有正式成立，维持国际卫生合作的责任就落在了临时委员会的身上。其中，加拿大主要在两个方面发挥了关键作用。

首先，加拿大代表奇泽姆博士被选为临时委员会的执行干事，并带领临时委员会有效协调了对埃及霍乱疫情的控制工作。1946 年 7 月 19 日，临时委员会召开第一次会议，首要议程是选举执行干事。作为临时委员会的首席技术和行政官员，执行干事有权任命工作人员以及为委员会的开支作出规定等。④奇泽姆由挪威代表伊旺提名，并得到了英国代表和印度代表的支持。他们认为，奇泽姆在技术筹备委员会和国际卫生大会中的突出表现，加上他在加拿大军队中锻炼出来的行政能力使他非常适合担任执行干事一职。⑤与此同时，秘鲁代表也提名了法国代表伊夫·比拉德（Yves Biraud），

---

① United Nations，World Health Organization，Interim Commission：*Official Records of the World Health Organization No.2：Summary Report on Proceedings*，*Minutes and Final Acts of the International Health Conference held in New York from 19 June to 22 July 1946*，p.60.

② 这 18 个国家是澳大利亚、巴西、加拿大、中国、埃及、法国、印度、利比里亚、墨西哥、荷兰、挪威、秘鲁、乌克兰、英国、苏联、美国、委内瑞拉和南斯拉夫。

③ Kelley Lee，*The World Health Organization*（*WHO*），p.14.

④ World Health Organization：*The First Ten Years of World Health Organization*，p.54.

⑤ United Nations，World Health Organization，Interim Commission：*Official Records of the World Health Organization No.3：Minutes of the First Session of the Interim Commission Held in New York from 19 to 23 July 1946*，p.11，http://www.who.int/iris/handle/10665/85582，访问日期：2018 年 4 月 15 日。

认为比拉德在国际公共卫生办事处任职期间的表现充分证明了他在国际卫生领域的突出能力。最后，临时委员会对两名候选人进行了无记名投票表决。结果奇泽姆以 12 票当选，比拉德仅 6 票。随后奇泽姆承诺，如果加拿大政府允许，他将辞去卫生部副部长的职务以专注于委员会的工作。①

很快，临时委员会的组织能力就受到了在埃及暴发的霍乱疫情的考验。1947 年 9 月 26 日，埃及政府告知临时委员会在开罗爆发了严重的霍乱疫情，并已经蔓延到许多村庄。奇泽姆紧急致电埃及卫生部，询问临时委员会能提供的帮助。在得知埃及政府需要大量疫苗来对所有受威胁人员进行大规模疫苗接种时，临时委员会立即向国际社会请求疫苗支援，并就医疗设备和用品的贷款及赠予工作开展协调。②经过临时委员会的一系列高效沟通，美国制药业同意向埃及和其他需要采取预防措施的周边国家提供 300 万毫升疫苗的低价疫苗。③之后有 15 个国家及红十字会向埃及捐赠了疫苗。④11月 5 日，奇泽姆和临时委员会的官员会见了来自埃及及其邻国的代表，以研究最新的疫情变化，结果获悉当前的霍乱疫情已被成功遏制。这次疫情虽然夺走了约 20 000 条生命，但死亡率仅是上次霍乱疫情的七分之一，而且没有进一步传播到其他国家。⑤奇泽姆称其为"现代预防医学的杰出成就"，并将此归功于埃及政府和提供疫苗的国家。⑥奇泽姆和临时委员会卓越组织工作得到了埃及政府和国际社会的高度认可。1949 年 2 月，埃及政府向奇泽姆授予了"反霍乱纪念勋章"。同时，这次疫情也让许多国家认识到国际卫生组织在协调各国抗击传染病中的重要作用，从而加速了它们批准《组

① United Nations，World Health Organization，Interim Commission：*Official Records of the World Health Organization No.3：Minutes of the First Session of the Interim Commission Held in New York from 19 to 23 July 1946*，p.11，http://www.who.int/iris/handle/10665/85582,访问日期：2018 年 4 月 15 日。

②⑤ World Health Organization，*The First Ten Years of World Health Organization*，p.60.

③ United Nations，World Health Organization，Interim Commission：*Official Records of the World Health Organization No.7：Minutes and Documents of the Fifth Session of the Interim Commission held in Geneva from 22 January to 7 February 1948*，p.79，http://www.who.int/iris/handle/10665/85586,访问日期：2018 年 4 月 15 日。

④ 这 15 个国家是中国、阿富汗、澳大利亚、比利时、巴西、捷克斯洛伐克、法国、意大利、伊朗、伊拉克、荷兰、西班牙、土耳其、美国、苏联。Ibid.，p.18.

⑥ United Nations，World Health Organization，Interim Commission：*Official Records of the World Health Organization No.7：Minutes and Documents of the Fifth Session of the Interim Commission held in Geneva from 22 January to 7 February 1948*，p.18.

织法》的进程。

加拿大在临时委员会中的另一关键作用是善于推出切实可行的妥协方案以促成共识，尤其是在新组织的总部选址问题上。选址问题最早在技术筹备委员会阶段就已涉及，但鉴于它过于政治化，技术筹备委员会决定将它提交给国际卫生大会讨论。之后，虽经长达三天的讨论，各国在国际卫生大会上仍无法就此达成共识。为推动会议的正常进程，加拿大代表提出"本组织会所之地点应由世界卫生大会与联合国会商后决定"的提案。[1]最终，这一提案获得大会通过。国际卫生大会因此要求临时委员会对可能的总部地址开展初步研究。在临时委员会第一次会议上，当选执行干事的奇泽姆比较了纽约、巴黎和日内瓦三个选址方案，并建议设定由三人组成的特设委员会来专门研究此问题。对此，加拿大代表托马斯·劳特利（Thomas Routley）提出了5项重要建议：（1）临时委员会的工作应限于研究这个问题，最终选址应按照《组织法》的规定由卫生大会和联合国商定；（2）特设委员会应增加人员以减少政治因素的影响；（3）特设委员会应与秘书处合作开展研究工作；（4）建议联合国派一名代表担任特设委员会的观察员；（5）再次强调详尽研究这一问题的重要性，以使第一届世界卫生大会能高效地就此问题作出最后决定。[2]这5项建议得到了其他代表的高度赞同，奇泽姆之后任命了包括劳特利在内的6位成员组成特设委员会。根据讨论，特设委员会致函了所有会员国的政府寻求选址意见。[3]根据各国政府的回函意见，17个国家选择了日内瓦，5个国家选择了纽约。[4]在第一届世界卫生大会上，

① United Nations，World Health Organization，Interim Commission：*Official Records of the World Health Organization No.7*：*Minutes and Documents of the Fifth Session of the Interim Commission held in Geneva from 22 January to 7 February 1948*，p.18.

② United Nations，World Health Organization，Interim Commission：*Official Records of the World Health Organization No.4*：*Minutes of the Second Session of the Interim Commission Held in Geneva from 4 to 13 November 1946*，p.14，http://apps.who.int/iris/handle/10665/85583，访问日期：2018年4月15日。

③ United Nations，World Health Organization，Interim Commission：*Official Records of the World Health Organization No.6*：*Minutes of the Fourth Session of the Interim Commission Held in Geneva from 30 August to 13 September 1947*，p.20，http://apps.who.int/iris/handle/10665/85585，访问日期：2018年4月15日。

④ United Nations，World Health Organization，Interim Commission：*Official Records of the World Health Organization No.10*：*Reports of Expert Committees to the Interim Commission*，p.90，http://apps.who.int/iris/handle/10665/85587，访问日期：2018年4月15日。

各国代表根据临时委员会的研究报告，就总部选址问题最终达成了共识。日内瓦成为世界卫生组织总部所在地，加拿大在其中的协调和推进作用得到了各方的广泛认可。

第三节　世界卫生组织成立与奇泽姆当选总干事

作为联合国专门的卫生机构，世界卫生组织的成立在全球卫生治理历史中具有里程碑式的意义。作为创始会员国，加拿大在世界卫生组织的创立初期就给予其大力支持，并在之后 70 多年的紧密合作中，共同推动了以人人健康为目标的全球卫生治理进程。

一、世界卫生组织的成立与总干事人选

经过近两年的等待，1948 年 4 月 7 日，白俄罗斯和墨西哥成为批准《组织法》的第 26 个和第 27 个联合国会员国，《组织法》随之生效。1948 年 6 月 24 日，第一届世界卫生大会在日内瓦召开，宣告了世界卫生组织正式成立。虽然这一新机构被赋予了比以往任何国际性卫生组织更广泛的功能，但第一届世界卫生大会面临的任务之重，在很多方面也是史无前例的。它必须确定本组织的政策以及如何将计划付诸实施，这需要建立相应的机制以有效地处理大量的新的国际卫生工作。

第一届世界卫生大会的首要任务之一是选举世界卫生组织第一任总干事，这一职位对于新组织的运行、人员指派和组织架构都能产生相当的影响。在第一届世界卫生大会第 15 次会议上，鉴于奇泽姆在技术筹备委员会起草《组织法》草案、国际卫生大会以及临时委员会中的突出表现，他以 46 票对 2 票的高票当选为世界卫生组织的首任总干事，任期五年。[1]奇泽姆先前担任加拿大卫生部副部长的经验及其对社会医学和全球主义的倡导都对新组织的运作产生了深远的影响。正如他的继任者马戈林诺·戈梅斯·坎道（Marcolino Gomes Candau）博士所言："奇泽姆这个名字不仅仅意味着世界卫生组织的第一任总干事，这是一个多年来与本组织的理想紧密相连的

---

① World Health Organization, *Official Records of the World Health Organization No.94*: *Summary of Resolutions and Decisions of the first World Health Assembly*, *Palais des Nations*, *Geneva*, *24 June—24 July*, *1948*, p.9, http://www.who.int/iris/handle/10665/97807，访问日期：2018 年 5 月 8 日。

名字,那就是,无论在何种情况及何种条件下,无限尊重人的尊严;坚定不移地致力于创造一个和平的世界,使每个国家在物质、精神和文化方面的进步都将惠及所有人。"①

第一届世界卫生大会的另一项重要任务是确立新组织的制度架构。世界卫生组织的基本制度结构与功能设计都充分反映了创建者们渴望进一步协调国际卫生合作、整合业已存在的卫生机构的意愿。在总干事奇泽姆的领导和协调下,成员国通过了新组织的三层组织结构设计,即世界卫生大会、执行委员会(以下简称执委会)和秘书处。其中,世界卫生大会是世界卫生组织的最高决策机构,其主要职能是决定本组织的政策,一般于每年 5 月在日内瓦举行会议,并由所有会员派代表团参加。世界卫生大会可以任命总干事,负责监督本组织的财政政策、审查和批准规划预算。②执委会的主要职能是执行世界卫生大会的政策和决定,向其提供建议并促进其工作进程。1948 年的第一届执委会仅有 18 名委员,③全由卫生技术专家组成。这些委员由世界卫生大会选举有权供职的会员指派,任期 3 年,每年改选三分之一。随着世界卫生组织会员增加到 194 个,目前执委会委员数目也上升到 34 名。秘书处是世界卫生组织的行政与技术机关,负责执行组织的活动,由日内瓦总部、区域办事处和选定会员国设立的国家联络办公室组成,还配备定期任用的卫生和其他专家以及工作人员。④

世界卫生组织的三层组织构架和多层级的全球卫生处理系统,提高了全球应对卫生问题的及时性和统一性。通过 6 个区域办事处和 150 个成员国的国家办事处,世界卫生组织在全球建立了广泛的卫生信息和卫生服务交流网络。国家与地区间的卫生问题不再孤立,各国和各区域可以在全球范围内开展经验交流、预警防控、技术革新、服务能力建设等一系列有助于

---

① S. W. Gunn, "The Canadian Contribution to the World Health Organization," p.1085.

② 世界卫生组织:《管理》,https://www.who.int/governance/zh/,访问日期:2018 年 5 月 8 日。

③ 第一届执委会委员来自澳大利亚、巴西、白俄罗斯、锡兰、中国、埃及、法国、印度、伊朗、墨西哥、荷兰挪威、波兰、南非联盟、苏联、英国、美国和南斯拉夫。World Health Organization, *Official Records of the World Health Organization No.16; Annual report of the Director-General to the World Health Assembly and to the United Nations*, 1948, p.44, http://apps.who.int/iris/handle/10665/85595,访问日期:2018 年 4 月 15 日。

④ 六大区域办事处分别是西太平洋区域办公室、东地中海区域办事处、东南亚区域办事处、欧洲区域办事处、美洲区域办事处和非洲区域办事处。世界卫生组织:《管理》。

提高全球卫生水平的活动。

二、加拿大对世界卫生组织的支持

作为创始会员国的加拿大始终是世界卫生组织的坚定支持者。尤其在新组织艰难起步的最初几年里,加拿大在人力和财力两方面都积极支持了新组织的各项工作,其后又在长期的合作中不断推动全球卫生发展和促进全球卫生公平。

加拿大对世界卫生组织的支持首先是贡献大量的优秀人才,为新组织的稳健起步与长期发展发挥了重要作用。除奇泽姆博士外,加拿大国家卫生部勒鲁(Leroux)博士、摩尔(Moore)博士分别于1952年和1956年当选为执委会成员,任期各3年。[1]同时,还有许多加拿大籍的卫生专业人员及医学专家在秘书处、专家咨询团和专家委员会(Expert Advisory Panels and Committee)中任职,为推动世界卫生组织的早期建设贡献了宝贵的专业技术力量。仅在1952年,世界卫生组织成立的第5年,就有39名加拿大卫生和相关学科专家担任专家咨询团和委员会的成员,任职人数排名第五,仅次于美国、英国、法国和印度。[2]在总部以及6个区域的660名专业工作人员中,就有41名是加拿大籍人员,任职人数排名第四,仅居英国、美国和法国之后。[3]至1958年世界卫生组织成立的第10年,在秘书处工作的加拿大籍人员增加到50名,仅次于英国和美国。[4]此外,在专业培训领域,加拿大的医疗机构、医学院、卫生和护理学院、诊所和教学医院也一直在为世界卫生组织的研究人员和其他国际机构的医学人员提供培训机会。

加拿大对世界卫生组织早期发展的积极支持还表现为推动制定评定会费的规则以及按时交纳会费。资金是组织运行的基本保证,特别是在新组织的起步时期。世界卫生组织规划预算资金主要由评定会费(assessed con-

---

[1] World Health Organization, *The First Ten Years of World Health Organization*, p.495.

[2] World Health Organization, *Official Records of the World Health Organization No.54: The Work of WHO 1952: Annual Report of the Director-General to the World Health Assembly and to the United Nations*, p.169, http://www.who.int/iris/handle/10665/85644, 访问日期:2018年5月16日。

[3] Ibid., p.198.

[4] World Health Organization, *Official Records of the World Health Organization No.82: The Work of WHO, 1957: Annual Report of the Director-General to the World Health Assembly and to the United Nations*, p.182, http://www.who.int/iris/handle/10665/85693,访问日期:2018年5月6日。

tributions)和自愿捐款(voluntary contributions)两部分组成。评定会费是国家作为会员国交纳的费用,每一会员国应交纳的费用按本国的财富和人口状况计算。①在新组织成立的早期阶段,评定会费是组织资金的最主要来源,它具有一定程度的可预测性并有助于降低对少量捐助方的依赖,使规划预算能够与资源水平保持一致。在第二次世界卫生大会上,代表们同意将最高评定会费限制在总预算的三分之一,以避免某一会员国的影响过于巨大,这符合世界卫生组织的最大利益。但前提是"任何会员国的人均出资额不得超过缴款最高的会员国的人均出资额"②。这一观点是由加拿大代表团提出的。作为中等国家的代表,加拿大认为公平性应是会费规则的基本原则,世界卫生组织不应要求各国提供比美国更高的人均出资额。最终这一规则获得通过。加拿大在新组织成立初期每年都按时交纳了评定会费。头五年来看,加拿大会费数额也整体呈上涨趋势,从 1949 年的 154 000 美元上涨到 1953 年的 268 854 美元。③1957 年,在世界卫生组织成立的第 10 个年头,加拿大的评定会费增长至 382 940 美元,成为该组织资金的第七大贡献者。④

此后,加拿大长期同世界卫生组织保持着密切合作关系,支持世界卫生组织的各项卫生倡议。这包括全球根除脊髓灰质炎行动、控制结核伙伴关系和孕产妇、新生儿及儿童健康伙伴关系等,以减少脊髓灰质炎、艾滋病、结核病和疟疾等全球性疾病,并改善妇女和儿童的健康与权利。加拿大还与世界卫生组织合作,支持海地和阿富汗等国家卫生计划以及泛美卫生组织

---

① 世界卫生组织：《评定会费》,https://www.who.int/about/finances-accountability/ funding/assessed-contributions/zh/,访问日期：2018 年 5 月 6 日。

② World Health Organization, *Official Records of the World Health Organization No.21: Second World Health Assembly, Rome, 13 June to 2 July 1949: Decisions and Resolutions: Plenary Meetings Verbatim Records: Committees Minutes and Reports: Annexes*, pp.261—265, http://apps.who.int/iris/handle/10665/85600.访问日期：2018 年 5 月 6 日。

③ World Health Organization, *Official Records of the World Health Organization No.51: The Work of WHO, 1953: Annual Report of the Director-General to the World Health Assembly and to the United Nations*, p.196, http://www.who.int/iris/handle/10665/85650,访问日期：2018 年 5 月 6 日。

④ World Health Organization, *Official Records of the World Health Organization No.85: Financial Report, 1 January—31 December 1957: Supplement to the Annual Report of the Director-General for 1957 and Report of the External Auditor to the World Health Assembly*, p.20, http://www.who.int/iris/handle/10665/85700,访问日期：2018 年 5 月 6 日。

等世界卫生组织区域办事处。[1]在加拿大和其他成员的大力支持下，世界卫生组织在推动全球卫生发展中作出了重要的贡献。自其成立70年以来，全球人类预期寿命增加了25年，99.9%的脊髓灰质炎已经从世界上根除。其中最大的健康收益体现在五岁以下儿童中，2016年5岁以下儿童死亡人数比1990年减少了600万人。许多国家还成功地消除了麻疹、疟疾和致残的热带病。[2]当前，世界卫生组织及其成员继续在为实现创始者设立的"求各民族企达卫生之最高可能水准"的目标奋力前行。

小　　结

第一届世界卫生大会主席安得利亚·斯坦帕（Andrija Stampar）曾指出："世界卫生组织很可能成为促进世界和平与国际理解的有力先行者。"[3]这反映出创建者们不仅渴望新的卫生组织能够使世界人民达到体格、精神与社会之完全健康状态，还将其视为第二次世界大战后国际秩序的核心组成部分，以期为世界的长治久安提供卫生及其他机制保障。作为这一多边全球卫生治理机制的创始会员国之一，加拿大为世界卫生组织的创立和发展作出了重要的贡献。它不仅在组织命名、健康定义、会员资格界定、原卫生组织整合等多个方面发挥了关键性影响，而且在新组织成立后继续提供人力和资金支持以促进新组织的起步。加拿大之所以积极地参与世界卫生组织的创建并在其中发挥推动作用，主要支持因素有三。

第一，在国际因素层面，第二次世界大战后国际环境的变化及大国的相对衰弱，给加拿大等中等国家积极参与战后秩序的重建留下了空间。一方

---

①　Government of Canada, "Canada and the World Health Organization," https://www.international.gc.ca/world-monde/international_relations-relations_internationales/multilateral-multilateraux/who-fao.aspx?lang = eng, 访问日期：2018年5月6日。

②　世界卫生组织：《世卫组织70周年：努力增进世界各地每一个人的健康》, http://www.who.int/zh/home/05-04-2018-who-at-70-working-for-better-health-for-everyone-everywhere, 访问日期：2018年5月6日。

③　Stella Fatoviæ-Ferenciæ, Luka Kovaciæ, Tomislav Kovaceviæ and Zeljko Dugac, "Care for Health Can Not be Limited to One Country or One Town Only, It Must Extend to Entire World: Role of Andrija Stampar in Building the World Health Organization," *Croatian Medical Journal*, Vol.49, No.6, 2008, p.705.

面,第二次世界大战爆发后,经过数年的战争,各大国的力量对比发生了重大的变化。传统大国地位的下降使得它们难以再在战后的国际事务中居于垄断地位,从而客观上为中小国家参与国际事务提供了政治空间。另一方面,虽然战前加拿大国力较弱,且长期受宗主国英国的影响,未能形成独立的外交政策并很少主动介入国际事务,但战争改变了加拿大的命运,它倾尽国力为反法西斯战争的胜利作出重要的贡献,同时自身的综合国力也迅速上升。正是由于对战争的贡献以及相对上升的结构性权力,加拿大有意愿也有能力积极参与国际组织以及对战后世界的国际管理,在战后成立的国际机构中占有一席之地。

第二,从国内政治因素来看,基于对国际环境变化的敏锐判断,加拿大领导人奉行自由国际主义理论的原则,明确提出了自身的"中等国家"身份定位,这对于推动战后加拿大开展广泛的中等国家外交实践产生了重要的影响。加拿大通过多边主义路径积极参与国际事务和全面支持联合国体系建设,最大限度地发挥了一个中等国家的影响力。它在世界卫生组织创立过程中发挥的重要作用就是一个例证。

第三,加拿大人奇泽姆作为加拿大政府卫生代表及医学技术专家,在绘制世界卫生组织的愿景、目标、职能及制度结构等方面发挥了关键的作用,展现了远见和能力。奇泽姆是一位经验丰富的精神科医生,对健康有着更为全面的认识。在亲历了战争对人类健康,特别是精神健康的巨大影响后,他更为重视心理健康的重要性。他的行政组织能力和领导素质在其加拿大军队任职期间得到了极好的锻炼,作为世界卫生组织技术筹备委员会的报告员、起草小组委员会主席、国际卫生大会第二委员会主席、临时委员会执行干事,奇泽姆的能力越来越受到专业同行的认可,最终成为总干事的最佳人选之一。奇泽姆的个人成功也证实了中等国家在"低政治"领域的全球卫生治理中有其不可小觑的作用。

第四章　推动卫生规范的制定：
加拿大与《烟草控制框架公约》

　　1492 年,当克里斯托弗·哥伦布(Christopher Columbus)带领水手们发现"新大陆"时,他们也为欧洲国家带回一种被称为烟草的植物,抽吸后能使人提神、上瘾。几百年后,烟草日渐流行并蔓延全球,俨然成为导致众多疾病及死亡的世界公害。由于全球烟草流行造成的巨大健康损害和烟草产业跨国营销的特点,一国的公共卫生机构已无法单枪匹马地与之抗衡。世界卫生组织遂决定利用其立法权来应对这一全球卫生的艰难挑战。《世界卫生组织烟草控制框架公约》(World Health Organization Framework Convention on Tobacco Control,以下简称《公约》)是由世界卫生组织主持谈判达成的第一项里程碑式的国际卫生条约,其缔约方需实施全面的烟草控制措施。值得关注的是,加拿大在《公约》的构想与制定进程中扮演了主要推动者角色。

第一节　加拿大与《烟草控制框架公约》的由来

　　烟草的流行和对烟草的依赖是当今世界所面临的最大公共卫生威胁之一,也是导致疾病、死亡和贫困等问题的主要原因。贸易自由化、外国投资、全球营销等的国际化又导致并进一步加剧了烟草流行的全球化。作为一个世界难题,烟草控制已成为当代全球卫生治理的一项重要内容与重大挑战。在《公约》制定之前,世界卫生组织就已经对全球烟草控制做了大量的工作,从而为推动国际控烟法律框架的确立奠定了基础。加拿大在将制定《公约》的构想转递给世界卫生大会并推动其正式授权制定《公约》的过程中发挥了重要的作用。

一、烟草使用危害及全球控烟挑战

到 20 世纪 90 年代，烟草使用已成为全世界可预防的疾病或死亡的主要原因，给人类健康带来极大危害。[1]1950 年，美国流行病学家莫尔顿·莱文（Morton Levin）在《美国医学会杂志》上发表的论文《癌症和烟草使用：初步报告》（Cancer and Tobacco Smoking：A Preliminary Report）首次将吸烟与肺癌联系起来。[2]此后，全球范围内已有大量的流行病学研究证实，烟草使用能导致癌症、心血管疾病和呼吸系统疾病，对健康构成重大威胁。烟草使用每年造成的全球死亡人数约 600 万，是非传染性疾病日益流行的主要危险因素之一。[3]同时，烟草危害的不仅是吸烟者本人的健康，被动吸烟也会给其他人带来健康危害。据世界卫生组织的统计，1998 年与烟草有关的死亡人数已上升到 350 多万人，比艾滋病、疟疾和结核病三者合计的死亡人数还多。如果不采取有效的控制措施，预计到 2030 年，其死亡人数还将增加到 1 000 万，其中 70% 的死亡会发生在发展中国家。[4]

除损害个人健康外，每年因烟草使用而产生的医疗支出、生产力损失等对国家发展和长期经济增长也构成威胁。在全球逾 10 亿的吸烟者中，近 80% 的人生活在烟草相关疾病和死亡负担最沉重的中低收入国家。[5]烟草支出增加了低收入吸烟者及其家庭的经济负担，分流了本应用于食物、教育和医疗服务等其他生活必需品的资金。烟草使用导致的疾病、残疾和过早死亡造成的损失更为严重。

尽管烟草使用对健康和经济的破坏性后果早已成为世界各国的共同认知，但全球的控烟形势依然十分严峻，细究原因也很棘手。首先，烟草产品作

---

① 世界卫生组织：《烟草实况报道第 339 号》，http：//www.who.int/mediacentre/fact-sheets/fs339/zh/，访问日期：2018 年 1 月 31 日。

② Levin Morton， Hyman Goldstein and Paul Gerhardt， "Cancer and Tobacco Smoking：A Preliminary Report，" *Journal of the American Medical Association*， Vol.143， No.4， 1950， pp.336—388.

③ 世界卫生组织：《中国无法承受的代价——烟草流行给中国造成的健康、经济和社会损失》，2017 年，第 ii 页，http：//www.wpro.who.int/china/publications/2017_china_tobacco_control_report_ch_web_final.pdf，访问日期：2018 年 1 月 31 日。

④ World Health Organization， *The History of WHO Framework Convention on Tobacco Control*， 2010， p.1， http：//apps.who.int/iris/bitstream/10665/44244/1/9789241563925_eng.pdf，访问日期：2018 年 2 月 11 日。

⑤ 世界卫生组织：《烟草实况报道第 339 号》。

为一种合法的上瘾性消费品，会使使用者产生烟草依赖，导致戒烟困难。①在无帮助的情况下尝试戒烟，复吸率可高达 90%—95%。②这种上瘾性依赖一方面保证了烟草产业的市场需求，另一方面在消费者端增加了控烟困难。其次，导致控烟进展有限的一个重要因素是来自烟草业的干扰。烟草业的利益与公共卫生政策利益之间存在无法调和的根本冲突。已有大量证据显示，烟草公司长期运用大量战术手段干扰烟草控制工作，包括直接和间接的政治游说、活动捐款、资助研究，以及试图影响监管与决策机制等③。第三，贸易自由化、外国投资、全球营销等国际现象导致了烟草流行的全球化，诸如跨国烟草广告、促销与赞助、假冒伪劣卷烟的国际流动、烟草走私等其他因素也是造成烟草使用爆炸式增长的重要原因。④因此，对于烟草使用的跨国界流行，传统的国内公共卫生干预方式已无法满足和适应全球烟草控制的要求，急需开展新的国际合作和建立多边监管规则。

二、世界卫生组织对全球控烟的早期努力

鉴于烟草使用的日益泛滥和严重危害，世界卫生组织从 1969 年开始持续关注和推动全球控烟工作，其下属的泛美卫生组织指导委员会、美洲区域委员会和欧洲区委员会于 1969 年通过了数项关于控烟的决议。基于这些决议，1970 年第 23 届世界卫生大会首次较为全面地提出了一系列控烟举措。⑤之后，世界卫生大会就控烟问题陆续通过多项决议，从 80 年代末开始，几乎每年都有一项关于烟草控制的决议，控烟的力度和范围也在逐渐加大并取得了一定的成效。⑥

首先，世界卫生组织扩大了烟草危害的保护人群范围，加大了对烟草促销活动的限制力度。1976 年，第 29 届世界卫生大会的第 29.55 号决议明确

---

① 世界卫生组织：《无烟草行动——提供戒烟帮助》，http://www.who.int/tobacco/mpower/offer/zh/index1.html，访问日期：2018 年 2 月 1 日。

② 中国控制吸烟协会：《烟草危害：科学与谬误》，http://news.enorth.com.cn/system/2011/06/28/006828144.shtml，访问日期：2018 年 2 月 1 日。

③ 世界卫生组织：《公共卫生十年（2007—2017）》，http://www.who.int/publications/10-year-review/ncd/zh/index4.html，访问日期：2018 年 2 月 1 日。

④ 世界卫生组织：《世界卫生组织烟草控制框架公约》，2005 年，第 v 页，http://apps.who.int/iris/bitstream/10665/42811/3/9789245591016_chi.pdf，访问日期：2018 年 2 月 1 日。

⑤⑥ 赵百东：《〈烟草控制框架公约〉研究 I.历史回顾、制定过程和主要目的》，载《中国烟草学报》2003 年第 3 期，第 45 页。

建议各成员"考虑采取具体措施保护非吸烟者免受烟草烟雾污染"①。鉴于"广泛利用新闻媒体和文化体育活动开展的宣传促销活动诱使年轻人吸烟,导致各国(尤其发展中国家)的烟草消费与制造剧增",1978 年第 31 届世界卫生大会出台第 31.56 号决议"敦请各成员采取包括增加对卷烟征税等综合措施控制吸烟,并尽可能限制一切形式的烟草促销活动"②。

其次,世界卫生组织加大了全球控烟的宣传力度,有关烟草控制的决议内容也从纯医学的治理手段,如鼓励和支持加强有关烟草危害的研究、加大宣传烟草导致的健康危害知识等,逐渐拓展到建议各成员采取立法、教育、宣传等综合手段限制和降低烟草使用。③由于"认识到必须长期、持续地坚持遏制烟草流行的国家和国际战略",1980 年的第 33 届世界卫生大会通过了一项决议,敦促"各成员国加强并启动国内吸烟控制策略,特别强调对青少年的教育方法,以及禁止或限制烟草制品广告的措施",并要求总干事"进一步制定有效的世界卫生组织吸烟与健康行动方案,明确责任界线和优先领域"④。

第三,世界卫生组织加强了对全球控烟行动的顶层设计及对成员的监督力度。在 1986 年第 39 届世界卫生大会上,世界卫生组织"呼吁建立打击烟草流行的全球公共卫生方针和行动"并通过了第 39.14 号决议,进一步向各成员提出了 9 点具体的控烟行动建议。⑤在世界卫生组织的号召以及各区域办事处的不断敦促和协助下,许多国家作出了积极响应,根据各自的情况开展了多种形式的控烟宣传和干预活动。1988 年,世界卫生组织推出了"烟草还是健康项目:1988—1995 年行动计划"(Programme on Tobacco or

---

① World Health Organization, "WHA29.55 Smoking and health," 1976, http://apps.who.int/iris/bitstream/10665/93082/1/WHA29.55_eng.pdf, 访问日期:2018 年 2 月 4 日。

② World Health Organization, "WHA31.56 Health hazards of smoking," 1978, http://www.who.int/tobacco/framework/wha_eb/wha31_56/en/, 访问日期:2018 年 2 月 4 日。

③ 赵百东:《〈烟草控制框架公约〉研究 I. 历史回顾、制定过程和主要目的》,载《中国烟草学报》2003 年第 3 期,第 45 页。

④ World Health Organization, "WHA33.35 WHO's programme on smoking and health," 1980, http://www.who.int/tobacco/framework/wha_eb/wha33_35/en/, 访问日期:2018 年 2 月 4 日。

⑤ World Health Organization, "WHA39.14 Tobacco or health," 1986, http://www.who.int/tobacco/framework/wha_eb/wha39_14/en/, 访问日期:2018 年 2 月 4 日。

Health：Plan of Action：1988—1995)作为全球控烟行动的核心指导方案，并致力于推动该计划在各层面的实施。[1]

三、加拿大对授权制定《烟草控制框架公约》的倡导

一方面，1970年至1995年间，尽管世界卫生大会陆续就控烟问题通过了17项决议，但这些决议对成员只有"建议"作用，没有法律约束力，因此它们所发挥的实际效用相对有限。另一方面，虽然《世界卫生组织组织法》第19条明确了"世界卫生大会有权通过有关本组织职权范围内的任何公约或协议"，[2]但自1948年成立以来，世界卫生组织还从未行使过它制定公约的权力。在这种背景下，提出使用世界卫生组织的立法权来建立国际烟草管控机制的构想本就是一种历史性的突破，其过程也是几经波折。从最初产生制定《公约》的构想，到世界卫生大会正式授权制定公约，加拿大都在这一进程中发挥了重要的推动作用。

制定国际控烟法律制度的想法最早出现于1979年，当时的世界卫生组织控烟专家委员会（WHO Expert Committee on Smoking Control)建议使用世界卫生组织的缔约权来建立具有法律约束力的控烟公约，当时的这一想法还较为笼统，没有成形的设想。1992年，美国学者爱琳·泰勒（Allyn Taylor)在《美国法律与医学期刊》上发表文章，呼吁世界卫生组织建立法律机制来实现到2000年人人享有健康的目标。[3]受这篇文章启发，美国加州大学公共卫生学院法律教授露丝·罗默（Ruth Roemer)随即约泰勒见面，建议将立法的构想用于控制烟草的全球扩散。[4]两人就国际控烟立法达成共识后，罗默开始多方动员以推广这一构想。

很快就有两位国际控烟专家成为了罗默和泰勒的支持者，其中一位是英国籍的亚洲烟草控制咨询机构主任朱迪斯·马凯（Judith Mackay)。在

---

① World Health Organization, "WHA41. 25 Tobacco or health," 1988, http://www.who.int/tobacco/framework/wha_eb/wha41_25/en/,访问日期：2018年2月4日。

② 世界卫生组织：《世界卫生组织组织法》，http://apps.who.int/gb/bd/PDF/bd47/CH/constitution-ch.pdf?ua＝1,访问日期：2018年2月4日。

③ Allyn Taylor, "Making the World Health Organization Work：A Legal Framework for Universal Access to the Conditions for Health," *American Journal of Law and Medicine*, Vol.18, No.4, 1992, p.302.

④ Ruth Roemer, Allyn Taylor and Jean Lariviere, "Origins of the WHO Framework Convention on Tobacco Control," *American Journal of Public Health*, Vol.95, No.6, 2005, p.936.

1993 年举行的美国公共卫生协会年会上,罗默提出的跨国烟草控制立法的构想得到了马凯的赞同。马凯立即向世界卫生组织、联合国贸易和发展会议以及当时的联合国烟草协调中心提出该项建议,希望这一全新的控烟策略得到各方关注。①另一位重要的支持者是加拿大人、时任世界卫生组织烟草控制部门负责人的尼尔·科利肖(Neil Collishaw)。科利肖在供职于世界卫生组织之前曾在加拿大国家卫生和福利部工作,是加拿大国内控烟立法的积极推动者,长期致力于帮助加拿大政府改进国内烟草控制政策。因为在加拿大积累的成功经验,他成为世界卫生组织"烟草或健康计划"的牵头专家。当罗默向他提出关于烟草控制国际公约的想法时,科利肖认为"这是一个好主意",但也非常谨慎地指出:"公约需要各国达成广泛共识,但现在包括加拿大在内也仅有约 10 个国家出台了全面的国内烟草控制政策,世界卫生组织将面临艰苦的战斗。"②此后,罗默与科利肖保持了长达一年的沟通,深入探讨了制定一项《公约》可能带来的公共卫生效益与所面临的困难。

1994 年 10 月在巴黎召开的第九届世界烟草与健康大会(World Conference on Tobacco or Health,以下简称巴黎大会)上,罗默和泰勒共同起草了一项决议案委托马凯提交会议,呼吁各国政府、卫生部部长和世界卫生组织"立即采取行动筹备和实现一项国际烟草公约"③。在烟草控制倡导者、决议委员会成员科利肖及加拿大非政府组织的支持下,这项决议获得了通过。④作为首个正式采纳《公约》构想的国际平台,巴黎大会为推动世界卫生大会授权制定《公约》奠定了基础。

建立《公约》的构想从巴黎大会走向世界卫生大会之路并不平坦,加拿大在这一过程中切实发挥了关键的推动作用。1994 年巴黎大会之后,科利肖一方面与世界卫生组织内部的控烟人员合作,积极宣传制定《公约》的构想;另一方面,借助先前在加拿大卫生部供职的便利,科利肖还与加拿大的控烟倡导者保持着密切的沟通,鼓励他们将对《公约》的支持反馈给加拿大

---

①③ Judith Mackay, "The Making of a Convention on Tobacco Control," *Bulletin of the World Health Organization*, Vol.81, No.8, 2003, p.551.

② World Health Organization, *The History of WHO Framework Convention on Tobacco Control*, 2010, p.4, http://apps.who.int/iris/bitstream/10665/44244/1/9789241563925_eng.pdf,访问日期:2018 年 2 月 11 日。

④ Heather Wipfli, *The Global War on Tobacco: Mapping the World's First Public Health Treaty*, Johns Hopkins University Press, 2015, p.78.

在世界卫生大会的正式代表。因此，一些出席过巴黎大会的加拿大人主动联系了加拿大在世界卫生大会的代表吉恩·拉里维耶尔（Jean Larivière），请他将巴黎大会关于建议制定国际控烟公约的决议传达给世界卫生组织。拉里维耶尔高兴地接受了这一请求，并惊讶地发现，当年的世界卫生组织执行委员会（以下简称执委会）中还无人知道巴黎大会的这一决议。①在这种情况下，拉里维耶尔积极争取执委会成员关于《公约》构想的共识。在墨西哥、芬兰和坦桑尼亚代表的支持下，拉里维耶尔起草了一份决议草案，提交给第 95 届执委会。尽管存在一些反对意见，执委会还是通过了拉里维耶尔起草的决议案。在该决议的基础上，1995 年的世界卫生大会通过了第48.11 号决议，第一次明确提出了制定《公约》的设想，要求"总干事向第 49届世界卫生大会报告制定关于烟草控制的国际法律文书的可行性，例如关于烟草控制的准则、宣言或国际公约"②。

当时，尽管世界卫生大会接受并提出了制定《公约》的设想，但最终能否获得正式授权制定《公约》仍是个未知数。1995 年 7 月，科利肖请罗默和泰勒编写了一份背景文件，以便为制定国际控烟法律战略提供不同选择。在背景文件的基础上，总干事中岛宏（Hiroshi Nakajima）代 1996 年执委会起草了一份《国际烟草控制文书的可行性》报告。但当拉里维耶尔抵达日内瓦参加 1996 年 1 月的执委会会议时，他才发现到这份《国际烟草控制文书的可行性》报告仅仅要求执委会注意到（note）国际法律战略可行性研究的结果，没有明确指出需要制定《公约》。很显然，在联合国秘书处内部或执委会中，有人反对世界卫生组织使用立法权来制定《公约》。③他这才意识到之前推动《公约》制定的势头可能会被放缓，甚至被搁置。拉里维耶立马决定提出一项决议，正式要求总干事开始制定《公约》。但由于 1996 年加拿大代表不是执委会委员，拉里维耶尔必须获得执委会其他成员的同僚的支持才能提出这项决议。为此，拉里维耶尔不遗余力地向他们游说制定一项国际控烟公约的可行性和必要性。在他的大力推动下，芬兰和爱尔兰代表共同发起了题为"国际烟草控制框架公约"的决议（编号 EB97.R8）并获得了执委会

---

① ③　World Health Organization, *The History of WHO Framework Convention on Tobacco Control*, p.5.

②　World Health Organization, "WHA48.11: An International Strategy for Tobacco Control," 1995, http://www.who.int/tobacco/framework/wha_eb/wha48_11/en/, 访问日期：2018 年 2 月 12 日。

通过。该决议"要求总干事开始根据《世界卫生组织组织法》第十九条制订一份框架公约"①。

1996年5月，第49届世界卫生大会通过了第49.17号决议，正式授权世界卫生组织制定《公约》，使加拿大的积极倡导并最终促成的建立《公约》的构想获得了制度保障。②这是世界卫生组织第一次试图运用国际法来实现公共卫生目标，也是它有史以来第一次试图改变如何控制烟草的规则。

第二节　加拿大对《烟草控制框架公约》制定的推动

作为一个国际组织，世界卫生组织能否成功制定《公约》完全取决于它能在多大程度上得到成员国的积极支持和参与。作为国内烟草控制立法的典范，加拿大是《公约》制定的大力推动者。通过向《公约》制定提供资金资助、积极参与《公约》谈判，以及极力主张非政府组织参与进来，加拿大为制定《公约》作出了不懈的努力与重要的贡献。

一、对《烟草控制框架公约》制定的资助

授权制定《公约》的决议展示了世界卫生组织及其成员对控制全球烟草流行的决心，但启动《公约》制定工作却缺乏足够的动力，尤其是缺乏资金支持。用科利肖的话来说就是，"尽管1996年的决议是一个宏大的声明，但一开始我们并没有钱去实际执行世界卫生大会所说的事情"③。作为《公约》的大力倡导者，加拿大政府积极提供了各类资助，有力地推动了《公约》制定的进程。

首先，加拿大向世界卫生组织提供了资金资助。从1993年到1998年，加拿大提供了超过100万加元的资金用于推进烟草控制工作。④其中最为

①　世界卫生大会：《第九十七届会议决议 EB97.R8》，1996，http://apps.who.int/iris/bitstream/10665/198884/1/EB97_R8_chi.pdf，访问日期：2018年2月12日。

②　World Health Organization, "WHA49.17: International Framework Convention for Tobacco Control," http://www.who.int/tobacco/framework/wha_eb/wha49_17/en/，访问日期：2018年2月12日。

③　L.A. Reynolds and E.M. Tansey eds., *WHO Framework Convention on Tobacco Control*, London: Queen Mary University of London, 2012, p.48.

④　World Health Organization, "Framework Convention on Tobacco Control: Report of the WHO Meeting of Public Health Experts," 1998, p.8, http://www.who.int/tobacco/media/en/vancouver.pdf，访问日期：2018年2月12日。

关键的是 1997 年加拿大会同法国、芬兰、瑞士向世界卫生组织提供的自愿捐款,四国共筹集了 75 万美元作为《公约》制定的启动资金。①1998 年 5 月,格罗·哈莱姆·布伦特兰(Gro Harlem Brundtland)当选为总干事,她将制定《公约》作为任期目标之一,并把无烟草行动(Tobacco Free Initiative)列为重点项目,进而推动了《公约》制定进入实质性阶段。作为《公约》的坚定支持者,加拿大政府又为无烟草行动提供了第一笔资金。

除直接捐款外,加拿大政府还出资举办了第一次、第二次世界卫生组织《公约》制定国际公共卫生和法律专家会议。这两次会议为世界卫生组织秘书处提供了最初的指导与帮助,对启动《公约》的起草工作起到了关键作用。第一次会议于 1997 年 6 月在加拿大新斯科舍省哈利法克斯召开。来自加拿大、芬兰、法国、瑞士、泰国和美国的六国代表就如何起草框架公约和构建相关议定书达成了基本共识。②作为会议的主办方,加拿大结合国内的烟草立法和治理经验积极主导了会议的议程设置,并倡导制定一个严格有力的《公约》方案。新斯科舍省的总理约翰·萨维奇(John Savage)在会上谈道:"新斯科舍省是世界卫生组织召开烟草控制会议的理想之地,迄今为止我们的烟草控制举措是成功的,并且也证实了严格的控烟政策是解决这个严重卫生问题的关键。"③第二次会议由加拿大不列颠哥伦比亚省政府资助举办,于 1998 年 12 月在温哥华召开。来自 13 个国家的与会代表经过广泛的讨论和审议,就世界卫生组织在促进《公约》中的作用、《公约》结构与内容、对发展中国家的特别支持及如何促进《公约》等四个方面提出了 25 条具体建议,勾画出《公约》的最初蓝本。会上,无烟草行动项目负责人德里克·亚科(Derek Yach)对加拿大在全球烟草控制方面的积极作用给予了高度肯定,认为"加拿大多年来一直支持国际烟草控制工作。这种支持不止限于联邦层面和资金资助,加拿大在烟草控制方面的专业知识也将继续在世界卫

---

① L.A. Reynolds and E.M. Tansey eds., *WHO Framework Convention on Tobacco Control*, p.49.

② World Health Organization, "International Framework Convention on Tobacco Control: Some Initial Preparations," 1997, https://extranet.who.int/iris/restricted/handle/10665/63946,访问日期:2018 年 1 月 30 日。

③ Nova Scotia Government of Canada, "World Health Organization to Discuss Tobacco Control," June 26, 1997, https://novascotia.ca/cmns/msrv/viewRel.asp?relID =/cmns/msrv/nr-1997/nr97-06/97062604.htm,访问日期:2018 年 2 月 27 日。

生组织以及许多其他控烟组织中发挥重要的领导作用"①。

此外,加拿大国际发展研究中心(International Development Research Center)是公认的国际控烟研究先驱,其研究成果为《公约》的制定提供了理论依据和政策基础。同时,该中心也是全球烟草研究的主要资助者,其资助重点是烟草使用的经济和社会发展危害研究。通过资助其他国家,尤其是发展中国家关于烟草危害的研究,加拿大推动了这些国家制定适合自身情况的烟草控制战略。②

二、对《烟草控制框架公约》谈判的推动

《公约》制定进程中的一大关键环节是政府间谈判机构(Intergovernmental Negotiation Body, INB)的多边谈判。加拿大通过有效的政策倡导,在若干条款的谈判中扮演了关键的角色,在诸如烟草制品包装与标签、烟草广告和促销、公众健康与贸易条约等焦点条款上都提出了重要的看法或建议。

1999 年第 52 届世界卫生大会设立了两个机构——制定框架公约拟议内容草案的技术工作小组,以及起草和谈判拟议框架公约与可能的相关议定书的政府间谈判机构,从而为开展《公约》的多边谈判铺平了道路。从2000 年 10 月到 2003 年 3 月,政府间谈判机构共举行了六轮正式谈判,包括加拿大在内的 170 多个国家和几十个非政府组织的代表参与了谈判。

谈判期间,绝大多数国家都表达了对制定《公约》的支持。然而由于烟草问题不仅仅涉及健康,还涉及经济、贸易、文化和言论自由等多重问题,从谈判开始直到最后,不同国家的立场一直存在明显差异。政府间谈判机构主席纽恩斯·阿莫林(Nunes Amorim)将参与谈判的国家分为四类,那些"已经完成的国家"(those who have done)、"那些想做的国家"(those who want to do)、"那些想做但没有能力做的国家"(those who want to but cannot)和那些"不想做的国家"(those who do not want to do)。③其中"已经完

① World Health Organization,"Framework Convention on Tobacco Control-Report of the WHO Meeting of Public Health Experts," p.8,访问日期:2018 年 2 月 27 日。

② International Development Research Center, "Tackling the epidemic: Tobacco control research at IDRC," https://www.idrc.ca/en/article/tackling-epidemic-tobacco-research-control-idrc,访问日期:2018 年 2 月 28 日。

③ Heather Wipfli, *The Global War on Tobacco: Mapping the World's First Public Health Treaty*, Johns Hopkins University Press, 2015, p.45.

成的国家"是指在国内已经制定了强有力的控烟政策，并在启动《公约》进程中发挥了关键作用的控烟倡导国，包括加拿大、澳大利亚、新西兰、挪威、芬兰等国家。它们通过主动提供国内烟草控制的成功案例，积极纳入非政府组织建议以及加强与小国和中低收入国家的紧密合作来力争制定一项具有高约束力的《公约》。①那些"不想做的国家"主要是指烟草生产、消费大国以及对烟草经济依赖较大的发展中国家，包括美国、日本、德国、中国、古巴等。由于考虑到烟草控制对本国经济、贸易政策和社会可能产生的巨大影响，这些国家力求《公约》能够尽量宽泛、灵活，并充分考虑不同国家的实际情况。

在2000年第一次政府间机构谈判会议上，不同国家就对《公约》所包含的内容和严厉程度表达了不同的看法。美国、日本、中国、俄罗斯等烟草生产大国赞成弱《公约》，认为《公约》应当具有灵活性和包容性，能够吸纳更多国家的参与，并建议只在有明确共识的领域制定具体的议定书。②而加拿大、新西兰、南非、澳大利亚、英国等国家则表达了对强《公约》的支持，认为清晰准确的规则比含糊笼统的规则能对行为产生更大的影响。其中，加拿大代表提出："为了取得成功，拟议中的《公约》必须对烟草的市场宣传、销售和供应方式带来切实的改变。"③

其间，烟草包装条款是加拿大在谈判中发挥领导者作用的一个关键问题。由于烟草包装是烟草业可利用的最重要的市场营销和交流工具之一，《公约》中关于该条款的规定会对烟草产品的生产和销售产生最直接的影响，因此各国对此都高度关注。主要烟草生产大国都反对明确规定健康警示的面积和内容，但多数国家，特别是控烟倡导国则坚持强硬立场。在2000年10月的首次政府间机构谈判会议中，加拿大代表就首先提出"成功的烟草控制在很大程度上取决于增加知情消费者做出健康选择的机会；应

---

① Heather Wipfli, *The Global War on Tobacco*: *Mapping the World's First Public Health Treaty*, Johns Hopkins University Press, 2015, p.47.

② 例如，美国代表认为，"制定一个可由所有国家签署的广泛接受的公约，谈判的初期重点就应该是框架公约本身，以后再考虑更具体的议定书。框架公约应包含广泛的政策目标，具体问题和具有约束力的义务的详细规定应包含在单独的议定书中"。World Health Organization, *A/FCTC/INB1/SR*: *Summary Records*: *Intergovernmental Negotiating Body on the Framework Convention on Tobacco Control*, *First Session*, October 16—21, 2000, p.24, http://apps.who.int/gb/fctc/PDF/inb1/FINAL_FCTC_INB1_SR_COMPILATION.pdf, 访问日期：2018年3月10日。

③ Ibid., p.34.

该充分利用烟草包装提供信息传播的机会;所有包装都应含有易于理解的健康警示,提供额外的健康信息"[①]。加拿大代表还强烈建议,"警示信息应该占据包装表面的50%,且包装警示信息采用彩色图片比单纯的文本更有效"[②]。这些严格的包装和标签建议得到了挪威、新西兰、喀麦隆、泰国等多数国家的支持,同时也遭到一些国家的反对,其理由包括"鉴于不同国家普遍存在不同情况,这一条款的内容应该非常笼统"或者"这些规定违反了公司的商标知识产权等"[③]。

2000年,加拿大成为全球首个要求烟草包装必须印有图片警示的国家。基于该做法带来的公共卫生效益,在第二次和第三次政府间谈判机构会议上,加拿大继续就这一条款提出了更为具体化的要求,建议"《公约》通过增加包装上的相关卫生信息来提高健康警示的有效性,并且健康警示和健康信息的措辞和内容应由国内制定"[④]。在第四次和第五次政府间谈判机构会议中,加拿大代表被委任为包装和标签问题非正式小组的协调员。在加拿大等国家的大力倡导下,各国最终也达成共识,认为"烟草制品的包装应包含强有力的、明显的健康警示,警示信息应该定期轮换并占据包装的一定比例"[⑤]。在第五次政府间谈判机构会议中,拟定《公约》的新文本提出了警示面积应该占包装面积的25%或50%的选择方案,并加入了《公约》生效后3年内采取相关措施的时间表建议。[⑥]在最后一轮谈判中,经过非正式会议以及协调小组的反复磋商,最终《公约》文本对各国烟草包装和标签的

---

①② World Health Organization, *A/FCTC/INB1/SR*: *Summary Records*: *Intergovernmental Negotiating Body on the Framework Convention on Tobacco Control*, *First Session*, October 16—21, 2000, p.90, http://apps.who.int/gb/fctc/PDF/inb1/FINAL_FCTC_INB1_SR_COMPILATION.pdf,访问日期:2018年3月10日。

③ Ibid., p.93.

④ World Health Organization, *A/FCTC/INB2/SR*: *Summary Records*: *Intergovernmental Negotiating Body on the Framework Convention on Tobacco Control*, *Second Session*, April 30—May 4, 2001, p.42, http://apps.who.int/gb/fctc/PDF/inb2/FINAL_FCTC_INB2_SR_COMPILATION.pdf,访问日期:2018年3月6日。

⑤ World Health Organization, *A/FCTC/INB4/SR*: *Summary Records*: *Intergovernmental Negotiating Body on the Framework Convention on Tobacco Control*, *Fourth Session*, March 18—23, 2002, p.51, http://apps.who.int/gb/fctc/PDF/inb4/FINAL_FCTC_INB4_SR_COMPILATION.pdf,访问日期:2018年3月6日。

⑥ 世界卫生组织:《世界卫生组织烟草控制框架公约:A/FCTC/INB5/3:政府间谈判机构第五次会议:临时议程项目3:起草和谈判世界卫生组织烟草控制框架公约》,2002年8月5日,第6页,http://apps.who.int/gb/fctc/PDF/inb5/cinb53.pdf,访问日期:2018年3月6日。

健康警示信息提出了明确的要求，规定在加入《公约》后 3 年内，"根据国家法律，确保在烟草制品的包装和标签上，带有说明烟草使用有害后果的健康警示……这些警示和信息宜轮换使用。面积宜占据主要可见部分的 50% 或以上，但不应少于 30%。警示可采取或包括图片或象形图的形式"①。由于增加了本国法律的限制，烟草生产大国也最终表示同意接受。

除了烟草包装问题外，公众健康和贸易条约谁优先的问题（health or trade）也成为谈判的争论焦点，曾一度威胁到谈判的预定进程。2000 年 3 月，政府间工作组在第二次会议上发布了"主席文本"，其中指导原则第四条款（在第三次会议后改为第五条款）为"用于控烟目的贸易政策措施不应成为任意或不合理的歧视手段或对国际贸易的变相限制"②。该条款由于暗含了当《公约》与其他贸易条约发生冲突时贸易优先的原则，立即引起了极大的争议。在数轮谈判中，各方就该问题的讨论一直难以达成共识。美国、阿根廷、俄罗斯、古巴等烟草生产大国和这些国家的烟草业代表支持文本中强调卫生不应该构成国际贸易歧视手段的提法。而泰国、印度、马来西亚、非洲 46 国、新西兰等国家及非政府组织则强烈要求《公约》中加入卫生优先于贸易（health over trade）的条款③，如泰国代表提议《公约》中加入"如果本公约或其任何议定书与任何其他国际协定之间发生冲突，应以本公约及其议定书为准"④的条款。

加拿大作为《公约》支持者，在这一问题上的态度较为中立。与其他烟草控制倡导国坚持强调《公约》应明确卫生优先不同，加拿大在头几轮谈判中认为应将《公约》重点仅放在公共卫生领域并建议谨慎审议这一问题。如在第一次谈判中，加拿大就提出《公约》的重点是卫生，"拟议的《公约》不是

① 世界卫生组织：《烟草控制框架公约》，2005 年，第 9—10 页，http://apps.who.int/iris/bitstream/10665/42811/3/9789245591016_chi.pdf?ua＝1&ua＝1，访问日期：2018 年 3 月 6 日。

② World Health Organization, "Provisional Texts of Proposed Draft Elements for a WHO Framework Convention on Tobacco Control," p.5, February 29, 2000, http://www.who.int/gb/fctc/PDF/wg2/ef23.pdf，访问日期：2018 年 3 月 11 日。

③ 段宁东：《世界〈烟草控制框架公约〉的基本构架、发展趋势及其对未来中国烟草发展的影响》，载《中国烟草学会第四届理事会第三次会议暨 2002 年学术年会会刊》，2002 年，第 38 页。

④ World Health Organization, "Provisional Texts of Proposed Draft Elements for a WHO Framework Convention on Tobacco Control," p.127, February 29, 2000, http://www.who.int/gb/fctc/PDF/wg2/ef23.pdf，访问日期：2018 年 3 月 11 日。

贸易条约,而是公共卫生的工具,公共卫生应该是重中之重"①。第二次谈判中,加拿大提议:"讨论应以制定一项强调烟草控制公共卫生方面的强有力的公约为指导,并确保所有缔约方承担的义务都可以由所有人根据国际义务实施。"②第三次谈判中,加拿大表示"指导原则第五条款的表述并不清楚"③,建议不应过早地假定《公约》与其他条约之间的矛盾。在针对这一问题争论最激烈的第五次谈判中,由于依然难以达成共识,加拿大主张删除该条款,即并不在《公约》中明确表述《公约》与其他国际条约的关系,理由是"加拿大支持强大的公共卫生重点,但由于《公约》不是贸易或农业协定,贸易义务应在其他协议和条约中得到处理。那才是它们合适的位置"④。

　　加拿大在这一条款上的态度招致了国内非政府组织的批评。这些组织指责加拿大控烟立场"虚伪",认为"虽然有78个国家有记录可查,要求烟草控制优先于烟草产品贸易,但是加拿大保持缄默"⑤。加拿大政府则认为其最终选择的"缄默"方案并不是为了支持贸易优先于健康的原则,而是为了切实推动《公约》的继续谈判,确保《公约》在六轮谈判结束后能如期出台。加拿大认为:"虽然各国政府的关注目前都集中烟草控制问题上,但如果谈判机构未能按时提交《公约》,它们可能会很快就失去兴趣,也没人能保证更

---

① World Health Organization, *A/FCTC/INB1/SR: Summary Records: Intergovernmental Negotiating Body on the Framework Convention on Tobacco Control*, *First Session*, October 16—21, 2000, p.34, http://apps.who.int/gb/fctc/PDF/inb1/FINAL_FCTC_INB1_SR_COMPILATION.pdf,访问日期:2018 年 3 月 10 日。

② World Health Organization, *A/FCTC/INB2/SR: Summary Records: Intergovernmental Negotiating Body on the Framework Convention on Tobacco Control*, *Second Session*, April 30—May 4, 2001, pp.129—130, http://apps.who.int/gb/fctc/PDF/inb2/FINAL_FCTC_INB2_SR_COMPILATION.pdf,访问日期:2018 年 3 月 6 日。

③ World Health Organization, *A/FCTC/INB3/SR: Summary Records: Intergovernmental Negotiating Body on the Framework Convention on Tobacco Control*, *Third Session*, November 22—28, 2001, p.116, http://apps.who.int/gb/fctc/PDF/inb3/FINAL_FCTC_INB3_SR_COMPILATION.pdf,访问日期:2018 年 3 月 6 日。

④ World Health Organization, *A/FCTC/INB5/SR: Summary Records: Intergovernmental Negotiating Body on the Framework Convention on Tobacco Control*, *Fifth Session*, October 14—25, 2002, p.46, http://apps.who.int/gb/fctc/PDF/inb5/FINAL_FCTC_INB5_SR_COMPILATION.pdf,访问日期:2018 年 3 月 6 日。

⑤ 烟草在线:《反烟组织指责加拿大控烟立场"虚伪"》,2001 年 6 月 1 日,http://www.tobaccochina.com/news_gj/law/wu/20016/20016110371_152738.shtml,访问日期:2018 年 3 月 6 日。

长时间的谈判会产生更强大的《公约》。唯有烟草行业能从这样的拖延中获益。"①况且根据《维也纳条约法公约》第 30 条，"如不包含各自优先权条款的两个条约之间发生冲突，后订条约的适用比先订条约居优先"②。

在最后的第六轮谈判中，大多数国家最终同意了采取加拿大等国家所提议的方案，删除《公约》中引起争议的贸易条款。虽然最终《公约》没有明确表明"公共健康优先于贸易"，但它将对公众健康的优先考虑写入了《公约》的序言当中，声明"本公约缔约方决心优先考虑其保护公众健康的权利"③。加拿大在此条款上的反复协调为保证《公约》如期出台发挥了关键性领导作用。

三、对非政府组织参与《烟草控制框架公约》制定的倡导

虽然各国政府作为《公约》的主要谈判者和缔结者，是参与《公约》进程最重要的行为体，但与烟草控制有关的非政府组织在《公约》的制定当中也能发挥重要的作用。④加拿大除自身积极参与谈判之外，还通过政策呼吁和资金资助等方式，为非政府组织广泛参与《公约》的制定开拓了机会，使它们能最大限度地发挥影响力。

在第一次政府间谈判机构会议上，一个争议性的问题就是是否允许非政府组织参加谈判。尽管 1996 年联合国经济及社会理事会决议呼吁民间社会组织广泛参与联合国机构的决策过程，但谈判机构当时采用的规则是只允许那些与世界卫生组织有正式关系的非政府组织代表作为观察员出席会议。⑤由于认识到非政府组织在提升《公约》谈判进程的公开性、透明度、

---

① World Health Organization，*A/FCTC/INB6/SR：Summary Records：Intergovernmental Negotiating Body on the Framework Convention on Tobacco Control*，*Sixth Session*，February 17—28，2003，p.10，http://apps.who.int/gb/fctc/PDF/inb6/FINAL_FCTC_INB6_SR_COMPILATION.pdf，访问日期：2018 年 3 月 14 日。

② 世界卫生组织：《烟草控制框架公约政府间谈判机构主席 Luiz Felipe de Seixas Corrêa 大使的信件：世界卫生组织烟草控制框架公约政府间谈判机构第六次会议》，2003 年，第 3 页，http://apps.who.int/gb/fctc/PDF/inb6/cinb63r1.pdf，访问日期：2018 年 3 月 14 日。

③ 世界卫生组织：《世界卫生组织烟草控制框架公约》，第 1 页，访问日期：2018 年 3 月 14 日。

④ Kelley Lee，Jeff Collin and Karen Bissell，"The Framework Convention on Tobacco Control：The Politics of Global Health Governance，" *Third World Quarterly*，Vol.23，No.2，2002，p.267.

⑤ World Health Organization，*A/FCTC/INB1/SR：Summary Records：Intergovernmental Negotiating Body on the Framework Convention on Tobacco Control*，*First Session*，p.17，访问日期：2018 年 3 月 10 日。

问责制以及提供技术专业知识方面的重要性,加拿大认为在谈判初始就必须解决扩大非政府组织参与的问题。加拿大代表率先提出:"由于许多非政府组织在国家和国际烟草控制中都发挥了不可或缺的作用,它们的支持至关重要,因而在公共卫生和烟草控制方面具有专业知识的非政府组织必须参与《公约》谈判过程。"然而,当时仅有较少数与烟草相关的非政府组织与世界卫生组织建立了正式关系。因此,加拿大建议"谈判机构邀请具有相关专业知识的非政府组织申请认证,使它们可以出席全体会议和主要委员会会议,但无投票权",同时这些非政府组织"应与享有正式关系的非政府组织一样,有权接触非机密文件,有权向政府间谈判机构主席提交备忘录并可应邀发言和提交手写声明"①。

　　加拿大的提议得到了泰国、法国、英国(代表欧盟)等国家的支持。考虑到谈判时间有限,会议主席指派加拿大和泰国共同主持关于非政府组织参与谈判问题的讨论。在加拿大等国家的推动下,各国达成一致意见,认为"与世界卫生组织有正式关系的非政府组织应有权作为观察员参加全体会议和作为全体委员会运作的工作小组;……经参加这些小组的会员国同意,主席可以邀请有限数量的非政府组织发言,以澄清和讨论有关的问题;……可在每次上午或下午会议结束时安排时间由非政府组织发言"。②这些共识增加了非政府组织代表的发言权,为他们广泛参与谈判提供了机会。同时,谈判机构还同意了工作小组"鼓励执行委员会研究办法以加速审查寻求谈判期间与必要身份的组织建立正式关系"的申请。根据这项建议,执委员决定"授权执行委员会主席与非政府组织常设委员会主席联合行动,临时接受非政府组织与卫生组织建立正式关系"③。基于这一决议,有更多的非政府组织能够申请与世界卫生组织快速建立正式关系,从而加入《公约》谈判,且享有各项应有的参与和发言权。

　　为了让非政府组织能够最终走向谈判桌,加拿大政府也为它们参与《公约》提供了资金援助,其中既包括加拿大国内的非政府组织,也包括其他发

────────────

　　① World Health Organization,*A/FCTC/INB1/SR:Summary Records:Intergovernmental Negotiating Body on the Framework Convention on Tobacco Control*,First Session,p.17,访问日期:2018年3月10日。

　　②③ 世界卫生组织:《与世界卫生组织有正式关系和临时关系的非政府组织参加世界卫生组织烟草控制框架公约政府间谈判机构问题:世界卫生组织烟草控制框架公约政府间谈判机构第三次会议》,2001年,第1页,http://apps.who.int/gb/fctc/PDF/inb3/cinb3d6.pdf,访问日期:2018年3月10日。

119

展中国家的非政府组织。实际上,加拿大成为唯一一个持续为民间组织参与《公约》谈判提供财政支持的国家。①由于得到了加拿大政府的资助,加拿大国内非政府组织,如加拿大癌症协会(Canadian Cancer Society)、加拿大心脏和中风基金会(Heart and Stroke Foundation of Canada)及无烟加拿大医生联盟(Physicians for a Smoke-Free Canada)等,都派代表参加了所有政府间机构谈判会议,包括不限成员名额的政府间工作组和公约缔约方大会第一次会议。它们在非政府组织联盟——框架公约联盟(Framework Convention Alliance)——中也发挥了重要作用,使得某些控烟要点最终被纳入《公约》。同时,他们还为加拿大政府代表团与国际非政府组织之间的沟通提供了重要渠道,加拿大政府也通过向框架公约联盟捐款来支持其他中低收入国家的非政府组织参与谈判。②

此外,加拿大政府对非政府组织参与《公约》制定的支持还体现在不同寻常地将一名非政府组织代表——加拿大癌症协会的高级政策分析员罗布·坎宁安(Rob Cunningham)——纳入加拿大政府代表团,坎宁安直接参加了政府间机构谈判。③非政府组织代表加入政府代表团意味着非政府组织更加直接地与政府官员合作,共同塑造加拿大政府的谈判立场。

得益于加拿大等国家的极力倡导和诸多支持,非政府组织得以广泛地参与到《公约》的谈判中来。事实也证明,它们通过直接参与谈判、监督谈判、游说政府代表、宣传烟草危害以及支持发展中国家参与谈判等途径,发挥了它们游说、教育和监督的作用,为敦促制定强有力的《公约》做出了特别的贡献,其重要性最终在《公约》中也得到了肯定。《公约》在序言中明确写道:"……强调不隶属于烟草业的非政府组织和民间社会其他成员……对国家和国际烟草控制努力的特殊贡献,及其参与国家和国际烟草控制努力的重要性。"④

---

① Raphael Lencucha, Ronald Labonté and Michael J Rouse, "Beyond Idealism and Realism: Canadian NGO/government Relations during the Negotiation of the FCTC," *Journal of Public Health Policy*, Vol.31, No.1, 2010, p.83.

②③ Raphael Lencucha, Kothari Anita and Ronald Labonté, "The Role of Non-Governmental Organizations in Global Health Diplomacy: Negotiating the Framework Convention on Tobacco Control," *Health Policy and Planning*, Vol.26, No.5, 2011, p.406.

④ 世界卫生组织:《世界卫生组织烟草控制框架公约》,第 2 页,访问日期:2018 年 3 月 14 日。

第三节　《烟草控制框架公约》的出台
与加拿大的执行

《公约》于 2005 年正式生效。全球第一个公共卫生条约从酝酿到出台经历了 10 年,体现了世界卫生组织、各成员国政府和全球烟草控制倡导者们不懈的坚持,也代表着国际卫生法发展的新阶段。然而,《公约》生效只是确立了"规则",全球控烟努力的成败最终取决于执行。诚如世界卫生组织总干事李钟郁(Lee Jong-Wook)博士在《公约》前言中强调的:"《公约》作为公共卫生的一项手段能否取得成功将取决于未来数年我们在国家中为实施这项《公约》所做的努力和政治承诺。"①作为《公约》的坚定支持者,加拿大一直积极执行和推广《公约》所设定的最佳做法。通过不断地修订国内烟草控制立法以及加大各层面的国际控烟合作,加拿大成为了全球烟草控制的引领者和理想的国际合作伙伴。

一、《烟草控制框架公约》的出台及其意义

2003 年 2 月 17 日,政府间谈判机构第六次(最后一次)会议在日内瓦召开,经过一周紧张而广泛的磋商,谈判机构最终同意将《公约》的最后文本提交给第 56 届世界卫生大会审议通过。在 2003 年第 56 届世界卫生大会上,世界卫生组织 192 个成员以全体鼓掌的方式一致通过了《公约》,从而圆满结束了长达 4 年的艰难谈判。该《公约》自 2003 年 6 月 16 日起开放供签署,为期一年。②

加拿大政府于 2003 年 7 月 15 日签署了《公约》,并于次年 11 月 26 日批准了《公约》,加拿大成为《公约》生效所必需的最先批准的 40 个国家之一。在加拿大批准《公约》当日,加拿大卫生部部长乌贾尔·杜桑吉(Ujjal Dosanjh)肯定了加拿大对《公约》的贡献和支持。他表示:"加拿大是世界烟草控制的领导者。我倍感自豪,加拿大强有力的立法和法规受到了国际社会的尊重和认可,并激发了《公约》中的许多条款。实际上可以说《公约》最初是基于加拿大的一个构想。在很多情况下,加拿大已经达到并超过了《公

---

① 世界卫生组织:《世界卫生组织烟草控制框架公约》,第 vi 页。
② 同上文,第 35 页。

约》的要求。"①同时,加拿大各省和地区卫生部部长也都表示支持《公约》,并重申继续致力于共同努力解决烟草消费造成的公共卫生后果。②《公约》于 2005 年 2 月 27 日正式生效,当日乌贾尔部长也再次表示加拿大将继续在《公约》实施中发挥领导作用:"我们将继续推行这一控烟传统,推动实施和管理《公约》的全球努力。"③

《公约》的出台与生效具有多重重大意义。首先,这是世界卫生组织首次成功利用其立法权来解决全球卫生治理问题,使《公约》成为第一个具有国际法约束力的全球性公约,表明国际法在预防疾病、促进健康等方面具有极其重要的作用。同时,这是国际社会首次尝试在全球层面针对单一的合法产品采取一致行动,它重申所有人享有最高健康标准的权利超过自由贸易的价值。

其次,除了作为烟草控制领域的突破性发展,《公约》的更广泛意义还体现在它是全球卫生治理的一项重大创新,是对以牺牲公共健康为代价的某一行业进行全球治理的先例。④正如布伦特兰总干事所言:"个别国家的行动可能是无效的,主要是因为贸易、市场和信息的全球化,公司的利益不再受地理的限制。烟草业营销策略的全球化打破了地方和国家烟草使用的文化障碍。"⑤因此,传统的治理方式已无法有效地对抗全球烟草流行。控烟既需要各国国内全面一致的持续努力,还需要在国际层面上强有力的协调,《公约》的出台和生效正是对全球化作出适当反应的有益尝试,是全球卫生治理机制制度化创新的典范。

第三,《公约》为世界各国提供了明确的控烟路线图和系列最佳做法,指

---

① ② Government of Canada, "Canada Ratifies the Framework Convention on Tobacco Control, the World's First Public Health Treaty," https://www.canada.ca/en/news/archive/2004/12/canada-ratifies-framework-convention-tobacco-control-world-first-public-health-treaty.html? = undefined&wbdisable = true,访问日期:2018 年 3 月 18 日。

③ Government of Canada, "Framework Convention on Tobacco Control Goes into Force," Feb. 25, 2005, https://www.canada.ca/en/news/archive/2005/02/framework-convention-tobacco-control-goes-force.html,访问日期:2018 年 3 月 19 日。

④ Jeff Collin and Kelley Lee, "Globalisation and the Politics of Health Governance: the Framework Convention on Tobacco Control," in Andrew F. Cooper and John Kirton eds., *Innovation in Global Health Governance: Critical Cases*, United Kingdom: Ashgate Publishing, 2009, p.219.

⑤ Gro Harlem Brundtland, "Achieving Worldwide Tobacco Control," *Journal of the American Medical Association*, Vol.284, No.6, 2000, p.708.

导各国将全球共识转变为全球现实。《公约》制定的主要思路是通过采取综合性的措施来减少烟草的需求和供应。它对烟草及其制品的成分、包装、广告、促销、赞助、价格、税收、非法贸易、大众教育、戒烟服务、烟盒包装和监测等问题均有相应规定。因此，签署和批准《公约》的国家将实施全面的烟草控制战略与计划。

二、加拿大对《烟草控制框架公约》的执行

要实现《公约》的有效执行，离不开缔约方完全履行义务。迄今为止，《公约》已在许多国家、地区乃至全球范围内发挥了重要作用，181 个缔约方在烟草控制工作中都取得了令人瞩目的进展。[1]其中，加拿大作为国内控烟立法的先行者，在不少条款履行中率先达到甚至超过了《公约》的基本要求。

首先，从控烟战略上看，加拿大政府根据《公约》要求，制定并实施了全面的多部门国家烟草控制战略。2001 年，加拿大政府制定了《联邦烟草控制战略》（Federal Tobacco Control Strategy）作为国内控烟的战略框架。该战略强调从预防、保护、戒烟和产品监管四大环节入手，运用全面、综合和可持续的措施来减少烟草使用。[2]2012 年，基于 2001 年制定的十年战略目标已经大部分实现，加拿大政府更新出台了《联邦烟草控制战略（2012—2017）》，以调整烟草控制活动的重点。[3]在 2018 年 5 月 31 日的世界无烟日，加拿大又推出新的《加拿大烟草战略》（Canada's Tobacco Strategy），旨在在 2035 年之前将加拿大人的烟草使用率降至 5% 以下，并第一次大幅度地增加预算，计划未来 5 年投入 3.3 亿加元用于控烟。[4]

---

① 据统计，在《公约》生效 10 年后，缔约国当中有 80% 的国家加强了烟草控制方面的立法；在控制措施的作用下，在缔约国购买一包香烟的平均价格增长了 150%；75% 至 85% 香烟盒上都印制了警示图标；此外，许多国家还通过法令，禁止在室内和公共场所吸烟。World Health Organization，"10th Anniversary of the WHO Framework Convention on Tobacco Control，" 2015，pp.6—7，https://www.who.int/fctc/FCTC_Anniversary_leaflet_web.pdf，访问日期：2018 年 7 月 19 日。

② Government of Canada，"Federal Tobacco Control Strategy，" https://www.canada.ca/en/health-canada/services/health-concerns/tobacco/resources/news-room/federal-tobacco-control-strategy.html，访问日期：2018 年 3 月 19 日。

③ Government of Canada，"Strong Foundation，Renewed Focus—An Overview of Canada's Federal Tobacco Control Strategy 2012—2017，" http://healthycanadians.gc.ca/publications/healthy-living-vie-saine/tobacco-strategy-2012-2017-strategie-tabagisme/index-eng.php?_ga=1.186674728.1661507824.1464439282，访问日期：2018 年 7 月 19 日。

④ Government of Canada，"Canada's Tobacco Strategy，" 2018，https://www.canada.ca/content/dam/hc-sc/documents/services/publications/healthy-living/canada-tobacco-strategy/overview-canada-tobacco-strategy-eng.pdf，访问日期：2018 年 7 月 19 日。

其次，在烟草控制立法层面，加拿大拥有非常全面的烟草控制法规。联邦政府和各省及地区政府通过这些烟草法规，几乎实施了《公约》中最佳做法的所有可采用措施，甚至在很多方面成为"世界首位"。例如，在烟草包装方面，2000年，加拿大成为世界上第一个要求烟草包装上标出图像健康警示的国家，要求包装须采用轮换性的16种全彩色图形健康警语，且覆盖包装前后的50%面积以上，包装内部也需标示详细的健康风险和戒烟信息。2011年，加拿大卫生部又将图形健康警告信息的大小从香烟和小雪茄包装前后的50%增加到75%。①在卷烟消防安全方面，2005年，加拿大颁布了《卷烟着火倾向法规》(Cigarette Ignition Propensity Regulations)，成为全球首个实施全国卷烟消防安全标准的国家。法规要求所有在加拿大生产或进口的卷烟都达到某一标准，以降低点燃软垫家具、床垫和被褥的可能性。②在烟草制品成分管制方面，2009年，加拿大修订了烟草法，成为第一个禁止在烟草制品中使用某些添加剂的国家，以降低含有添加剂的烟草产品对青少年的吸引力。2015年，加拿大又对烟草法的附表进行修订，进一步限制了更多种类的香料添加剂在雪茄等烟草产品中的使用，以制约烟草业推出新口味烟草产品的营销策略。③

第三，除了率先实施《公约》中的某些条款，加拿大一些控烟法规的严格程度已超过了《公约》的要求，它的一些创新性的控烟做法在全球起到了很好的示范作用。例如，在执行防止接触烟草烟雾条款上，加拿大处于世界领先地位。加拿大的所有地方辖区都通过了全面的无烟立法，禁烟区已拓展到了许多非传统禁烟场所，如庭院、游乐场和公园等公共场所。④安大略省2015年的法规修正案禁止在儿童游乐场、公共运动场及附近和所有餐厅酒吧的露台上吸烟；禁止在大学、中学校园和托儿中心（含私人家庭的托儿所）

---

① World Health Organization, "Canada's Core Questionnaire of the Reporting Instrument of WHO FCTC," 2016, p.53, https://untobaccocontrol.org/impldb/wp-content/uploads/reports/canada_2016_report.pdf，访问日期：2018年3月20日。

② Ibid., p.59.

③ World Health Organization, "2016 Global Progress Report on Implementation of the WHO Framework Convention on Tobacco Control," p.30, http://www.who.int/fctc/reporting/2016_global_progress_report.pdf，访问日期：2018年3月18日。

④ 《公约》第八条款要求"每一缔约方应在国家法律规定的现有国家管辖范围内采取和实行，并在其他司法管辖权限内积极促进采取和实行有效的立法、实施、行政和/或其他措施，以防止在室内工作场所、公共交通工具、室内公共场所，适当时，包括在其他公共场所接触烟草烟雾"。

出售烟草制品。①

　　第四，加拿大还遵循《公约》要求开展了广泛的国际烟草控制合作。例如配合跨境行动以制止非法烟草制品的走私，参与多边谈判以制定相关国际准则及分享控烟专长，帮助其他国家应对控烟挑战，以及向其他缔约方提供资金和技术援助以推动它们在国内执行《公约》。同时，加拿大还向世界卫生组织提供特定资金，继续支持烟草研究和其他国际性控烟行动。

小　　结

　　2003 年，由加拿大和其他成员大力支持推动的世界卫生组织《烟草控制框架公约》作为世界上第一个具有国际法约束力的全球性卫生公约，为国际控烟合作提供了法律依据，并为遵守条约制定了高标准。加拿大政府极其重视《公约》的公共卫生依据和全球卫生治理的必要性，全方位参与了《公约》的构想、倡导和制定工作，并在其中扮演了积极推动者和领导者的角色，赢得了广泛的国际声誉。事实表明，加拿大有意愿也有能力在这一多边国际条约的制定与执行中发挥关键作用，它的成功作为与以下几大不容忽视的促进因素有关。

　　国际因素方面，烟草流行全球化是最为重要的促进因素。不断深入的全球化在加速烟草流行蔓延的同时，更凸显了单一国家行动在控制跨境烟草问题上的局限性。《公约》的制定正是对这种烟草流行全球化做出的有力反应，也凝聚了各国政府支持烟草控制政策的国际共识。即便是加拿大这种在国内已有严格控烟政策的国家也无法独立地解决跨境烟草问题，因而需要支持多边框架下的国际合作与多边管制来有效开展控烟行动。一部关于烟草控制的国际法规既能进一步加强加拿大国内的烟草控制力度，又能为加拿大和其他国家共同解决跨境烟草问题提供充分的合法性与全球协作基础。因此，加拿大积极地参与了这一重要的全球卫生治理法规的制定和实施，这一做法既是在寻求国际规制以解决主权国家无法独立应对的跨境

---

　　① World Health Organization："2016 Global Progress Report on Implementation of the WHO Framework Convention on Tobacco Control," p.26, http://www.who.int/fctc/reporting/2016_global_progress_report.pdf,访问日期：2018 年 3 月 18 日。

烟草问题，也是实现国内烟草问题善治的有效途径。

国内政府因素方面，首先，随着 1993 年让·克雷蒂安的上台，其领导的自由党政府极力避免出现马尔罗尼政府时期因与美国过度亲近而备受诟病的现象①，表现出自由国际主义思潮下对多边主义的回归。在全球卫生治理中，加拿大表现为积极推动控烟多边国际法的制定，以增加中等国家的影响力。其次，加拿大政府传统上对控烟问题的重视以及严格的烟草立法是其在《公约》制定中发挥重要作用的基础。加拿大拥有世界上最大的烟草控制体系、强大的公共卫生系统及成熟的立法制度，联邦、省与地方政府不断出台并修订一系列严格的控烟法规，这在降低加拿大人的吸烟率方面产生了突出的成果，使加拿大成为全球公认的国内烟草控制的领导者。1995 年5 月，世界卫生组织总干事中岛宏博士表示："加拿大全面的烟草控制是公共卫生政策的杰出范例"，"加拿大采取了许多其他国家效仿的开创性举措。"②谈判期间，加拿大将国内立法作为《公约》的蓝本，积极推动《公约》中纳入更严格的条款，并鼓励其他国家对这些条款予以支持。③在《公约》出台后，加拿大率先实施了《公约》中的许多条款，甚至采取了比《公约》更为严格的立法，继续在全球控烟行动中发挥引领作用。从这种意义上看，积极参与《公约》制定正是加拿大控烟理念和领导力在全球层面投射的良机，也确实提升了其作为中等国家在全球卫生治理中的话语权。

国内社会因素方面，加拿大的非政府组织是一个关键性的影响因素。无论是早期推动《公约》构想成为世界卫生大会的正式决议，还是在谈判中督促加拿大政府争取更强有力的《公约》条款，加拿大国内的非政府组织都发挥了积极的促进作用。加拿大在《公约》制定中极力倡导非政府组织广泛参与《公约》的谈判和管理，延续了加拿大政府支持国内非政府组织参与控烟的一贯传统。一方面，加拿大拥有世界上最先进和最成熟的控烟非政府组织，这些组织在控烟方面有着最前沿的理念、极为丰富的经验与专业知识。它们促进加拿大政府制定了一系列最强有力的烟草控制政策。结合这

① ［加］金·理查德·诺萨尔、斯特凡·鲁塞尔、斯特凡·帕奎因：《加拿大对外政策政治》，唐小松译，北京：外语教学与研究出版社 2018 年版，第 186 页。

② Rob Cunningham, *Smoke & Mirrors: The Canadian Tobacco War*, Ottawa: International Development Research Centre, 1996, p.210.

③ Barbara Sibbald, "Landmark Global Tobacco Treaty Coming into Effect," *Canadian Medical Association Journal*, Vol.172, No.4, 2005, p.457.

些国内经验,加拿大非政府组织在《公约》谈判中处于市民社会活动的最前沿。另一方面,加拿大政府认可并资助了国内非政府组织,让它们在控烟行动中发挥作用。因为在加拿大政府看来,非政府组织想要制定强有力的《公约》的目标与政府一致。非政府组织不受政治约束,可以超越政府所面临的外交局限,因此更能在具体磋商谈判中提出加拿大政府不便提出的观点或要求,从而推动达成两者共同追求的政策目标。尽管政府和非政府组织的利益和立场不可能完全一致,但两者在《公约》制定中的合作可以被视为全球卫生治理中的一个范例,证明良好的政府与非政府组织的合作伙伴关系可以有效地促成全球卫生公益的实现。

第五章　主导卫生援助与平等的实现：
加拿大与《马斯科卡倡议》

妇女儿童健康是人类延续和发展的前提与基础，它在全球人权和发展议程中处于中心地位，其中母婴儿童健康（Maternal，Newborn and Child Health）是妇女儿童健康促进的重要内容，也是全球卫生治理的重要一环。作为一项国际共识，虽然各国政府和国际社会对促进妇女儿童健康采取了积极行动并取得了相应进展，但全球孕产妇和五岁以下儿童的死亡数量仍然过高，各国内部和国家之间在妇女儿童健康卫生公平上也存在着巨大差距。

加拿大是妇女儿童健康，特别是母婴儿童健康的大力倡导者。2010年，由加拿大领导发起的八国集团《马斯科卡倡议》对全球妇女儿童健康促进具有历史性意义。八国集团成员国承诺今后5年新增50亿美元资金帮助最贫困国家改善妇女儿童健康。本章全面追溯倡议的产生背景、加拿大对倡议的推动历程与承诺，着重探讨加拿大在《马斯科卡倡议》出台和落实进程中如何发挥领导力。

第一节　加拿大与《马斯科卡倡议》的缘起

妇女是人类繁衍的根基，儿童是世界发展的希望，其健康状况对全球健康的总体水平具有极大的影响，也直接关系到社会优质劳动力的储备和社会经济发展潜力的提升，是国家和社会可持续发展的重要前提与宝贵资源。①尽管妇女儿童健康长期以来一直受到国际组织和各国政府的普遍关注，尤其是联合国千年发展目标中有多项指标指向了妇女儿童健康的促进。

---

① 　闻德亮主编：《全球妇幼健康》，北京：人民卫生出版社 2017 年版，第 5 页。

但千年发展目标实施近 10 年后,全球妇女儿童健康状况仍然令人难以接受。2010 年,在国内非政府组织的大力推动下,加拿大政府利用其主办八国集团峰会的主席国身份,将母婴儿童健康列为峰会的核心议题,意在通过八国集团框架来实践其改善全球母婴儿童健康的目标,最终推动全球卫生治理向纵深发展。

一、妇女儿童健康的意义及困境

在全球化的视域下,妇女儿童健康已经不再仅仅是一个国家或地区关注的局部事务,而是需要各国共同参与和行动的优先发展事项。它对于终结全球极端贫困、促进发展和实现可持续发展目标必不可少,具有重要而紧迫的战略意义。[①]这种意义主要体现在人权和发展两个框架之中。

第一,妇女儿童健康是一项基本人权,这已在一系列国际条约中得到确认。1946 年,《世界卫生组织组织法》在其序言中指出:"享受最高而能获致之健康标准,为人人基本权利之一。不因种族、宗教、政治信仰、经济或社会情境各异,而分轩轾。"[②]1948 年,《世界人权宣言》第 25 条首次提出了"母亲和儿童有权享有特别照顾和协助"的原则。[③]联合国《消除对妇女一切形式歧视公约》和《儿童权利公约》、世界儿童首脑会议《儿童生存、保护和发展世界宣言》、世界妇女大会《北京宣言》等一系列全球性公约和宣言也都明确了妇女儿童的健康受到保护是一项基本人权。[④]各国政府和相关国际组织应当履行相应的责任。

第二,妇女儿童健康在社会经济发展中起着至关重要的作用[⑤],其健康改善可以有效释放社会经济发展潜能。《中国妇幼卫生事业发展报告(2011)》指出:"妇女儿童健康是人类持续发展的前提和基础,妇女儿童健康指标不仅是国际上公认最基础的健康指标,更是衡量社会经济发展和人类

---

① 联合国:《妇女、儿童和青少年健康全球战略(2016—2030):生存、繁荣、变革》,2015 年,第 17 页,http://www.who.int/maternal_child_adolescent/documents/women-deliver-global-strategy/zh/,访问日期:2017 年 12 月 2 日。

② 世界卫生组织:《世界卫生组织组织法》,2005 年,第 1 页,http://apps.who.int/gb/bd/PDF/bd47/CH/constitution-ch.pdf,访问日期:2017 年 12 月 2 日。

③ United Nations, "Article 25.2. Universal Declaration of Human Rights," http://www.ohchr.org/EN/UDHR/Documents/UDHR_Translations/eng.pdf,访问日期:2017 年 12 月 2 日。

④ 闻德亮主编:《全球妇幼健康》,北京:人民卫生出版社 2017 年版,第 6 页。

⑤ 联合国:《妇女、儿童和青少年健康全球战略(2016—2030):生存、繁荣、变革》,第 16 页。

发展的重要综合性指标。"①有研究表明，解决孕妇和儿童营养不良问题可提高个人终身收入，最高达 10%②；消除亚洲和非洲的营养不足可促使国内生产总值增加 11%；而对现代避孕药、优质孕产妇和新生儿保健的投入效益更高，可获 1∶120 美元的回报。③

虽然保护妇女儿童健康作为一项国际共识已经推动了各国政府和国际社会采取积极措施，但全面实现全球妇女儿童健康的目标依然面临着艰难的困境。

其一，进入 21 世纪之前，每年仍有数百万儿童因缺乏医疗、清洁用水、安全的室内环境或充足营养而无端死亡。贫困国家每生产 1 000 个活婴致死的产妇高达 400 人，其中多数死亡原本可以避免。④即使仅采取补充维生素 A、注射结核和疟疾疫苗、做产前检查和围生期访视等低成本干预措施，就可明显降低妇女儿童的可预防死亡率，但这些干预措施的使用率仍然很低，特别是在低收入国家。⑤

其二，各国家和各国内部之间妇女儿童健康在卫生公平上还存在鸿沟，尤以那些最贫困、受教育最少和最偏远地区妇女儿童的健康差别为甚。⑥几乎所有的孕产妇死亡都发生在发展中国家，其中超过半数死亡发生在撒哈拉以南的非洲。⑦在那里，每 9 名儿童中有 1 人在 5 岁之前死亡，这一比率高出发达地区平均水平 16 倍多。⑧此外，各国内部妇女儿童保健水平也存在明显的地区差异。

二、联合国千年发展目标与妇女儿童健康

联合国千年发展目标是国际社会应对全球妇女儿童健康挑战的最重

---

① 中华人民共和国卫生部：《中国妇幼卫生事业发展报告（2011）》，2011 年 8 月，http://www.gov.cn/gzdt/att/att/site1/20110921/001e3741a4740fe3bdab01.pdf，访问日期：2017 年 12 月 2 日。

② Susan Horton, Meera Shekar, and Mahal Ajay, *Scaling Up Nutrition-What Will It Cost*? Washington, D.C.: World Bank Publications, 2009, p.52.

③ 联合国：《妇女、儿童和青少年健康全球战略（2016—2030）：生存、繁荣、变革》，第 19 页。

④ 联合国：《联合国千年宣言的执行情况——秘书长的报告》，2002 年，http://www.un.org/chinese/documents/view_doc.asp?symbol＝A/57/270，访问日期：2017 年 12 月 3 日。

⑤ 闻德亮主编：《全球妇幼健康》，第 8 页。

⑥ 联合国：《联合国千年宣言的执行情况——秘书长的报告》，2002 年。

⑦ 世界卫生组织：《实况报道——孕产妇死亡率》，http://www.who.int/mediacentre/factsheets/fs348/zh/，访问日期：2017 年 11 月 28 日。

⑧ 联合国：《2013 千年发展目标报告》，第 24 页，2013 年，http://www.un.org/zh/mdg/report2013/index.shtml，访问日期：2017 年 12 月 3 日。

要框架之一。21世纪伊始,189个联合国成员国(现为193个)以及23个国际组织承诺在2015年前帮助实现8个千年发展目标(Millennium Development Goals),其中千年发展目标四和目标五与妇女儿童健康直接相关,目标四为"使五岁以下儿童死亡率降低三分之二",目标五是"使孕产妇死亡率降低四分之三和普遍获得生殖卫生服务"①。实现这两个目标可以让约4 000万名5岁以下儿童免于死亡,140万名妇女避免死于因妊娠和分娩出现的并发症。②鉴于发达国家和欠发达国家妇女儿童健康水平的巨大差异,联合国千年发展目标主要致力于帮助贫困地区的妇女儿童改善健康。

虽然千年发展目标为改善全球妇女儿童健康设定了明确的指标,但从该目标的执行情况与效果来看,目标四和目标五的落实仍面临着巨大的困难。2010年是落实千年发展目标的第10年,在所有八项目标中以这两项目标离实现的差距最远。国际社会只实现了孕产妇健康目标的9%和儿童死亡率目标的32%,前景不容乐观。③造成这种情况的主要原因可以归结为以下三个方面。

首先,成员国,特别是大国落实对妇女儿童健康援助承诺的政治意愿不足,未能为低收入国家提供促进妇女儿童健康的必要资源。资源(包括资金、服务、技术支持和伙伴关系等)——无论是来自国际援助还是国内投资——都是确保低收入国家实现对孕产妇和儿童健康采取简单、高效、低成本卫生干预措施的重要因素。④长期以来,世界卫生组织和美国对全球卫生的主要援助投入是以疾病为导向的,而非以特殊人群为目标。虽然对抗肺结核、疟疾、天花、艾滋病等疾病的全球性计划为促进妇女儿童健康带来了重大的突破,但还有研究证实,在改善母婴儿童健康并降低死亡率方面,综合性干预措施的效果远比单病种防治计划更优、成本更低。⑤

---

① 联合国:《千年发展目标是什么?》,http://www.un.org/zh/millenniumgoals/bkgd.shtml,访问日期:2017年12月3日。

②③ 联合国:《促进妇女儿童健康全球战略》,2010年9月,第4页,http://www.who.int/pmnch/activities/jointactionplan/201009gswch_chinese.pdf,访问日期:2017年12月3日。

④ Jennifer Bryce, Robert Black, and Cesar Victora, "Millennium Development Goals 4 and 5: Progress and Challenges," *BMC medicine*, Vol.11, No.1, 2013, p.225.

⑤ Canadian Coalition for Maternal, Newborn and Child Health, "The 2010 Muskoka Summit: an Opportunity for Canada to Lead on Preventing the Deaths of Women and Children," http://www.g8.utoronto.ca/conferences/2010/ghdp/ccmnch.pdf,访问日期:2017年12月5日。

其次，2008年的国际金融危机极大地增加了实现目标的难度，其对发展中国家的影响尤为明显。各国在健康和教育方面的公共开支被迫大幅削减，儿童及其家庭陷入贫困，造成五岁以下儿童的死亡率上升、适龄儿童入学率下降甚至被迫在危险环境下当童工。①同时，由于发达国家对发展中国家的援助承诺大多是以国民收入的百分比来计算，全球经济萎缩使得这些援助承诺的绝对数额减少，②妇女儿童健康领域的发展援助也相应放缓，导致实现目标四、目标五两项千年发展目标变得更为艰难。尽管二十国集团为应对国际金融危机，于2008年、2009年的二十国集团领导人峰会上筹集了数万亿美元，但这些资金并没有投入妇女儿童健康领域，使低收入国家的妇女儿童健康面临着更加窘迫的局面。

第三，千年发展目标对成员国践行援助承诺缺乏问责制。千年发展目标作为重要的减贫和促进妇女儿童健康的全球卫生治理框架，在2010年之前还未建立一套有效的评价、监督和问责制度来确保所有合作伙伴兑现自己的承诺。③这就难以准确判断各方对千年发展目标四、目标五的捐助是否及时到位，受助方的资源使用是否合理、透明，预期结果能否实现。④

三、"母婴儿童健康"设定为八国峰会关键议题

加拿大政府历来重视妇女儿童的健康问题，无论是国内还是国际层面，妇女儿童健康始终都是加拿大的优先发展领域。在国内，加拿大政府建立了完善的妇幼保健体系，在国际上，加拿大政府对妇女儿童健康议题始终关注并持续开展卫生援助。同时，加拿大还通过世界卫生组织、联合国儿童基金会、全球基金、全球疫苗免疫联盟等合作伙伴的渠道资助了一系列卫生干预项目，为降低全球孕产妇和五岁以下儿童死亡率作出了杰出的贡献。例如，2002年，加拿大推动各国政府与联合国儿童基金会在西非和中非合作

---

① 联合国儿童基金会：《世界儿童状况》，2009年，第62页，https://www.unicef.org/chinese/rightsite/sowc/pdfs/panels/chinese_the_global_economic_crisis_implications_for_child_rights.pdf，访问日期：2017年12月5日。

② 彭磊、谈世中：《实现千年发展目标，风险与机遇并存》，载《求是》2009年第17期，第59页。

③ United Nation, "Keeping the Promise: A forward-looking Review to Promote an Agreed Action Agenda to Achieve the Millennium Development Goals by 2015," Report of the Secretary-General, UN, General Assembly 64th Session, 2010, http://www.un.org/millenniumgoals/reports.shtml，访问日期：2017年12月7日。

④ 闻德亮主编：《全球妇幼健康》，第28页。

发起了"加速儿童生存和发展"项目，并成为其主要资助国。到 2004 年，该项目已覆盖西非和中非 11 个国家共 1 600 多万人口。[①]2007 年，加拿大再次成为多边合作项目"拯救百万人生命催化行动"的主要出资者之一，于2008 年到 2012 年间向该倡议投入 1.05 亿美元，资助拯救妇女儿童生命的公共卫生干预措施。[②]除此之外，加拿大还与合作伙伴一起广泛资助一系列卫生干预项目，以满足妇女儿童在健康、免疫、营养、紧急救济等方面的最迫切需求，为降低全球孕产妇和五岁以下儿童死亡率作出了突出的贡献。作为联合国儿童基金会十大政府捐助者之一，加拿大还资助了儿童基金会的各项母婴健康卫生计划，每年帮助拯救数十万儿童的生命。[③]加拿大还是全球基金的第七大捐助国。[④]这些本国的治理成就及参与全球多边卫生合作的经历既充分体现了加拿大国际人道主义和卫生平等的价值观，又极大提高了加拿大在全球卫生领域的声望与地位，更坚定了加拿大在八国集团框架下实践其改善全球母婴儿童健康目标的信心。

2007 年 11 月，当加拿大政府开始为其主办的 2010 年八国集团峰会设置议程时，母婴儿童健康并不是最初关注的问题，但 2010 年 1 月 26 日，哈珀总理却公开宣布将母婴儿童健康确定为八国集团首脑峰会的"优先关键领域"。[⑤]诸多文献记录表明，这是加拿大非政府组织两年多来幕后积极推

---

① United Nations International Children's Emergency Fund, "Accelerated Child Survival and Development in West Africa," https://www.unicef.org/sowc08/docs/sowc08_panel_2_7.pdf, 访问日期：2017 年 12 月 19 日。

② UNICEF Canada, "Canadian Coalition Commends Government on G8 Focus That Could Save Millions of Lives," https://www.unicef.ca/en/press-release/canadian-coalition-commends-government-on-g8-focus-that-could-save-mill, 访问日期：2017 年 12 月 12 日。

③ UNICEF, "UNICEF and Canada Partnering to Save Children's Lives," https://www.unicef.ca/sites/default/files/legacy/imce_uploads/unicef_and_canada_lr_0.pdf, 访问日期：2017 年 12 月 12 日。

④ Government of Canada, "Improving the health and rights of women and children," http://international.gc.ca/world-monde/issues_development-enjeux_developpement/global_health-sante_mondiale/improving_health-ameliorer_sante.aspx?lang=eng, 访问日期：2017 年 12 月 12 日。

⑤ 加拿大政府官员举行了全天候的部门间会议来确定优先议题，提出的第一轮议题包括民主化、非洲、承诺（compliance）、能源、北极，以及"13 国集团"（G13）卫生和发展议题不在其中。John Kirton, Julia Kulik and Caroline Bracht, "The Political Process in Global Health and Nutrition Governance: The G8's 2010 Muskoka Initiative on Maternal, Child, and Newborn Health," *Annals of the New York Academy of Sciences*, Vol. 13311, No. 1, 2014, p.188.

动的结果,其中加拿大孕产妇、新生儿和儿童健康联盟(Canadian Coalition for Maternal, Newborn and Child Health,以下简称联盟)发挥了关键作用。①该联盟由加拿大世界宣明会(World Vision)、加拿大计划(Plan Canada)、加拿大儿童救助会(Save the Children)、加拿大联合国儿童基金会(UNICEF Canada)、加拿大护理中心(Care Canada),加拿大终结饥荒会(Responsibility for Ending Starvation Using Legislation, Trimtabbing, and Support Canada),以及加拿大人口与发展行动组织(Action Canada for Population and Development)七家非政府组织组成。这些组织一直都是妇女儿童健康的积极倡导者。它们长期关注并非常了解妇女儿童健康所面临的挑战及最有效解决方案。其实早在2006年春季,世界宣明会就启动了全球宣传运动,重点就放在当时进展最慢的千年发展目标四和目标五上。故此,联盟迫切希望政府采纳它们的建议方案,将妇女儿童健康和救助作为加拿大参与全球卫生治理的抓手。2008年夏,加拿大儿童救助会负责人与加拿大八国集团峰会前协调人罗伯特·福勒(Robert Fowler)和戈登·史密斯(Gordon Smith)进行了数次会谈,探讨将母婴儿童健康议题纳入加拿大八国峰会议程的可能性。

2008年11月,加拿大儿童救助会为母婴儿童健康制定了一套完整的策划方案并提交给总理办公室。2009年12月,联盟代表与加拿大国际开发署(Canadian International Development Agency)和总理办公室的政府高级官员进行会谈。2010年1月,联盟代表又应邀拜会峰会协调人雷纳德·爱德华兹(Lenard Edwards)及其卫生顾问特雷西·法伊夫(Tracy Fyfe),当面陈述了他们的设想与方案,表示加拿大对母婴儿童健康的倡议将获得美国、英国等峰会伙伴的大力支持。爱德华兹接受了联盟的构想,并将方案提呈给哈珀总理本人审批。②哈珀总理很快采纳了这一方案,决定将"母婴儿童健康"议题确定为峰会的关键议题,并迅速启动了加拿大政府对

---

① Canadian Coalition for Maternal, Newborn and Child Health, "The 2010 Muskoka Summit: An Opportunity for Canada to Lead on Preventing the Deaths of Women and Children," http://www.g8.utoronto.ca/conferences/2010/ghdp/ccmnch.pdf,访问日期:2017年12月10日。

② John Kirton, Julia Kulik and Caroline Bracht, "The Political Process in Global Health and Nutrition Governance: the G8's 2010 Muskoka Initiative on Maternal, Child, and Newborn Health," *Annals of the New York Academy of Sciences*, Vol.13311, No.1, 2014, p.188.

《马斯科卡倡议》文本的正式筹备工作。

第二节 加拿大对《马斯科卡倡议》的筹备

在明确母婴儿童健康成为峰会的关键议题后，加拿大随即开始了紧张的筹备工作。为推动《马斯科卡倡议》的成功出台，加拿大一方面通过政策协商和舆论宣传以进一步聚焦议题和赢取公众的广泛支持，另一方面通过与八国集团官员定期会晤以积极谋取政治共识，并力争推动问责制在马斯科卡峰会上落地。

一、筹划国内政策

国内筹划首先是议题论证，由学术机构进行专家评估。2010 年 1 月 25 日，加拿大多伦多大学召开了主题为"八国集团卫生治理中的问责、创新和一致性：把握加拿大八国集团峰会机会"（Accountability, Innovation, and Coherence in G8 Health Governance: Seizing Canada's G8 Opportunity）的多方研讨会，与会专家学者经充分论证后，最终将母婴儿童健康的焦点聚集在营养不良和可预防疾病问题上，并强调必须加强各国的卫生系统及实行问责制来确保投入的有效性。①围绕这次会议，联盟也开展了大量的前期调研与内部商讨，为议程的确立作出了贡献。基于以往妇女儿童健康项目的经验与最佳做法，联盟于 1 月 19 日发布了《2010 年马斯科卡峰会：加拿大引领预防妇女和儿童死亡的机会》（The 2010 Muskoka Summit: An Opportunity for Canada to Lead on Preventing the Deaths of Women and Children）的政策报告。该报告开篇就提出："2010 年加拿大主办八国集团峰会之际，我们能引领一项重要举措，以推动妇女儿童健康的巨大进步，使百万母亲和儿童们能够一起庆祝他们的 5 岁生日。"②该报告还将孕产妇、新生儿和儿童死亡的首要原因确定为"营养不良和可预防的疾病"（如麻疹、百日

① Accountability, Innovation and Coherence in G8 Health Governance, "Seizing Canada's G8 Opportunity," http://www.g8.utoronto.ca/conferences/2010/ghdp/speakers.html，访问日期：2017 年 12 月 24 日。

② Canadian Coalition for Maternal, Newborn and Child Health, "The 2010 Muskoka Summit: An Opportunity for Canada to Lead on Preventing the Deaths of Women and Children," http://www.g8.utoronto.ca/conferences/2010/ghdp/ccmnch.pdf，访问日期：2017 年 12 月 24 日。

咳、腹泻、肺炎和疟疾），并建议"采取一系列高效的综合性干预措施来确保母亲安全怀孕与分娩，并保证孕妇和两岁以下的儿童获得足够的营养"①。同时，该报告还为母婴儿童健康制定了全球行动方案，以推动千年发展目标四和目标五的实现。

其次是开展国内宣传，以继续赢得社会舆论对议题、政策的广泛支持。在遭受国际金融危机冲击之后，公众对援助母婴儿童健康的支持是加拿大政府仍能持续保持对该议题的关注和投资的重要保障。2009 年 11 月益普索-里德（Ipsos-Reid）的民意调查显示，88% 的加拿大公众认为"尽管经济下滑，加拿大政府仍应该遵守减少儿童死亡率的承诺，尤其是利用举办八国集团峰会的影响力"②。在公众舆论支持下，2010 年 1 月 26 日，总理办公室在加拿大《多伦多星报》上发表了哈珀总理声明，向公众陈述了加拿大政府关于八国集团《马斯科卡倡议》的主要设想，包括：总理倡导八国集团应在母婴儿童的健康方面作出切实的贡献；加拿大有义务协助那些极易陷入困境的人；"作为 2010 年八国集团的主席，加拿大希望八国集团成员能够联合起来，以改善全球最贫困地区妇女和儿童的健康状况"③。

二、寻求国际共识

在国际层面上，加拿大主要通过八国集团峰会协调人以及主要政府部门负责人的定期会晤，开展协调和取得共识。2010 年开始，八国集团首脑峰会协调人与各国外交和社会事务部门的高级官员每月会晤一次，就峰会的筹备工作进行沟通。2010 年 1 月及 3 月，在加拿大相继召开的八国集团财长会议和八国集团外长会议也对峰会的筹备进行了相关讨论。4 月，八国集团发展事务部长会议又就如何解决世界发展事务中最急迫的问题展开探讨，其中问责制及援助效率、母婴儿童健康、粮食安全是会议讨论的三个

---

① Canadian Coalition for Maternal, Newborn and Child Health, "The 2010 Muskoka Summit: An Opportunity for Canada to Lead on Preventing the Deaths of Women and Children," http://www.g8.utoronto.ca/conferences/2010/ghdp/ccmnch.pdf, 访问日期：2017 年 12 月 24 日。

② John Kirton, Julia Kulik and Caroline Bracht, "The Political Process in Global Health and Nutrition Governance: the G8's 2010 Muskoka Initiative on Maternal, Child, and Newborn Health," p.190.

③ Stephen Harper, "G8 Agenda: Focus on human welfare," *The Toronto Star*, January 26, 2010, http://www.thestar.com/opinion/article/755721-g8-agenda-focus-on-human-welfare, 访问日期：2018 年 1 月 3 日。

主要议题。贝弗莉·小田部长强调了八国集团要采取有效的综合性卫生干预措施来改进发展中国家,特别是撒哈拉以南非洲国家和亚洲国家的母婴儿童的健康,并提出了一套原则框架和卫生干预方案供部长们审议。①部长们对此框架表示认同,认为"健康的母亲、健康的孩子、降低母婴儿童死亡率和发病率是八国集团的首要任务"②。部长们也一致同意加拿大提出的长效核心原则,即"确保结果的可持续性;干预措施要基于证据和成本效益之上;关注需求最迫切的国家,同时继续支持已取得进展的国家;支持国家主导的国家卫生政策和计划;改善问责制;加强监测、报告和评估"③。在具体卫生干预措施方面,部长们也赞同加拿大的方案,认为"提高孕产妇和五岁以下儿童健康水平需要在全国和社区层面实施全方位的、全程的(从孕前、分娩到儿童5岁)、高效的卫生干预措施;还要加强发展中国家的卫生系统,使其在地方一级能够提供综合全面的服务,包括普及的初级保健、完备的卫生设施、训练有素的一线卫生人员,以及健全的卫生信息系统"④。这些共识所包含的核心原则和干预方案构成了《马斯科卡倡议》的蓝本。

另一项重要的准备工作是推动八国集团问责制的落实。哈珀总理尤其强调落实对八国集团峰会和二十国集团领导人峰会的所有承诺,特别是官方发展援助承诺的问责制,以确保所有合作伙伴能兑现自己的承诺并及时评估投入的有效性。⑤早在2009年的意大利拉奎拉峰会上,八国集团领导人就首次承诺要建立全面的问责制。⑥为了履行这一承诺,加拿大政府随后牵头建立了八国集团问责制工作组。2010年6月20日,即马斯科卡峰会前一周,八国集团发布了《马斯科卡问责制报告:对履行发展相关承诺的行

---

① 方案建议对母亲和儿童的连续照顾方面进行广泛的干预,包括培训和支持一线卫生工作者;提供更好的营养和微量营养素;治疗和预防肺炎、腹泻、疟疾和败血症等疾病;筛查和治疗性传播疾病,包括艾滋病毒/艾滋病;适当的药物;家庭计划;免疫接种;清洁的水和卫生设施。

②③ G8, "G8 Development Ministers Meeting Chair's Summary," April 28, 2010, http://www.g8.utoronto.ca/dev/chair_summary_100428,访问日期:2017年12月27日。

④ Paul C. Webster, "International Experts Laud Canadian Child and Maternal Health Plan," *Canadian Medical Association Journal*, Vol.182, No.9, 2010, p.E399.

⑤ Peter Hajnal, "The Muskoka G8 and Toronto G20 Summits, Accountability and Civil Society," *International Organization Research*, Vol.5, No.5, 2010, p.35.

⑥ Ella Kokotsis, "The Muskoka Accountability Report: Assessing the Written Record," *International Organization Research*, Vol.5, No.5, 2010, p.22.

动和效果评估》,首次全面评估并重点关注了 10 个领域承诺的行动与效果,包括援助有效性、债务减免、经济发展、卫生、清洁水、食品安全、教育、治理、和平与安全、环境与能源。①该报告也为之后评估《马斯科卡倡议》中对母婴儿童健康援助的承诺执行情况提供了问责框架。

第三节　加拿大与《马斯科卡倡议》的出台

2010 年 6 月 25 日,八国集团马斯科卡峰会通过了加拿大主导的《马斯科卡倡议》。八国集团成员国承诺在 2010 年至 2015 年间增加 50 亿美元的援助资金来帮助最贫困的国家改善妇女儿童健康,非八国集团国家也做出了 23 亿美元的援助承诺。该倡议作为 2010 年八国集团峰会的历史性成就,为加快实现妇女儿童健康千年发展目标作出了重要贡献。加拿大在倡议政策设计与援助承诺中的引领作用受到国际社会的广泛认可。

一、《马斯科卡倡议》的出台

2010 年 6 月 25 日上午,八国集团峰会正式在加拿大多伦多北部马斯科卡地区开幕。为了确保《马斯科卡倡议》得到八国领导人的支持,在峰会集体讨论之前,哈珀总理在峰会现场与日本首相菅直人(Kan Naoto),英国首相戴维・卡梅伦(David Cameron)和意大利总理西尔维奥・贝卢斯科尼(Silvio Berlusconi)举行双边会晤。为赢得对《马斯科卡倡议》的支持,哈珀表示他本人非常认同他们关注的发展、安全和与朝鲜的关系等重要事项。②

由于妇女儿童健康问题是非洲亟待解决的发展问题之一,因而与非洲领导人的集体会晤也是确保《马斯科卡倡议》出台的重要环节之一。③6 月 26 日,八国集团领导人集体会晤了前来参会的阿尔及利亚、埃塞俄比亚、马

---

① G7 Information Centre:"Muskoka Accountability Report:Assessing Action and Results Against Development-related Commitments," http://www.g8.utoronto.ca/summit/2010muskoka/accountability/muskoka_accountability_report.pdf,访问日期:2018 年 1 月 4 日。

② John Kirton, Julia Kulik and Caroline Bracht, "The Political Process in Global Health and Nutrition Governance:the G8's 2010 Muskoka Initiative on Maternal, Child, and Newborn Health," p.193.

③ 本次峰会特别邀请了尼日利亚、塞内加尔、南非、阿尔及利亚、马拉维、埃塞俄比亚和埃及 7 个非洲国家以及美洲地区的哥伦比亚、牙买加和海地等发展中国家参加,以增强对国际发展等议题的讨论。欧盟主要领导人也参加了会议。

拉维、尼日利亚、塞内加尔和南非等非洲国家领导人，并特别讨论了将《马斯科卡倡议》作为非洲实现千年发展目标的关键组成部分。[①]非洲国家的领导人表示积极支持哈珀总理对母婴儿童健康问题的倡导，认为这是非洲的一个关键发展问题。

至此，母婴儿童健康议题被安排在发展议程的首要位置。峰会号召八国集团成员国通过现有机制向千年发展目标四和目标五提供新的援助资金，以扩大行之有效的卫生干预措施，包括训练有素的卫生保健工作者、疫苗接种、营养和清洁饮水等，并加强支持这些干预措施所需的医疗卫生保健系统。最终，八国集团领导人都承诺在母婴儿童健康方面做出相应的投入。会后随即发表了《马斯科卡宣言：复苏与新开端》（Muskoka Declaration：Recovery and New Beginnings，简称《马斯科卡宣言》）并签署了《马斯科卡倡议》，以加速母婴儿童健康水平的提升和对联合国千年发展目标的落实。

母婴儿童健康议题在《马斯科卡宣言》中得到了充分的关注，涉及母婴儿童健康的文字表述占宣言全篇幅的 18%。《马斯科卡宣言》指出："八国集团成员国每年已为母婴儿童健康项目提供了 41 亿美元的国际发展援助。今天，我们八国集团领导人与其他政府、基金会和机构签署并发布了《马斯科卡倡议》。这是一项为加速实现千年发展目标四和目标五而达成的综合的、完整的干预方式……将支持发展中国家加强国内卫生系统，以便在孕早期、孕中后期、分娩、婴儿期和幼儿期等一系列医护环节实现关键干预……为达成此目的，八国集团将动员各机构提供未来 5 年内所需的额外 50 亿美元援助资金，同时也欢迎更多捐赠国和其他利益相关机构的共同支持，加速实现千年发展目标四和目标五的进程。"[②]根据各国的预算计划，世界卫生组织和世界银行预测，《马斯科卡倡议》在 2010 年至 2015 年间将动员超过 100 亿美元的资金。[③]通过"改善营养状况、减轻疾病负担和加强卫生系统，为最需要的地方一级的母婴儿童提供全面的综合保健服务，这些资金将帮

①　John Kirton, Julia Kulik and Caroline Bracht, "The Political Process in Global Health and Nutrition Governance: the G8's 2010 Muskoka Initiative on Maternal, Child, and Newborn Health," p.193.

②　G8, "Muskoka Declaration: Recovery and New Beginnings," Muskoka, Canada, June 26, 2010, http://www.g8.utoronto.ca/summit/2010muskoka/communique.html，访问日期：2018 年 1 月 8 日。

③　其中包括八国集团成员国每年已为母婴儿童健康项目提供的 41 亿美元的国际发展援助。

助发展中国家应对一系列卫生问题，包括拯救 130 万名五岁以下的儿童；预防 6.4 万起孕产妇死亡事件；为 1 200 万对夫妇提供计划生育服务等"。八国集团首脑认为，本倡议将"促进联合国致力于改善妇女和儿童健康水平的进程，将对联合国千年发展目标的实现产生积极效应"①。《马斯科卡倡议》因此成为了本次峰会的标志性成果，《柳叶刀》杂志将其称为"首脑峰会的奠基石"。②

二、加拿大在《马斯科卡倡议》中的倡导和领导作用

除了在政治议程上全力推动《马斯科卡倡议》，使之成为八国集团峰会的主要成果，加拿大还在倡议的政策设计与具体落实中发挥了积极的倡导和领导作用。

其一，《马斯科卡倡议》的核心原则和干预措施充分吸纳了 2010 年 4 月加拿大在八国集团发展事务部长会议上提出的方案。该方案是加拿大政府和非政府组织在母婴儿童健康治理领域知识与经验的结晶，最终成为《马斯科卡倡议》的核心组成部分③，展现了加拿大在全球母婴儿童健康领域"技术联盟"的领导力。

其二，加拿大率先做出援助承诺，为落实倡议发挥了带头作用。此次峰会上，加拿大率先承诺在未来 5 年中投入 28.5 亿加元用于母婴儿童健康援助，并带动了其他成员国纷纷做出承诺，其中美国承诺在两年内捐助 13 亿美元，英国 6 亿美元，德国 5 亿美元，法国 4 亿美元；俄罗斯承诺在三年内捐助 7 500 万美元。④同时，八国集团的援助承诺也具有引导作用。韩国、荷兰、新西兰、挪威、西班牙和瑞士等非八国集团国家也承诺提供额外的资金。此外，作为市民社会的代表，盖茨基金会和联合国基金会也做出了相应承

---

① G8, "Muskoka Declaration: Recovery and New Beginnings."

② Editorial, "G8-G20: Standing at a Crossroads," *The Lancet*, Vol.376, No, 9735, 2010, p.70.

③ 这些原则和措施包括："确保结果的可持续性；建立在经过验证的、具有成本效益和基于证据的干预措施之上；侧重于需求最迫切的国家，同时继续支持取得进展的国家；支持由国家主导的国内卫生政策和计划；通过更好的协调加强发展工作的一致性；改善问责制；加强监测、报告和评估""加强发展中国家国内卫生系统方面取得重大进展""在社区一级进行全面、全程、综合以及具有高度影响力的干预措施"。

④ Robin Lennox, "Money mobilized by the Muskoka Initiative," June 28, 2010, http://www.g8.utoronto.ca/evaluations/2010muskoka/mnch-money.html, 访问日期：2018 年 1 月 8 日。

诺,最终通过该峰会筹集到的资金总额达到了 73 亿美元。[①]

其三,加拿大大力倡导并主导构建八国集团问责制。《马斯科卡倡议》率先明确"将通过问责报告追踪每年各方履行承诺的进展情况,2011 年的关注重点是卫生和粮食安全"[②]。长期以来,加拿大一直是八国集团峰会问责制的有力倡导者,也是援助承诺的坚定践行者。加拿大完全遵守了 2009 年八国集团峰会上关于支持儿童免疫接种、微营养素补充、孕产妇保健、生殖保健的援助承诺。[③]

其四,《马斯科卡倡议》接纳了加拿大倡导的多元资助原则、灵活的资助机制和重视市民社会作用的政策设计。该倡议提出"不建立新的资助机制,每个捐助者都可以自由选择它们认为最有效的机制,包括多边机构、市民社会合作伙伴以及对发展中国家伙伴的直接双边援助等"。这种问责制与灵活资助机制相结合的推进策略为最大化动员援助承诺和确保援助的有效性提供了制度保障,反映出加拿大在母婴儿童健康援助制度设计方面的领导作用。[④]

其五,《马斯科卡倡议》的成功出台还促使了国际社会对妇女儿童健康的再度关注。2010 年 9 月,联合国大会召开了关于妇女儿童健康的高级别专题会议。在八国集团《马斯科卡倡议》的基础上,潘基文秘书长宣布发起《促进妇女儿童健康全球战略》(Global Strategy for Women's and Children's Health)[⑤],激发了国际社会高达 400 亿美元的新资金承诺。此外,该战略吸收和进一步强化了《马斯科卡倡议》中对问责制的强调,要求世界卫生组织针对妇女和儿童健康计划的监督和问责制制定最有效的国际制度安排。2010 年 12 月,妇幼健康信息和问责制委员会成立。[⑥]基于在妇女儿童健康促进和问责制倡导中的杰出表现,委员们推举加拿大总理哈珀和坦桑尼亚总统贾卡亚·基奎特(Jakaya Kikwete)担任委员会的联合主席。

①②④　G8, "Muskoka Declaration: Recovery and New Beginnings."

③　John Kirton, Julia Kulik and Caroline Bracht, "The Political Process in Global Health and Nutrition Governance: the G8's 2010 Muskoka Initiative on Maternal, Child, and Newborn Health," p.192.

⑤　联合国:《促进妇女儿童健康全球战略》,第 2 页。

⑥　世界卫生组织:《妇女儿童健康问责制委员会》,http://www.who.int/topics/millennium_development_goals/accountability_commission/zh/,访问日期:2018 年 1 月 10 日。

第四节　加拿大对《马斯科卡倡议》的执行与跟进

加拿大不仅是母婴儿童健康援助的大力倡导者,也是援助承诺的坚定执行者。它完全履行了本国对该倡议的资金承诺,并在倡议五年计划即将结束之际,再次投入 35 亿加元用于改善世界各地母婴儿童的健康。同时,加拿大继续致力于倡导国际社会对母婴儿童健康促进的关注,以维持该议题在全球发展和治理议程中的突出地位,成为公认的全球母婴儿童健康促进的领导者。

一、加拿大对《马斯科卡倡议》的执行

加拿大对《马斯科卡倡议》的承诺是 5 年内投入 28.5 亿加元,用于促进中低收入国家妇女儿童健康的千年发展目标四和目标五的实现。该承诺包括现已开展的母婴儿童健康项目中的 17.5 亿加元承诺资金(称为"基准资金")以及 11 亿加元的新承诺资金(称为"马斯科卡资金")。加拿大将这两笔资金的援助计划统称为《母婴儿童健康计划》(Maternal, Newborn and Child Health Initiative),由加拿大外交事务和贸易部主要负责实施。[①]该计划严格遵循《马斯科卡倡议》的核心原则和卫生干预方案,将"提高母婴和五岁以下儿童的生存率"作为总体目标,把加强卫生系统、减轻疾病负担和改善营养作为实现这一目标的三大策略,并主要通过现有的资金援助和发展计划渠道来落实承诺。其中,新承诺的 11 亿加元主要分配给 10 个孕产妇和儿童死亡率高的重点国家,包括阿富汗、孟加拉国、埃塞俄比亚、海地、马拉维、马里、莫桑比克、尼日利亚、南苏丹和坦桑尼亚。[②]为确保援助资金的重点投放与受援国的国家卫生战略、营养战略以及卫生信息监测体系保持高度一致,加拿大的援助项目主要通过与受援国的国家公共卫生部门直接合作或参与联合国及非政府组织的卫生计划来开展。

同时,通过双边和多边援助计划的实施,加拿大加强了在受援国国家卫生部门工作中的参与程度,并与 10 个重点国家和多边国际论坛的伙伴协调

---

①② Government of Canada, "Formative Evaluation of Canada's Contribution to the Maternal, Newborn and Child Health(MNCH) Initiative," https://www.international.gc.ca/gac-amc/publications/evaluation/2016/eval_mnch-smne.aspx?lang = eng,访问日期:2018 年 1 月 10 日。

对话,有效地支持了加拿大所关注的发展优先事项在受援国的实施。例如,加拿大通过《母婴健康计划》中的政策杠杆作用,促进了受援国(尤其是莫桑比克、坦桑尼亚和南苏丹)的卫生部门对性别平等的关注;加强了国际发展援助的协调性;提高了卫生系统管理的透明度和问责制、预算和决策下放以及减少卫生部门的分散化等。[①]由此可见,加拿大的援助不仅给受援国带来了资金,更进一步健全了其国内卫生系统,这与《马斯科卡倡议》强调的加强以国家为主导的国家卫生系统的目标一致。

此外,问责制在加拿大的援助承诺中也得到了有力的执行。在加拿大宣布对《马斯科卡倡议》的资金承诺之后,加拿大国际开发署就着手制定针对加拿大《母婴儿童健康计划》的问责框架,最终推出了专门的绩效管理战略(performance management strategy)来监督加拿大援助承诺在受援国的落实情况。该绩效管理框架以联合国妇幼健康问题信息和问责制委员会制定的 11 项孕产妇儿童健康评估指标为基础,并根据实际政策方案扩展了若干指标[②],从而确保了问责制在捐助国层面得到切实执行。[③]

多伦多大学七国集团研究中心关于峰会承诺执行情况的年度报告显示,至 2015 年,《马斯科卡倡议》承诺金额的 75%已经兑现,其中加拿大、美国、意大利、德国、英国和欧盟完全履行了其所有资金承诺,法国和日本也至少投入了其承诺额 50%的资金。[④]各国领导人在 2014 年、2015 年的峰会宣

---

① Government of Canada, "Formative Evaluation of Canada's Contribution to the Maternal, Newborn and Child Health(MNCH) Initiative," https://www.international.gc.ca/gac-amc/publications/evaluation/2016/eval_mnch-smne.aspx?lang = eng,访问日期:2018 年 1 月 10 日。

② 妇幼健康问题信息和问责制委员会制定的 11 项健康指标包括:五岁以下儿童和新生儿死亡率;孕产妇死亡率;熟练保健人员接生的活产率;艾滋病毒抗体阳性的孕妇接受抗逆转录病毒药治疗率;令人满意的计划生育需求;产前保健覆盖率;母亲的产后护理率;婴儿的产后护理率;三剂联合白喉/破伤风/百日咳疫苗免疫覆盖率;0—5 个月纯母乳喂养的婴儿百分比;儿童接受抗生素治疗的百分比。Commission on Information and Accountability for Women's and Children's Health, "Keep Promises, Measuring Results," 2011, p.11, https://www.who. int/topics/millennium _ development _ goals/accountability _ commission/Commission _ Report_advance_copy.pdf,访问日期:2018 年 1 月 10 日。

③ Government of Canada, "Audit of the Maternal, Newborn and Child Health Commitments," http://www.international.gc.ca/gac-amc/publications/audits-verification/2016/mnch-smne.aspx?lang = eng#perf,访问日期:2018 年 1 月 10 日。

④ The G7 Research Group of the University of Toronto, "2014 Brussels G7 Summit Final Compliance Report," 2015, http://www.g8.utoronto.ca/evaluations/2014compliance/11-2014-g8-compliance-final-20150715.pdf,访问日期:2018 年 1 月 10 日。

言中也再次强调，"我们仍然致力于落实《马斯科卡倡议》"①，"致力于终止那些可预防的儿童死亡以及改善全球孕产妇健康"②。经加拿大《母婴儿童健康计划》的绩效管理战略评估，加拿大的投入有效地支持了 10 个重点国家在实现千年发展目标四和目标五方面的努力。③与受援国建立的大多数合作项目达到了既定目标，包括接受培训的卫生医疗人员人数、免疫接种的儿童人数以及分娩护理的覆盖率。同时，加拿大援助承诺的成效也得到了联合国评估机构的数据支持。由联合国授权的国际卫生合作项目"2015 年倒计时"④（Countdown to 2015）对联合国关于母婴儿童健康的 11 项指标进行了全球和国家层面的连续跟踪，其 2014 年发布的报告显示了全球以及加拿大重点资助的 10 个国家在妇女儿童健康，特别是儿童健康方面的巨大进展。⑤其中，每年在怀孕或分娩期间死亡的妇女人数大幅度下降，从 1990 年的 52.3 万人下降到 2013 年的 28.9 万人。全球五岁以下儿童死亡人数也从 1990 年的近 1 270 万人大幅减少到 2013 年的 630 万人。⑥至此，《马斯科卡倡议》对提升全球妇女儿童健康水平的重大贡献是不言而喻的。

二、加拿大对《马斯科卡倡议》的跟进

尽管国际社会在妇女儿童健康促进方面取得了诸多进展，在《马斯科卡倡议》的五年援助计划结束后，加拿大政府仍继续致力于在母婴儿童健康的倡导和承诺中发挥全球领导力。

首先，加拿大利用多边平台继续大力倡导母婴儿童健康，维持国际社会对母婴儿童健康议题的政策关注与援助投入。在 2013 年联合国大会第六

---

① G7，"The Brussels G7 Summit Declaration," Belgium，2014，http://www.g8.utoronto.ca/summit/2014brussels/brussels-declaration.pdf，访问日期：2018 年 1 月 10 日。

② G7，"Leaders' Declaration G7 Summit," Germany，2015，https://sustainabledevelopment.un.org/content/documents/7320LEADERS%20STATEMENT_FINAL_CLEAN.pdf，访问日期：2018 年 1 月 10 日。

③ Government of Canada，"Audit of the Maternal，Newborn and Child Health Commitments."

④ "2015 年倒计时"是学术界、政府、联合国机构、基金会、医疗保健协会和非政府组织在 2005 年成立的全球性项目，旨在追踪 68 个国家减少孕产妇和儿童死亡的进展。该项目旨在通过汇编、发布和报告重要数据来推动政府和发展合作伙伴的问责制，促进国家行动，加速在降低儿童死亡率和改善孕产妇健康方面的措施进展。

⑤⑥ Countdown to 2015，"Fulfilling the Health Agenda for Women and Children：The 2014 Report," https://data.unicef.org/wp-content/uploads/2015/12/Countdown_to_2015-Fulfilling-the-Health_Agenda_for_Women_and_Children-The_2014_Report-Conference_Draft_159.pdf，访问日期：2018 年 1 月 10 日。

十八届会议上,哈珀总理主持了关于妇女和儿童健康问题的高级别会议,并明确指出母婴儿童健康是加拿大的"旗舰式发展优先事项"(flagship development priority)。①2014 年 5 月,随着《马斯科卡倡议》的五年援助计划即将结束,加拿大政府在多伦多召开了主题为"拯救每一名妇女和儿童:触手可及"(Saving Every Woman Every Child Within Arm's Reach)的全球母婴儿童健康峰会,再次动员全球社会重振对母婴儿童健康促进的关注和承诺。哈珀总理首先表示:"母婴儿童健康仍然是加拿大最重要的国际发展优先事项,我们致力与加拿大国内和国际合作伙伴合作,以减少母婴儿童的可预防死亡。全球社会对母婴儿童健康议程应保持重点关注,确保动员具体行动以减少贫穷、改善妇女和儿童的生活。"②此后,加拿大政府再次承诺在今后5 年内(2015—2020 年)继续拨款 35 亿加元用于改善世界各地妇女和儿童的健康。在 2014 年 9 月联合国大会第 69 届会议上,哈珀总理又再次强调,"挽救世界上最脆弱的母亲、婴儿和儿童的生命仍然是全球首要任务(a top global priority)"③。2015 年,加拿大政府还与联合国秘书长办公室密切合作,推动了最新的《妇女、儿童和青少年健康全球战略》的出台,并成为新战略的第一个资助方。

其次,为了实现促进妇女儿童健康的共同目标,加拿大不断深化和扩大现有以及新建的伙伴合作关系,既包括联合国儿童基金会、联合国人口基金、世界卫生组织、世界银行等多边和全球机构,也包括众多国际和加拿大民间社会组织。由于充分认识到"民间社会,学术界和私营部门组织丰富的专业知识将在塑造和履行承诺方面发挥关键作用"④,加拿大政府同全国各地的相关组织和专业人士进行了超过 25 次的圆桌会议和磋商,以确保他们继续充分参与制定加拿大发展的首要任务。加拿大政府也承诺加强与加拿

---

① World Health Organization,"Parliamentarians Visit WHO to See the Results of Canada's Investment," http://www. afro. who. int/news/parliamentarians-visit-who-see-results-canadas-investment,访问日期:2018 年 1 月 11 日。

② Office of Prime Minister:"Canada's Forward Strategy Saving Every Woman, Every Child: Within Arm's Reach," http://www. who. int/pmnch/media/news/2014/canada _ strategy.pdf,访问日期:2018 年 1 月 11 日。

③ The Toronto Star,"Read Stephen Harper's address to the UN General Assembly," https://www.thestar.com/news/canada/2014/09/25/read_stephen_harpers_address_to_the_ un_general_assembly.html,访问日期:2018 年 1 月 11 日。

④ Office of Prime Minister,"Canada's Forward Strategy Saving Every Woman, Every Child: Within Arm's Reach."

大孕产妇和儿童健康网络（the Canadian Network for Maternal，Newborn and Child Health）的合作，该网络集合了加拿大拯救妇女和儿童生命最精干的力量。①

第三，加拿大政府还继续通过多元渠道对母婴儿童健康继续实施全方位资助。加拿大政府通过全球疫苗联盟为发展中国家儿童提供拯救生命的疫苗，预计到 2020 年可挽救约 600 万儿童的生命。加拿大政府还通过"全球融资资金"资助发展中国家简化融资并提升效率，为《母婴儿童健康计划》提供可持续的资金。此外，加拿大通过资助"微量营养素倡议"（Micronutrient Initiative），向最贫困的妇女儿童提供必需的维生素和矿物质补充剂，每年拯救 70 个国家 5 亿人的生命并改善他们的生活。在"创新妇幼保健方案"（Innovating for Maternal and Child Health Program）中，加拿大支持 20 个实施研究小组的创新工作，以帮助非洲满足母婴儿童的初级卫生保健需求。②通过这些多边倡议和多元合作伙伴关系，加拿大在促进最贫困地区的母婴儿童健康方面发挥了倡导和领导作用。

小　　结

加拿大在全球妇女儿童健康促进方面显示了卓越的行动力和影响力，由它发起的八国集团框架下《马斯科卡倡议》就是最好例证。当在正式的多边框架下制定的联合国千年发展目标无法如期达成时，加拿大另辟蹊径地发起了《马斯科卡倡议》，再次警醒国际社会应聚焦于最贫困地区的妇女儿童健康问题。该倡议动员了八国集团成员国及非成员国共 73 亿美元的援助承诺，集中用于降低发展中国家的孕产妇、婴儿和五岁以下儿童死亡率。之后，它又推动了联合国千年发展目标首脑会议对妇女儿童健康领域做出总额达 400 亿美元援助资金的承诺，为继续推进妇女儿童健康千年发展目标的实现作出了特殊的贡献。加拿大之所以能够成功主导《马斯科卡倡议》

---

① Office of Prime Minister，"Canada's Forward Strategy Saving Every Woman，Every Child：Within Arm's Reach."

② Government of Canada，"Canada's Ongoing Leadership to Improve the Health of Mothers，Newborns，and Children（2015—2020）"，http://mnch. international. gc. ca/en/topics/leadership-muskoka_initiative.html,访问日期：2018 年 1 月 11 日。

的出台并持续发挥倡导和领导作用,其主要支持因素有三。

第一,在国际层面,由于国际社会在联合国框架下实现千年发展目标四和目标五的进展极为缓慢,加之 2008 年的国际金融危机进一步加剧了最贫困地区妇女儿童健康的困境,相应卫生援助的需求变得更为急迫,从而给加拿大带来了机遇。加拿大抓住担任 2010 年八国集团峰会主席国的机会,充分利用其在峰会议程设置和发展问题上的领导权与话语权优势,最终成功发起和出台《马斯科卡倡议》。此外,这场国际金融危机也导致了美国和欧洲的衰落,加拿大在当时的八国集团内结构性权力相对上升。[①]这就赋予加拿大以复合新现实主义理论下的专业大国身份行事的能力与机会,并在妇女儿童健康援助领域中展现了全球倡导者和领导者的作为。

第二,从国内来看,在总理层面,哈珀总理在推动加拿大成为母婴儿童健康全球倡导者和领导者的过程中发挥了关键性作用。保守党领袖哈珀是复合新现实主义的信奉者,将加拿大定位为"新兴大国"和"清洁能源大国",其本人居于外交政策决策权的核心位置。他带领下的加拿大政府一方面更加积极地主张其大国力量和独特性,另一方面也更加青睐与志同道合的盟友合作,即通过更精英的多边组织,如七国/八国集团、二十国集团、北约或经合组织来建立国际共识和发挥领导作用。同时,哈珀的基督教福音派教徒身份和他与子女在孩童时期均患哮喘的经历,使他更加关注孩童的健康,关注世界上最贫困也最脆弱的妇女儿童。因而当非政府组织联盟向总理办公室提交母婴儿童健康倡议方案后,哈珀总理随即采纳了这一方案,并借助 2010 年加拿大主办八国集团峰会的机会,发起《马斯科卡倡议》,引领八国集团做出对母婴儿童健康的援助承诺。在行政部门方面,加拿大政府相关部门在国内妇女儿童健康领域的成功治理经验也是加拿大有能力将母婴儿童健康作为国际发展优先事项的主要因素之一。加拿大国际开发署曾作为 2002 年"加速儿童生存和发展项目"以及 2007 年"拯救百万人生命催化行动"的主要资助方,成功拯救了数以万计的妇女儿童生命。

与此同时,非政府组织在《马斯科卡倡议》中也扮演了关键的推动者角色,发挥了不可替代的重要作用。非政府组织联盟成功推动了哈珀总理将妇女儿童健康这个原本不在考虑中的议题设定为八国集团峰会的焦点议

---

① Renee Haltom, "Why Was Canada Exempt from the Financial Crisis?" *Econ Focus*, Vol.17, No.4, 2013, p. 22.

题,并在后续几年里保持了对该议题的持续关注与投入。这与非政府组织充分的准备和渐进式的推动策略密不可分,无论是前期基础性的公众调研和证据收集、中期的政策策划、与利益相关者的多次会谈,还是后期与总理办公室的多轮对话以及提供一系列支持性文件等,都为它们的政策方案获得政府的采纳奠定了坚实的基础。从某种意义上说,《马斯科卡倡议》是非政府组织与加拿大政府合作的一个成功典范。一方面,非政府组织通过对妇女儿童健康的倡导,塑造了社会关注的政治和社会议题。另一方面,加拿大政府善于接受非政府组织合理的政策建议,鼓励并寻求与非政府组织的良性互动与真诚合作。通过运用国内健康治理的先进经验与八国集团峰会这一国际平台相结合的优势,加拿大实际上成为了全球妇女儿童健康促进的倡导者和领导者。

第三,加拿大公众舆论的坚定支持也是非常重要的国内因素。即使在国际金融危机时期,民意调查也显示出加拿大公众依然支持加拿大政府履行对降低全球母婴儿童死亡率的承诺。加拿大人认为,在医疗卫生中的优先顺序是病痛本身,而非贫富差别。加拿大在国内实行全民免费医疗的同时,还致力于通过卫生援助帮助世界上最贫穷脆弱的人群获得卫生资源来实现全球卫生平等。正如加拿大劳工和妇女地位部部长凯莉·里奇(Kellie Leitch)所言:"加拿大政府对母婴儿童健康关注的背后是数百万加拿大人价值观的真实体现,那就是当最贫穷和最脆弱的人们死于原本通过低成本的简单干预措施即可预防的原因时,我们不能袖手旁观。"①

---

① Government of Canada, "Canadian Leadership Improving Maternal Health Services and Newborn Nutrition around the World," https://www.canada.ca/en/news/archive/2014/05/canadian-leadership-improving-maternal-health-services-newborn-nutrition-around-world.html?=undefined&,访问日期:2018 年 11 月 22 日。

第六章　应对卫生危机：加拿大
与"非典"和埃博拉疫情

近代以来，既有传染病未除、新发传染病不断出现，已构成新型非传统安全问题。尽管人类医学知识与生物技术的迅猛发展带来了抗生素、疫苗和抗体的开发使用，使许多烈性传染病已经得到了显著的控制，甚至个别被消灭（如天花），但全球面临的传染病情势依然严峻，前景不容乐观。自1970年以来，全球已发现的新发传染病（emerging infectious diseases）多达40余种[1]；诸如疟疾、肺结核、肝炎等已知传染病的复发及抗药性不断增强，使得已知传染病的控制更为艰难，对人类、国家乃至国际安全都构成严重的威胁；特别是全球化带来的跨国人口和贸易流动激增，使得传染病能够以前所未有的速度进行跨境传播。2003年，21世纪第一个新发传染病"非典型性肺炎"（以下简称"非典"），在短时间内蔓延至29个国家。2014年，西非埃博拉疫情的暴发和快速传播也严重威胁了西非和全球安全。这些全球卫生威胁使得国际社会再次认识到，控制任何有国际蔓延趋势的新发传染病的责任落在了所有国家的肩上，同时也证明"全球卫生系统的坚固程度取决于其最薄弱的环节"[2]。全球性传染病的防控越来越成为国家公共卫生治理和全球卫生治理的重要内容。

2003年，加拿大本土遭遇"非典"袭击并遭受重大损失，随即开展了全面的国内卫生机制改革和国内外卫生安全战略的检讨与调整，进而成为全

---

[1]　新发传染病也叫新出现的传染病，是指在一个国家或地区新出现的或已经存在但发病率或发病地域迅速增加的传染病。World Health Organization, "A Brief Guide to Emerging Infectious Diseases and Zoonoses," 2014, http://apps.who.int/iris/bitstream/handle/10665/204722/B5123.pdf?sequence=1&isAllowed=y,访问日期：2018年5月19日。

[2]　世界卫生组织：《突发卫生事件是全球经济与安全最大风险之一——谭德塞博士在2017年7月8日二十国集团峰会上的讲话》，2017年7月8日，http://www.who.int/dg/speeches/2017/g20-summit/zh/,访问日期：2018年5月20日。

球性传染病防控的领导者之一。2014 年西非埃博拉疫情暴发，加拿大也给予了人力、物资、疫苗和资金的全方位支持，被公认在遏制疫情中发挥了重要的作用。

第一节 加拿大抗击"非典"疫情

2003 年"非典"传播到五大洲的 29 个国家，共发现 8 422 例病例并造成 908 人死亡。[①]"非典"的流行特点有：人际传播、无需媒介、无地理学倾向、潜伏期 1 周以上、首发症状以发热为主、临床表现为"非典型性肺炎"等，感染者死亡率高达 11%。[②]这些流行特点意味着"非典"可轻易地沿着国际航线随人流传播，让每一个有国际航线的城市都处于输入性病例的风险中。"非典"不但造成了重大的人员伤亡，同时也使疫区旅游产业和贸易遭受重创。"非典"的教训让身为发达国家的加拿大坚信："加强其他国家检测和应对新出现的传染病的能力，既是理性的利己主义，也是一项全球责任。"[③]

一、加拿大对"非典"疫情的应对与其教训

加拿大第一位输入性"非典"患者就感染于一家香港酒店，她是一位来自加拿大的 78 岁妇女，在回到多伦多的两天后发病，经家庭医生诊治未见好转，10 天后因"心力衰竭"病逝于家中。由此形成的两条传播链，很快就引发了加拿大第一波疫情。第一条传播链在医院，她 44 岁的儿子因类似症状去社区医院诊治，于次日出现呼吸衰竭，并在 3 月 13 日死亡。与他在同一家医院就诊的多名患者也相继发病，最终感染多达 50 人。第二条传播链在家庭，即"非典"在患者的家人中快速播散。这波疫情最终导致多伦多约

---

① 世界卫生组织执行委员会：《严重急性呼吸道综合征（SARS）：秘书处的报告》，2004 年 1 月 23 日，第 1 页，http://www.who.int/iris/handle/10665/26108，访问日期：2018 年 12 月 16 日。

② 世界卫生组织执行委员会：《严重急性呼吸道综合征（SARS）：秘书处的报告》，第 3 页。

③ National Advisory Committee on SARS and Public Health, *Learning from SARS: Renewal of Public Health in Canada*, Health Canada, Ottawa: National Advisory Committee on SARS and Public Health, 2003, p.10.

克中心医院紧急关停。①

在无特定疫苗或有效药物的情况下，隔离和检疫就成为加拿大应对这一"陌生"疾病的最主要措施。3月15日，在确认"非典"病毒是通过空中旅行传播的证据后，世界卫生组织发布了首个全球旅行警告，宣布"非典"是"对全世界卫生的威胁"。②至3月25日，全加拿大共报告19例"非典"病例（多伦多18例，温哥华1例），但当天下午又有48例"非典"疑似患者被收治入院，创下了第一轮疫情暴发以来的单日最高纪录，且有多名一线医务人员也受到感染。3月26日，安大略省政府宣布全省进入紧急状态，将"非典"定为强制汇报的传染病，并指令数千人在家中隔离；所有医院开始执行橙色代码，限制访客及为潜在"非典"病人设立隔离病房，同时为一线医护人员配备防护装备。③直到4月30日，20天内未出现社区感染新病例，也未发生由多伦多或加拿大传播出去的疫情。随即，世界卫生组织从旅游警告名单中删除了多伦多。另外，为更好地控制疫情，联邦政府于4月30日至5月1日在多伦多召开了"非典"高层会议（SARS Summit），要求从隔离、追踪、个人卫生、治疗各方面遏制"非典"扩散。④5月17日，安大略省解除紧急状态，但强调继续加强感染控制措施的必要性，第一波疫情似已结束。

出乎意料的是，5月20日，第二波"非典"疫情再次袭击多伦多。一家康复医院有5名患者出现发热，其中2名曾经入住约克中心医院骨科。此后几周内，约克医院先后又有79位患者感染"非典"。因此，多伦多市的所有医院被要求立即恢复执行感染控制程序。截至5月底，第二波疫情暴发后，有48个疑似病例被确定，其传播范围主要还是限于医院病人、医护人员及其家属。⑤5月26日，世界卫生组织再次将多伦多列入"非典"疫情严重地区名单，但并未发布针对多伦多的旅游警告。

第二波疫情的暴发引发了世界卫生组织、加拿大卫生专家及公众对政

① National Advisory Committee on SARS and Public Health, *Learning from SARS*: *Renewal of Public Health in Canada*, Health Canada, Ottawa: National Advisory Committee on SARS and Public Health, 2003, pp.24—27.

② 世界卫生组织传染病监测与反应司：《严重急性呼吸道综合征（SARS）》，2003年5月20日，第6页，http://www.who.int/csr/media/sars_whach.pdf，访问日期：2018年12月10日。

③④ National Advisory Committee on SARS and Public Health, *Learning from SARS*: *Renewal of Public Health in Canada*, p.28.

⑤ Ibid., p.34.

府的批评。人们普遍认为虽然第一波疫情的暴发或许无法避免，但第二波疫情不应如此，指责加拿大政府并未从第一次疫情中吸取教训，放松了警惕。加拿大游说世界卫生组织取消旅游警告的做法也主要以"非典"对经济的影响为考量，并以牺牲公众健康为代价。①2003 年 7 月 2 日，世界卫生组织正式宣布多伦多的"非典"疫情结束。至此，两轮"非典"疫情共有 438 例疑似及确诊病例，其中 44 人死亡（死亡率 12%）。疫情期间，仅多伦多地区就隔离了 25 000 名居民，安大略省的卫生系统几乎处于崩溃的边缘。公共卫生和医疗工作者也做出了巨大的牺牲，超过 100 名医护人员被感染，其中 3 人死亡。②在给加拿大带来巨大社会震动的同时，"非典"造成的直接和间接经济损失更是高达 20 亿加元。③

值得特别注意的是，在香港酒店受到感染的其实还有一名来自温哥华的游客，但他回国后并没有造成二次传播。而且整个疫情期间，温哥华共确诊的 5 名病例均为输入性病例，无一扩散。④究其原因，在于当地公共卫生部门在几年前就建立了重大疫情的防控预案并进行过防疫演练，各医院急诊科开展隔离疑似肺炎发热病人的做法是常规措施。所以当全世界还蒙在鼓里，那位疑似肺炎患者到达温哥华中心医院时，急诊科在其入院 15 分钟内就启动了全套呼吸防护隔离措施，30 分钟内被转入急诊单独病房，2 小时后转入负压隔离病房。这比世界卫生组织发布第一个旅游警告还早一周。可见，重大疫情的防控在于体系完整、预案和快速反应。

二、"非典"疫情暴露的国内公共卫生问题

"非典"疫情在加拿大的快速传播暴露出一系列国内公共卫生问题和薄弱环节，这些漏洞将一线的卫生工作者和民众置于极大的感染威胁中。"非典"疫情结束后，加拿大政府开始对其国内公共卫生体系进行全面审查。2003 年 5 月初，联邦政府就设立了全国"非典"和公共卫生咨询委员会（National Advisory Committee on SARS and Public Health，以下简称全国"非

---

① Teri Jane Bryant, Ilan Vertinsky and Carolyne Smart, "Globalization and International Communicable Crisis-A Case Study of SARS," in Deborah E. Gibbon and L.R. Jones eds., *Communicable Crisis: Prevention, Response, and Recovery in the Global Arena*, Information Age Publishing, 2007, p.287.

② National Advisory Committee on SARS and Public Health, *Learning from SARS: Renewal of Public Health in Canada*, p.1.

③ Ibid., p.211.

④ Ibid., p.26.

典”委员会)来全方位调查加拿大各级医疗卫生体系在“非典”疫情中的快速反应和措施。6月,安大略省政府也专门成立了“非典”委员会(SARS Commission)以独立调查安大略省在应对“非典”中的过失和不足。无论是全国“非典”委员会的调查报告《从“非典”中汲取教训：加拿大公共卫生的革新》(Learning from SARS：Renewal of Public Health in Canada)①,还是省级“非典”委员会的系列报告,都无一例外地指出了加拿大在公共卫生基础设施、疫情监测、信息管理、感染控制及协调合作中存在的诸多缺陷。根据这些调查报告,加拿大在“非典”疫情中的最大问题主要出现在以下三个方面。

第一,公共卫生和基础设施薄弱,卫生机构的感染控制能力亟待提升。特别在疫情最严重的安大略省,医院和公共卫生系统应变能力不足是加拿大抗击“非典”失利的重大原因之一,如“急诊部门的设计和运作缺乏国家标准,大多没有足够的隔离设施,工作人员缺乏感染控制程序的系统培训；在开放的急诊部长期容纳大量入院患者构成了潜在的公共卫生危害”②。这使处在一线的医疗人员成为疫情的主要受害群体,也是疫情扩散的主要原因。

第二,地方、省和联邦政府在应对疫情时,协调和沟通严重不足,缺乏跨机构、跨司法管辖区的疾病暴发统一应急对策。在加拿大,政府主要是通过地方和省级公共卫生指挥系统进行疾病暴发管理,但随着“非典”疫情这种公共卫生危机范围的扩大,需要在地区、省级和联邦层面进行有效的协调。在此次“非典”疫情中,缺乏协调导致的混乱体现在许多方面,如联邦卫生部和安大略省对可能和疑似“非典”病例发布了不同的定义,导致临床诊断和数据统计标准不一致③；缺乏信息和实验室结果共享机制,导致疫情信息来源多头且时有矛盾,影响公信力。④此外,安大略省在应对疫情的责任归属上也出现混乱。⑤

第三,还有些学者将“非典”应对的问题归咎于党派的分歧和领导力不

---

① National Advisory Committee on SARS and Public Health, *Learning from SARS：Renewal of Public Health in Canada*, p.26.

② Ibid., pp.8, 25.

③ Ibid., p.40.

④ Ibid., p.32.

⑤ Ibid., p.9.

足。他们认为党派分歧使得让·克雷蒂安(Jean Chrétien)总理领导的自由党联邦政府与厄尼·埃夫斯(Ernie Eaves)领导的安大略省保守党省政府的合作有所保留。联邦卫生部部长在与安大略省及世界卫生组织打交道时，也显得不够合作。此外，克雷蒂安总理拒绝中断国外度假，未及时返回渥太华处理大多伦多地区迅速蔓延的疫情。①

由此看来，"非典"疫情在加拿大的迅速扩散，既是全球化背景下难以避免的传染病跨境传播的结果，也是加拿大国内公共卫生应对不足的后果，更是全球卫生治理体系中国家行为体与非政府组织、世界卫生组织以及国际相关组织合作不畅的恶果。

三、加拿大遏制"非典"疫情的全球贡献

尽管"非典"疫情暴露了加拿大公共卫生体系不足，但加拿大在全球"非典"疫情预警和病理研究方面还是作出了不容忽视的贡献。这种贡献首先表现在对"非典"疫情的早期监测预警上。加拿大1997年就已成功开发了全球公共卫生情报网，它监测到"非典"疫情，并向世界卫生组织发送了预警。该网络是一种以互联网为基础的实时预警系统，它是世界卫生组织众多合作监测网络中最主要的信息来源。作为一种专门设定的搜索引擎，它可以在全世界950多个新闻提供单位和共享电子讨论组中不断扫描并搜索关键词，查找对可疑疾病事件的传闻和报告。之后再通过人工审阅和计算机文本搜索，对每天收集的18 000多个条目进行过滤、组织和分类，从中筛选出大约200条有用信息供世界卫生组织作进一步分析。②与传统的公共卫生监测系统相比，其最大的优势在于及时性和同时拥有官方与非官方的信息来源。

其次，加拿大领先的医学研究能力也在对"非典"病毒的研究和诊断中发挥了关键作用。2003年3月15日，在发布"非典"疫情全球警报的第三天，世界卫生组织建立了一个国际实验室网络以查找"非典"的传播媒介。作为实验室网络的重要成员，加拿大温尼伯国家微生物实验室帮助开发和完善了"非典"的诊断测试，确保在收到"非典"患者初始标本后的24小时

---

① Andrew P. Smith and Huang Yanzhong, "Epidemic of Fear: SARS and the Political Economy of Contagion," in Andrew F. Cooper, John Kirton eds., *Innovation in Global Health Governance: Critical Cases*, United Kingdom: Ashgate Publishing, 2009, p.34.

② 世界卫生组织传染病监测与反应司：《严重急性呼吸道综合征(SARS)》，第4页。

内,快速排除所有已知的呼吸道病原体。4 月 14 日,不列颠哥伦比亚省肿瘤研究所和温尼伯国家微生物实验室的研究人员取得了重大突破,率先完成了"非典"病毒的全部基因组测序,为控制"非典"传播立下汗马功劳。①4 月 16 日,基于各方的研究成果,世界卫生组织正式宣布一种前所未知的冠状病毒是导致"非典"疫情的病原体。之后,来自多伦多的医生在《美国医学协会杂志》上详细阐述了"非典"的临床特征,以协助各国医疗机构更好地鉴别"非典"和普通肺炎。

加拿大在"非典"科学研究中的领先地位,展示出加拿大在全球"低政治"领域中可以担纲倡导者角色。

第二节　国内卫生机制与国内外卫生安全战略的加强

"非典"疫情作为一场卫生灾难促使加拿大政府审查国家的公共卫生政策和基础设施,全面开展国内卫生机制的改革,提升全球卫生安全战略。随着国内公共卫生体系和全球传染病防控能力的不断增强,加拿大不仅为保护本国公民免于下一次传染病灾难做好了准备,也提高了国际社会对全球传染病威胁的监测和应对水平,使其在全球卫生治理中的地位也相应上升。

一、国内公共卫生机制的改革

后"非典"时代的第一项重大卫生机制创新是 2004 年 9 月加拿大公共卫生署(Public Health Agency of Canada,PHAC,以下简称公共卫生署)的成立。②该联邦机构的设立旨在为公共卫生事务提供领导、协调和行动,其中心任务是加强加拿大各级政府间的公共卫生合作,特别是促进联邦和省级政府在公共卫生突发事件领域的协调与合作,以整体加强加拿大对传染

---

① Debora MacKenzie, "Genetic Sequence of SARS Virus Revealed," *New Scientist News*, April 14, 2003, https://www.newscientist.com/article/dn3623-genetic-sequence-of-sars-virus-revealed/,访问日期:2018 年 5 月 24 日。

② 按照加拿大宪法(Canada Act 1982)的规定,教育、医疗和社会服务、民事司法等为各省管辖,因此加拿大没有联邦教育署和联邦卫生署。

病暴发的有效协调及应对能力。①2006 年生效的《加拿大公共卫生署法案》(Public Health Agency of Canada Act)则为该机构履行职责提供了法律依据。具体而言，由公共卫生署领导和参与的卫生体系改革和创新体现在以下几个方面。

第一，公共卫生署加强了在"非典"疫情中备受诟病的公共卫生能力建设。首先建立了加拿大公共卫生服务部(Canadian Public Health Service)，该部门通过将最急需的公共卫生官员置于加拿大各地的辖区，以解决当前和新兴的公共卫生需求。②此外，增强省级和地区实验室的研究能力也是一个重要环节。除安排专门的实验室联络技术官员到几个省级实验室帮助提高实验研究能力外，公共卫生署还加强了加拿大公共卫生实验室网络(Canadian Public Health Laboratory Network)的建设，以进一步提升联邦和省级实验室的沟通与协同研究能力。③

第二，在传染病信息共享方面，公共卫生署推动了电子信息系统的设计和开发，以加强全国范围内对公共卫生事件的调查、监测和报告工作。新建立的加拿大公共卫生情报网络(Canadian Network for Public Health Intelligence, CNPHI)已在各省份、地区广泛使用。④该系统可跨辖区进行沟通，包括及时传递有关新兴或正在发生的公共卫生事件的信息，从而更好地填补了"非典"疫情时期加拿大公共卫生信息结构中的关键漏洞，加强了不同司法管辖区的传染病信息交流。

第三，在传染病防控方面，加拿大联邦、省和地区卫生部部长于 2005 年联合建立了泛加拿大公共卫生网络(Pan-Canadian Public Health Network)，以整合各层级在传染病监测、预防和管理方面的行动。

---

① Public Health Agency of Canada, "Responding to an Infectious Disease Outbreak: Progress Between SARS and Pandemic Influenza H1N1," http://www.phac-aspc.gc.ca/ep-mu/rido-iemi/index-eng.php, 访问日期：2018 年 5 月 27 日。

② Government of Canada, "Canadian Public Health Service," https://www.canada.ca/en/public-health/services/public-health-practice/canadian-public-health-service.html, 访问日期：2018 年 5 月 27 日。

③ Public Health Agency of Canada, "The Canadian Public Health Laboratory Network (CPHLN)," https://www.nml-lnm.gc.ca/cphln-rlspc/index-eng.htm, 访问日期：2018 年 5 月 27 日。

④ Public Health Agency of Canada, "Canadian Network for Public Health Intelligence," http://www.ncceh.ca/sites/default/files/Surveillance_Workshop_Feb_2013-Beattie.pdf, 访问日期：2018 年 5 月 27 日。

在省级层面上,安大略省也进行了卫生体系改革。2004 年,安大略省政府推出了一项为期 3 年的健康保护行动(Operation Health Protection)以重振安大略省的卫生系统。[①]通过该行动计划的实施,安大略省的公共卫生系统得到了明显的改善。该行动包括:其一,安大略省成立了省传染病咨询委员会,就预防、监督和控制措施提供专家意见,并在全省建立了 14 个区域性感染控制网络,以协调感染预防和控制活动,并支持卫生保健机构的标准化实践;其二,对安大略省每家医院的感染控制程序进行了全面审查,并完善了感染控制措施,如负压隔离室、通风系统和单独的工作人员准备室等已成为多伦多医院的标配;其三,作为内部组织变革的一部分,安大略省卫生部还建立了一个协调制定应急准备计划的应急管理单位(Emergency Management Unit, EMU),负责领导和支持卫生系统的应急管理活动,它是各政府部门实施应急管理与流感大流行防范时协调广泛合作的主要联结体。[②]

加拿大国内开展的各级公共卫生机制的改革和创新提升了加拿大对跨境传染病的应对能力。正如有学者指出的,"全球治理不能代替国家社会的善治需要。在缺乏良好地方治理的情况下,全球和区域治理势必失败或效果有限"[③]。因此,做好国内卫生治理、控制传染病不向境外传播本身就是对全球卫生治理的一种重要贡献。从这种意义上看,"非典"确实推动了加拿大各级政府的卫生机制创新和协同,为加拿大更好地参与全球传染病防控奠定了理论基础与实践基础。

二、国家及全球卫生安全战略的加强

除了推动国内公共卫生机制改革外,"非典"造成的冲击也促使了加拿大政府将国内公共卫生问题升级为危及国家安全的"高政治"问题,明确了

[①] 该计划着重于创建健康保护和促进机构,重振公共卫生,提升卫生应急管理、感染和传染病控制能力、增加卫生人力资源,以及加强卫生系统应急的基础设施。Ontario Ministry of Health and Long-Term Care, "Ministry Reports: Operation Health Protection-An Action Plan to Prevent Threats to our Health and to Promote a Healthy Ontario," http://health.gov.on.ca/en/common/ministry/publications/reports/consumer_04/oper_healthprotection.aspx,访问日期:2018 年 5 月 27 日。

[②] The SARS Commission, *The SARS Commission Interim Report: SARS and Public Health in Ontario*, 2004, p.189, http://www.archives.gov.on.ca/en/e_records/sars/report/v4-pdf/Vol4Chp6.pdf,访问日期:2018 年 6 月 5 日。

[③] Raimo V. Väyrynen, *Globalization and Global Governance*, New York: Rowman & Littlefields Publishers, 1999, p.26.

"卫生安全"为国家安全的重要组成部分。2004年7月，马丁政府推出了历史上首项国家安全政策声明《保卫一个开放的社会：加拿大的国家安全政策》。其中，"卫生"字眼贯穿全文，声明指出："健全的公共卫生体系是保护加拿大人免受许多当前和新兴威胁的重要防线。"①

国际层面，加拿大大力加强了全球卫生安全战略与卫生合作，以尽早控制全球卫生安全危机的爆发、蔓延和对加拿大本土的入侵。加拿大积极发起和参与了各类全球卫生安全合作机制，从而扩大了与各国际和区域卫生组织以及国家公共卫生机构的卫生安全合作。早在"9·11"恐怖袭击后的两个月，来自加拿大、法国、德国、意大利、日本、墨西哥、英国、美国和欧盟的卫生部部长在加拿大主办的部长级会议上共同发起了全球卫生安全倡议。这一非正式的多边国际合作伙伴关系旨在填补全球卫生安全合作机制的空白，以加强对生物、化学和无线电核恐怖主义的公共卫生准备和应对。②2002年12月在墨西哥举行的第二次部长级会议上，该倡议将大流行性流感（pandemic influenza）威胁列入其覆盖范围，使之成为成员国应对"非典"、禽流感、埃博拉等全球性传染病威胁的主要合作机制之一。加拿大在该倡议中发挥了重要作用，它是该倡议决策和行动机制——全球卫生安全行动小组（Global Health Security Action Group, GHSAG）的主席国。③通过该倡议，加拿大在全球卫生实验室能力建设、风险沟通和疾病监控等领域都作出了切实的贡献。

由于认识到禽流感、猪流感等大流感流行带来的重大卫生安全危害，2005年，加拿大在渥太华主办了全球大流行性流感防备（the Global Pandemic Influenza Readiness）部长级会议，讨论全球卫生安全政策的优先事项。30个国家的卫生部部长和9个国际组织代表参加了此次会议，加拿大总理保罗·马丁也参与了本次会议的讨论。会议通过了实施有效全球卫生

① Government of Canada, *Securing an Open Society：Canada's National Security Policy*, 2004, p.8, http://publications.gc.ca/collections/Collection/CP22-77-2004E.pdf，访问日期：2018年11月29日。

② Global Health Security Initiative："GHSI Background-Overview：Global Health Security Initiative(GHSI)," http://www.ghsi.ca/english/background.asp，访问日期：2018年5月29日。

③ 全球卫生安全倡议设立了一个由高级官员组成的全球卫生安全行动小组（Global Health Security Action Group, GHSAG），以制定和实施改善全球卫生安全的具体行动。该小组还作为危机发生时的快速沟通和反应网络。

治理的两个主要原则:一是国家和参与合作机构之间的全面透明度;二是对多边机构主导作用的支持。鉴于此次会议的重要意义,各国卫生部部长和加拿大将此次渥太华会议视为迈向确保全球大流行性流感防范和全球卫生安全合作的关键一步。[①]

2014 年 2 月,加拿大还加入了由美国和世界卫生组织发起的全球卫生安全议程。[②]这是由 50 个国家、国际组织和非政府利益相关方组成的合作伙伴关系,旨在将全球卫生安全提升为国家和全球优先事项,并帮助各国共同建立一个安全的、免受传染病威胁的世界。加拿大还与其他 9 个国家共同组成了全球卫生安全议程领导小组(Steering Group)。[③]

此外,加拿大还积极推动了《国际卫生条例》的修订。作为应对突发公共卫生事件最重要的国际规范,《国际卫生条例(2005)》是全球卫生安全的基石,它弥补了 1969 年通过的《国际卫生条例(1969)》的不足。[④]2003 年"非典"疫情暴发和最终得到控制使世界各国政府相信,有必要针对新发生的公共卫生风险采取协调一致的集体防御措施。[⑤]加拿大在条例修订中发挥了非常积极的推动作用。加拿大认为,"'非典'和禽流感的暴发以及肺结核等传染病的复发凸显了有效的国际监测、报告和应对的必要性……修订后的条例能够防止、控制和应对疾病的国际传播,同时避免不必要的国际交通干扰[⑥]。因此,在世界卫生组织的区域会议和两次政府间工作组会议上,加拿大的卫生官员和卫生专家大力倡导新条例应该对"疾病"和"公共卫生风

---

① CBC News, "Canada Sharing Lessons on Dealing with Avian Flu," October 24, 2005, http://www. cbc. ca/news/canada/canada-sharing-lessons-on-dealing-with-avian-flu-1.545013,访问日期:2018 年 6 月 12 日。

② The Global Health Security Agenda, "Global Health Security Agenda 2024," https://www.ghsagenda.org,访问日期:2018 年 6 月 13 日。

③ Government of Canada, "Government of Canada Contributes to International Efforts to Strengthen Global Health Security," September 26, 2014, https://www.canada.ca/en/news/archive/2014/09/government-canada-contributes-international-efforts-strengthen-global-health-security.html,访问日期:2018 年 6 月 13 日。

④ 《国际卫生条例(1969)》仅要求针对 3 种疾病(霍乱、鼠疫和黄热病)进行监测和上报,已经不足以应对 21 世纪新出现和重新出现的各类传染病挑战。

⑤ 世界卫生组织:《国际卫生条例:你需要知道的实施〈国际卫生条例(2005)〉的十件事情》,http://www.who.int/ihr/about/10things/zh/,访问日期:2018 年 6 月 15 日。

⑥ Government of Canada, "International Health Regulations," November 3, 2004, https://www.canada.ca/en/news/archive/2004/11/international-health-regulations.html,访问日期:2018 年 6 月 19 日。

险"采取较广泛的定义,应扩大疾病的上报范围并加强对各国疾病监测基础
能力的建设。通过加拿大和其他成员的共同努力,2005 年 5 月,第 58 届世
界卫生大会审议通过了对《国际卫生条例(1969)》的修订,定名为《国际卫生
条例(2005)》。新条例规定了缔约国向世界卫生组织通报所有"可构成国际
关注的突发公共卫生情况",而且"所有缔约国有义务发展、加强和保持监测
与应对的核心公共卫生能力"①。这大大加强了国际社会尽早发现和及时
应对全球卫生安全威胁的能力。

同时,加拿大还加大了对发展中国家公共卫生基础能力建设的支持。通
过与世界卫生组织以及与其他国家和伙伴关系的合作,加拿大为面临最大
卫生风险的国家给予了大量的资金和技术支持。2004 年到 2010 年,加拿
大在加拿大—亚洲地区新兴传染病项目(Canada-Asia Regional Emerging
Infectious Disease Project)中投资 1 500 万加元,帮助在东南亚地区建立公
共卫生能力和监测能力。②2005 年,加拿大温尼伯实验室接受了越南卫生
官员和科学家的访问,帮助他们学习如何在国内建立自己的实验室应对能
力。2007 年至 2011 年,加拿大投入了 4 000 万加元用于资助吉尔吉斯共和
国生物安全实验室的建设。2009 年,加拿大还通过泛美卫生组织支持了加
勒比公共卫生局(Caribbean Public Health Agency)的建立,并持续提供政
策和技术支持。③加拿大充分利用其领先的医学和技术优势,主导或积极
参与了全球传染病监控的国际合作。2004 年,加拿大与世界卫生组织合
作升级了全球公共卫生情报网络,新系统的扫描语言从英语、法语和波斯
语扩展到 8 种语言,大大提高了对全球公共卫生安全威胁的监测能力。
这些都凸显了加拿大在卫生安全信息公开和技术分享方面对全球卫生治
理的贡献。

① 世界卫生组织:《国际卫生条例(2005)》,2005 年,第 1—2 页,http://apps.who.int/
iris/bitstream/10665/43883/3/9789245580416_chi.pdf,访问日期:2016 年 6 月 19 日。

② Carolyn Bennett, "Lessons from SARS: Past Practice, Future Innovation," in An-
drew F. Cooper, John Kirton eds., *Innovation in Global Health Governance: Critical Cases*,
p.53.

③ Government of Canada, "International Activities of the Government of Canada re-
lated to Capacity-Building in Disease Surveillance, Detection, Diagnosis, and Containment
Organized by Region," https://www.unog.ch/80256EDD006B8954/(httpAssets)/116CEB-
63D0F6501AC1257679002FDAEC/$file/Canada + - + Table + of + International + Activities +
by+ Region.pdf,访问日期:2018 年 5 月 29 日。

第三节 加拿大抗击西非埃博拉疫情

始于 2013 年年末的西非埃博拉疫情距离"非典"疫情在加拿大的暴发已经 10 年。10 年来,加拿大的公共卫生基础设施和突发公共卫生应急能力都得到了大力提升,加拿大在全球传染病防控和卫生安全合作方面发挥了越来越关键的作用。此次西非埃博拉疫情是该病历史上最具破坏性的一次暴发,被世界卫生组织定为"国际关注的突发公共卫生事件"[1],联合国安理会也称其为"对国际和平与安全的威胁"。[2]对全球各国而言,除非采取紧急行动,否则很难逃离这场危机带来的连锁反应。不同于面对"非典"疫情时的措手不及,加拿大是抗击此次疫情的全球领导者之一,尤其是其研发的埃博拉实验性疫苗取得了历史性突破,为埃博拉疫情的防控提供了关键的卫生公共产品,为全球卫生治理和人类健康作出了突出的贡献。

一、西非埃博拉疫情的原因与危害

2013 年 12 月,一种"神秘"疾病先在西非国家几内亚的一个小村子里静静传播,到 2014 年 3 月被几内亚卫生部确定为埃博拉时,疫情已经蔓延到了人口密集的城市。埃博拉病毒病(以往称作埃博拉出血热)是由丝状病毒科的埃博拉病毒导致的一种严重且往往致命的疾病,死亡率高达 90%。[3]尽管自 1976 年以来在非洲赤道地区发生过 17 次埃博拉疫情,但其中规模最大的也仅局限于农村地区并且在 5 个月内得到控制。而此次始于几内亚的疫情在感染人数、死亡人数、影响范围及蔓延速度上都是历史上最为严重的一次。

埃博拉疫情在几内亚暴发后又迅速传播到塞拉利昂和利比里亚,特别

---

① 世界卫生组织:《世卫组织就〈国际卫生条例〉突发事件委员会关于 2014 年西非"埃博拉"疫情问题会议发表的声明》,http://www.who.int/mediacentre/news/statements/2014/ebola-20140808/zh/,访问日期:2018 年 6 月 3 日。

② The UN News, "UN Announces Mission to Combat Ebola, Declares Outbreak 'Threat to Peace and Security'," https://news.un.org/en/story/2014/09/477762-un-announces-mission-combat-ebola-declares-outbreak-threat-peace-and-security,访问日期:2018 年 6 月 3 日。

③ 世界卫生组织:《埃博拉病毒病常见问题》,http://www.who.int/csr/disease/ebola/faq-ebola/zh/,访问日期:2018 年 6 月 3 日。

是疫情进入两国首都后，仅一个多月时间就压垮了两国脆弱的卫生系统；尼日利亚也于 2014 年 7 月 26 日出现首例埃博拉死亡病例。随着感染病例出现指数式增长，世界卫生组织开始采取补救措施，快速展开了大规模应对行动，并于 2014 年 8 月 8 日宣布埃博拉疫情为"国际关注的突发公共卫生事件"，要求所有报告埃博拉疫情且有跨境传播风险的国家都应宣布进入国家紧急状态。2014 年 8 月至 10 月，塞内加尔、美国、西班牙和马里也相继出现埃博拉病例。经过世界卫生组织等国际机构、各国政府及无国界医生等非政府组织长达两年多的共同努力，2016 年 1 月 14 日世界卫生组织宣布所有已知的埃博拉病毒传播链在西非地区全部终结，西非埃博拉疫情正式结束。①

在这次规模最大、持续时间最长且疫情最复杂的埃博拉疫情中，共有确诊和疑似病例 2.85 万余例，死亡人数超过 1.13 万人，其中几内亚的死亡率高达 67%，感染病例和死亡人数超过了之前所有埃博拉疫情的总和。②此次疫情还对疫区和邻国的经济造成了破坏性影响。据世界银行报告，仅 2014 年至 2015 年，埃博拉疫情导致三个疫情最严重的国家的商品价格暴跌，失业和财政赤字上升，总体影响高达 28 亿美元。此外，由于埃博拉病毒病被描述为非洲疾病，整个非洲大陆的贸易和旅游业受到牵连。2014 年 8 月，非洲开发银行总裁唐纳德·卡贝鲁卡（Donald Kaberuka）表示，有史以来最为严重的埃博拉疫情暴发使非洲西部地区整体经济遭受巨大损失，因外资撤离和商业项目被取消，预计西非经济将骤降 4%。③

从总体上看，有多重因素导致了本次规模和影响最大的埃博拉疫情暴发。首先，受灾国卫生系统薄弱，缺乏公共卫生基础设施及应对"埃博拉"疫情的经验。疫情最严重的几内亚、利比里亚和塞拉利昂属于全世界最贫穷的国家。此前多年的内战和动乱使基本公共卫生与基础设施遭到严重破坏

---

① 世界卫生组织：《利比里亚最新埃博拉疫情结束；西非呈现零病例，但有可能发生新的病例突发情况》，2016 年 1 月 14 日，http://www.who.int/zh/news-room/detail/14-01-2016-latest-ebola-outbreak-over-in-liberia-west-africa-is-at-zero-but-new-flare-ups-are-likely-to-occur，访问日期：2018 年 6 月 3 日。

② 世界卫生组织：《埃博拉病毒》，2018 年 2 月 12 日，http://www.who.int/zh/news-room/fact-sheets/detail/ebola-virus-disease，访问日期：2018 年 6 月 3 日。

③ Yveline：《埃博拉重创西非：GDP 或骤降 4% 钻石贸易停滞 航班禁飞》，载《金融界》，2014 年 8 月 28 日，http://gold.jrj.com.cn/2014/08/28103817902671.shtml，访问日期：2018 年 6 月 3 日。

或摧毁。①在"埃博拉"疫情冲击下,三国的卫生体系几近崩溃,很多地区的医疗服务陷入瘫痪,人们无法获得基本医疗服务或因惧怕感染而不敢求医。同时,与那些有过抗击"埃博拉"疫情经验的非洲国家相比,这三个西非国家从未经历过埃博拉疫情,医生、卫生机构、实验室等各层面对这一陌生疾病几乎毫无防备。三国政府也未预见到这一疾病暴发可能带来的经济社会动荡。这些因素都助长了埃博拉疫情的快速传播。

其次,受灾地区人员密集、流动性高且边防松散,导致疫情在国内和跨境快速传播。以往的埃博拉疫情多只限于一些偏远的农村地区,城市中仅发现过零星病例。但这次,包括西非三国首都在内的城市成为病毒密集传播的中心。由于西非国家边防松散和人员跨境流动性高,增大了疫情跨境传播的几率与追踪跨境接触者的困难。而且一旦有某一国的情况好转,又会吸引邻国患者前往寻求治疗机会,使传播链的重新建立成为可能。

此外,受灾国的卫生保健人员数量与支持性护理能力严重短缺。在疫情暴发前,这三国每10万人口中只有1名至2名医生,后又因大量卫生人员受感染而进一步减少。截至2014年底,有近700名卫生人员受到感染,其中半数以上死亡。②同时,大量的感染病人不仅需要快速隔离,还需要紧急支持性护理。然而,西非国家的卫生保健条件很难提供这些挽救生命的治疗措施。

第三,受灾国家独特的传统习俗加大了疫情传播风险,其古老的殡葬仪式就是导致埃博拉新发病例剧增的关键原因。埃博拉病毒人际传播的主要途径是直接接触感染者的血液、分泌物或其他体液,而这些西非国家有在亲人下葬前亲吻或触摸遗体的习俗,一些送葬者甚至用冲洗过遗体的水来沐浴自己或膏抹他人。据世界卫生组织驻塞拉利昂的人员估计,该国80%的新增病例与这类习俗相关。③由此可见,这一古老的殡葬习俗带来了极高的病毒传播危险。

二、加拿大防范埃博拉疫情的国内举措

2014年3月,当全球卫生监测系统在西非发现埃博拉疫情暴发时,加拿大公共卫生署作为负责传染病防备和反应的主要政府机构,立即发布了

---

① ② 世界卫生组织:《导致埃博拉病毒未被发现而传播以及阻碍快速抑制工作的因素》,载《埃博拉流行一周年回顾:顽强无情的致命病毒》,2005 年,http://www.who.int/csr/disease/ebola/one-year-report/factors/zh/,访问日期:2018 年 6 月 3 日。

③ 世界卫生组织:《导致埃博拉病毒未被发现而传播以及阻碍快速抑制工作的因素》。

《2014年埃博拉病毒疫情行动框架》(Framework for Action on the 2014 Ebola Virus Disease Outbreak),指导疫情的整体防备工作。行动框架要求在国内层面加强联邦、省和地区各级政府机构、卫生界及专业应急人员的合作以应对潜在的爆发风险,保护加拿大人的健康与安全;在国际层面大力加强与国际社会的合作,以从源头上遏制疫情。①通过落实行动框架的各项目标与拟定措施,在此次疫情中,加拿大没有出现"埃博拉"病例,对疑似病例的应急处理也堪称国内公共卫生的"典范"。

第一,加拿大公共卫生署建立了埃博拉病毒疾病快速反应小组(Ebola virus disease Rapid Response Teams),配备公共卫生、流行病学、监测通信,应急协调、生物安全、感染防控及实验室支持等方面的专家。一旦出现本土疫情,就可为各省和地区提供公共卫生应急能力支持并统一协调应对"埃博拉"的行动。

第二,加拿大加强了出入境口岸的监测与检疫措施,对埃博拉病例严格筛查。要求航空公司必须向出入境检疫官员报告抵达加拿大的国际航班上任何有传染病症状的乘客(如发烧、腹泻),以及所有在抵达加拿大前21天内有前往西非三国旅行历史的乘客。检疫官有权对疑似埃博拉感染者进行详细的健康检查。②公共卫生署还在加拿大各大机场为所有旅客提供有关埃博拉的公共卫生教育活动。

第三,加拿大提升了公共卫生机构对埃博拉的感染控制与紧急应对能力。鉴于"非典"的教训,加拿大医院都设置了精密的感染控制系统及程序,限制感染传播并保护医护人员;一线医护人员要询问病人有否西非疫情严重的国家和地区的出行历史,在接触病人时须严格遵循感染控制安全程序;从埃博拉疫情严重的国家和地区回来的加拿大援助人员也被要求自我监测21天。此外,公共卫生署还邀请了加拿大重症护理学会、加拿大医学微生物学和传染病协会、加拿大紧急医师协会制定了《埃博拉临床护理指南》

---

① Government of Canada, "The Health Portfolio: Framework for Action on the 2014 Ebola Virus Disease Outbreak," 2014, https://www.canada.ca/en/public-health/services/diseases/ebola/health-professionals-ebola/health-portfolio-framework-action-2014-ebola-outbreak.html,访问日期:2018年6月3日。

② Mark Gollom, "Ebola outbreak: How Canada's Prep Has 'Led the World'," *CBC News*, August, 6, 2014, http://www.cbc.ca/news/canada/ebola-outbreak-how-canada-s-prep-has-led-the-world-1.2728188,访问日期:2018年6月8日。

(Ebola Clinical Care Guidelines),规范指导可疑患者的临床护理和管理。①

第四,加拿大出台了新的埃博拉实验室诊断方案,以加强各地实验室的检测能力。温尼伯国家微生物实验室通过加拿大公共卫生实验室网络与国内所有公共卫生实验室紧密连接,在埃博拉可疑病例抵达加拿大时,即可立即检测并迅速作出反应。一旦发现疑似病例,卫生官员只需3小时就能完成对血液样本的确认。

同时,加拿大政府还发出了旅游提醒,建议加拿大公民在非必要情况下暂停一切前往埃博拉疫情严重的国家和地区的旅行计划。加拿大还于2014年10月31日宣布暂停给来自西非埃博拉疫情严重的国家和地区的人员发放入境签证,防止埃博拉病毒传入境内。但这一举措很快招致了国内反对党、国内外医学专家、世界卫生组织和世界银行的批评,认为这是"不负责任、无视卫生专家建议"的做法。②

事后证明,加拿大采取的系列防范举措是有效的。如2014年3月一名萨斯喀彻温省的男子从利比亚回国后出现身体不适,立即被送往当地医院接受隔离治疗;与他接触的所有医护人员都佩戴了防护装备并展开其他预防措施,确保不会发生交叉感染,其血样也在第一时间送往温尼伯国家微生物实验室进行检测;与他接触过的人群都被要求作21天的自我监测。同时,萨斯喀彻温省的卫生官员于当天就公开了可疑病例的所有信息以避免恐慌。检测结果最终证明该男子并没有感染埃博拉病毒。③加拿大微生物学专家杰森·特罗(Jason Tetro)将此病例的公共卫生反应称为模范,认为"目前加拿大有一个完全网络化的沟通进程,从航空公司到加拿大边境服务局、到公共卫生署,再到全国各地的卫生保健机构"④。

---

① Public Health Agency of Canada, "Ebola Clinical Care Guidelines-a Guide for Clinicians in Canada," 2014, https://caep.ca/wp-content/uploads/2016/03/ebola_clinical_care_guideline_english_201505.pdf,访问日期:2018年6月8日。

② 中国新闻网:《加拿大暂停给西非疫区国人员发放入境签证》,2014年11月2日,http://m.chinanews.com/s/life/2014/11-02/1716511.htm,访问日期:2018年6月8日。

③ Dana Ford, "Canada Patient Tests Negative for Ebola," *CNN*, March 25, 2014, http://edition.cnn.com/2014/03/25/health/canada-possible-ebola-case/index.html,访问日期:2018年6月8日。

④ Jason Tetro, "Canada, Don't Worry about Ebola," *Huffpost*, April 10, 2014, https://www.huffingtonpost.ca/jason-tetro/ebola-canada_b_5645887.html,访问日期:2018年6月8日。

三、加拿大遏制埃博拉疫情的国际作为

除国内防备措施外,面对西非国家防控埃博拉疫情突发的紧急需求,加拿大政府予以高度重视并积极从多方面提供全球卫生公共产品,大力支持和参与以世界卫生组织和联合国为核心的全球卫生治理多边体系。通过捐助资金、派遣医务人员、医学专家及提供实物捐助(包括移动实验室、防护设备及疫苗)等,加拿大在遏制埃博拉疫情的全球扩散、治疗感染者以及满足不断增加的人道主义需求中发挥了重要的引领作用。

首先是资金援助方面。加拿大是西非埃博拉疫情最早和最主要的国际援助者之一,捐助总额超过 1.135 亿加元。①这些捐助主要通过国际多边合作伙伴来发挥效用,包括世界卫生组织、世界粮食计划署、联合国儿童基金会、联合国人口基金等联合国系统内机构,还有国际红十字会、无国界医生、儿童救助会(Save the Children)等国际非营利组织以及西非当地的其他人道主义机构。早在 2014 年 4 月,即确认埃博拉疫情后的 1 个月内,加拿大公共卫生署就向世界卫生组织捐赠了第一笔资金。截至 2016 年 4 月,加拿大共向世界卫生组织应对埃博拉的行动提供了超过 2 100 万美元的资金,成为第三大捐赠国和第六大捐赠方。②

其次是紧急增援医护人员方面。西非埃博拉疫情升级为"国际关注的突发公共卫生事件"的两个月后,加拿大政府于 2014 年 11 月宣布将部署加拿大武装部队(Canadian Armed Forces)的医疗和相关人员为疫情严重地区提供医疗能力支持。加拿大卫生部部长罗娜·安布罗斯(Rona Ambrose)表示:"加拿大不仅能提供资金,也能提供专业人员。加拿大拥有世界上水平最高、经验最丰富而且最有勇气的医务人员,有能力协助遏制埃博拉疫情。"③鉴于疫情严重地区当地医务人员急缺并损失惨重,加拿大特地派遣了经过严格培训的部队专业人员,专门针对疫情严重地区的医护人

① Krista Outhwaite and Gregory Taylor, "Canada Remains Actively Engaged in the Efforts to Fight Ebola," *Canadian Medical Association Journal*, Vol.189, No.2, 2017, p.80.

② World Health Organization, "West Africa Ebola Outbreak: Funding," April 2016, http://www.who.int/csr/disease/ebola/funding-requirements/en/,访问日期:2018 年 6 月 5 日。

③ Government of Canada, "Government of Canada Announces Additional Support to Help Global Efforts to Fight Ebola in West Africa," November 27, 2014, https://www.canada.ca/en/news/archive/2014/11/government-canada-announces-additional-support-help-global-efforts-fight-ebola-west-africa.html,访问日期:2018 年 6 月 5 日。

员开展救治。从 2014 年 12 月至 2015 年 6 月,加拿大国防部共派遣了两批次共 79 名部队医护人员和支援人员到塞拉利昂,为 90 名本地和国际医护人员提供了医疗服务。①此外,政府还与加拿大红十字会合作发起"加入抗击埃博拉行动"(Join the Fight Against Ebola),共招募了 900 名医护人员支援西非三国的埃博拉治疗中心。②通过向疫情严重地区提供急需的卫生人员与前线救护,加拿大为保障一线卫生人员的生命安全和提升疫情严重地区的整体救治能力发挥了重要的作用。

与此同时,加拿大还增加了医学和技术专家对疫情严重地区的支持。2015 年 3 月,加拿大公共卫生署不仅派遣了通晓法语的紧急事件管理专家、流行病学专家和边界卫生专家与几内亚—美国疾病控制和预防中心合作,还动员流行病学家到塞拉利昂工作,共同支持围绕埃博拉病毒感染者的公共卫生准备。对此,加拿大国防部部长贾森·肯尼(Jason Kenney)表示,"加拿大一直致力于在应对西非埃博拉疫情暴发中发挥领导作用"③。卫生部部长安布罗斯也表示,"我们政府对于能对全球抗击埃博拉病毒的斗争提供加拿大的专业知识和支持感到很自豪"④。

第三是实物捐助方面。由于埃博拉患者的体液、呕吐物、排泄物均具有高度的传染性,个人防护装备对于一线工作人员来说尤其重要。根据疫情严重地区防护设备短缺情况,加拿大政府立即向世界卫生组织捐赠并交付了价值超过 250 万加元的个人防护设备,包括 150 万件检查手套、210 万套面罩、125 万件隔离长袍和 50 万件呼吸器。⑤这些防护设备的到位使更多的一线人员免除了被感染的风险。

除捐赠设备外,加拿大公共卫生署还在 2014 年 6 月至 2015 年 1 月间

①　Krista Outhwaite and Gregory Taylor, "Canada Remains Actively Engaged in the Efforts to Fight Ebola," p.80.

②　Government of Canada, "Government of Canada Announces Additional Support to Help Global Efforts to Fight Ebola in West Africa."

③④　Government of Canada, "Canada Announces Additional Contributions in Global Fight Against Ebola—Phase 3 Vaccine Trial Begins as First Canadian Armed Forces Medical Team Returns Home from Sierra Leone," March 6, 2015, https://www.canada.ca/en/news/archive/2015/03/canada-announces-additional-contributions-global-fight-against-ebola-phase-3-vaccine-trial-begins-as-first-canadian-armed-forces-medical-team-returns-home-sierra-leone.html, 访问日期:2018 年 6 月 6 日。

⑤　Erika Simpson, "Canada Can Do More to Fight Ebola," *Embassy*, No.519, 2014, p.18.

分批部署了3个移动实验室到塞拉利昂，为当地医疗机构提供快速诊断支持，帮助它们及时识别、隔离和护理埃博拉感染患者。①这些移动实验室为无国界医生提供了有关患者健康状况的及时信息，极大提高了疫情严重地区的实验诊断水平与快速反应能力。

　　加拿大的最大贡献是开发出埃博拉疫苗。由它研制的"水泡性口膜炎—埃博拉病毒疫苗"（Vesicular Stomatitis Virus-Ebola Virus vaccine，VSV-EBOV，简称埃博拉实验性疫苗）将来有可能成为埃博拉疫情的终结者。早在此次疫情暴发前，温尼伯国家微生物实验室对埃博拉疫苗就进行过长达10年的研究，研制出了极具前景的埃博拉实验性疫苗。虽然该疫苗还未经过人体测试，但在动物实验中显示了良好效果。2014年3月，在确定西非暴发埃博拉疫情后，加拿大政府加快了疫苗的一期和二期临床实验。2014年8月12日，在世界卫生组织确定此次疫情为"国际关注的突发公共卫生事件"后的第4天，加拿大卫生部部长安布罗斯宣布将捐赠800剂至1000剂埃博拉实验性疫苗给世界卫生组织，并表示"加拿大政府一直尽其所能来支持我们的国际合作伙伴，能为其提供由加拿大研究人员开发的实验性疫苗。这种实验性疫苗是一种全球性资源，我们正在与国际社会分享"②。2014年10月20日，加拿大将所承诺的800瓶疫苗用3架飞机运往了日内瓦，供世界卫生组织开展更大范围的临床实验，并承诺继续为该疫苗的实验提供专家、技术和资金支持。

　　2014年12月，世界卫生组织的初步临床试验获得了预期的效果。在此基础上，世界卫生组织与几内亚卫生部、无国界医生组织、挪威公共卫生研究所一道于2015年3月在几内亚启动了该疫苗的三期临床试验。该实

---

① Government of Canada，"Government of Canada Deploys a Third Mobile Laboratory Team to Provide Enhanced Ebola Clinical Testing in Sierra Leone，"January 13，2015，https://www.canada.ca/en/news/archive/2015/01/government-canada-deploys-third-mobile-laboratory-team-provide-enhanced-ebola-clinical-testing-sierra-leone.html，访问日期：2018年6月6日。

② 加拿大政府提供实验疫苗的决定也是由其公共卫生伦理咨询委员会（Public Health Ethics Advisory Board）与世界卫生组织医学伦理专家小组达成共识的结果，即针对西非埃博拉疫情，提供未经人体检验的实验性疫苗是符合道德规范的。Government of Canada，"Government of Canada Donates Experimental Ebola Vaccine to World Health Organization，"August 12，2014，https://www.canada.ca/en/news/archive/2014/08/government-canada-donates-experimental-ebola-vaccine-world-health-organization.html，访问日期：2018年6月6日。

验采用了 20 世纪 70 年代消灭天花的"环围接种"策略,以评估埃博拉疫苗的作用、效力和安全性。①由世界卫生组织和加拿大、法国、几内亚、挪威、瑞士、英国、美国等组成的一个专家小组制定了三期临床设计方案。其中,加拿大政府是该临床实验的主要资助方之一。除提供资金保障外,加拿大还同时对开展试验的多个非洲研究小组提供了重要的培训和学术支持。②2015 年 7 月 30 日,对在几内亚开展的三期疫苗有效性试验进行的中期分析结果显示,该疫苗对埃博拉病毒非常有效。这一突破性成果发表在顶级医学期刊《柳叶刀》上。③对此,世界卫生组织总干事陈冯富珍博士表示:"这是一项极有希望的成就,它归功于几内亚政府、当地居民和我们的项目合作伙伴。有效的疫苗是应对当前和未来埃博拉疫情的一项非常重要的工具,有希望成为游戏规则的改变者(game-changer)。"④2016 年 12 月 23 日,世界卫生组织正式宣布,最终试验结果证实该疫苗能提供抵御埃博拉病毒的高度保护效果,成为历史上第一个被证明有效的埃博拉疫苗。⑤这项疫苗的研发与成功验证,对于加拿大和全世界来说,都是一项具有多重意义的重大国际公共卫生成就。

另外,埃博拉疫苗的研发表明加拿大有能力、有意愿担当全球卫生治理的引领者和公共卫生产品的提供者。其实 40 年前发现埃博拉病毒时,国际社会就应高度重视疫苗研发,但由于该疾病局限在贫穷的非洲大陆而缺乏经济动力。加拿大国家微生物实验室早在 1999 年就开始了埃博拉病毒的基础研究,而"9·11"事件之后对生物恐怖主义的担忧使得加拿大国防部更加关注埃博拉疫苗的研制并提供了新的资金。该疫苗 2009 年获得加拿大公共卫生署授予的专利,加拿大公共卫生署于 2010 年授权给美国小型纽林

---

① 环围接种法,即在发现病例后很快为部分周围人员接种疫苗,而周围其他人员将在 3 周之后获得疫苗接种。这种试验设计有别于向随机对照组提供安慰剂的做法,能够确保在试验过程中为所有接触者接种疫苗。

② 世界卫生组织:《即将在几内亚启动埃博拉疫苗效力试验》,2015 年 3 月 5 日,http://www.who.int/zh/news-room/detail/05-03-2015-ebola-vaccine-efficacy-trial-ready-to-launch-in-guinea,访问日期:2018 年 6 月 6 日。

③④ 世界卫生组织:《世界即将推出有效的埃博拉疫苗》,2015 年 7 月 31 日,http://www.who.int/mediacentre/news/releases/2015/effective-ebola-vaccine/zh/,访问日期:2018 年 6 月 6 日。

⑤ 世界卫生组织:《最后的试验结果证实埃博拉疫苗能提供抵御疾病的高度保护效果》,2016 年 12 月 23 日,http://www.who.int/zh/news-room/detail/23-12-2016-final-trial-results-confirm-ebola-vaccine-provides-high-protection-against-disease,访问日期:2018 年 6 月 6 日。

克基因（NewLink Genetics）制药公司继续研发和生产。因此，这个被证明有效的埃博拉疫苗有望在将来能拯救更多的生命。疫苗的临床实验牵头人、世界卫生组织助理总干事玛丽-保利·基尼（Marie-Paule Kieny）评价说："虽然令人信服的结果对于那些在西非疫情期间丧生的人已经太迟了，但当下一次埃博拉疫情来袭时，我们将不再毫无防御（defenseless）。"①她的观点很快得到证实，2018 年 5 月，刚果民主共和国暴发新的埃博拉疫情，疫苗接种成为了控制疫情的关键。刚果政府在世界卫生组织及其他合作伙伴的支持下，对高风险人群开展了埃博拉疫苗环围接种干预，取得了良好的免疫效果。世界卫生组织助理总干事迈克尔·瑞恩（Michael Ryan）认为："疫苗接种是控制埃博拉疫情的一项新的重要工具。我第一次看到人们在埃博拉面前感受到了希望而不是恐惧，这是全球公共卫生一项重要的里程碑。"②

小　　结

尽管传染病的暴发并非新现象，但随着全球化进程的加速推进，各国联系日益密切，传染病也会以更快的速度更广泛地传播，成为非传统安全中最有杀伤力的"武器"。"非典"、禽流感、猪流感、埃博拉等不断暴发的全球性传染病表明，那些能引发毁灭性灾难的致病微生物绝不会因各国边境防卫的存在轻易止步。全球化已使得一国内部的公共卫生事务越来越成为全球性事务，国际社会在卫生和生物安全方面存在的共同脆弱性不断加剧。基于各国在卫生安全上的相互依赖，国际社会越来越认识到在抗击传染病方面各行为体之间开展合作的重要性，特别是各国政府积极参与并通力协作的重要性。

---

① 世界卫生组织：《最后的试验结果证实"埃博拉"疫苗能提供抵御疾病的高度保护效果》，2016 年 12 月 23 日，http://www.who.int/zh/news-room/detail/23-12-2016-final-trial-results-confirm-ebola-vaccine-provides-high-protection-against-disease,访问日期：2018 年 6 月 6 日。

② 世界卫生组织：《埃博拉疫苗为刚果民主共和国的高风险社区提供保护并带来希望》，2018 年 5 月 30 日，http://www.who.int/zh/news-room/feature-stories/detail/ebola-vaccine-provides-protection-and-hope-for-high-risk-communities-in-the-democratic-republic-of-the-congo,访问日期：2018 年 6 月 6 日。

2003 年袭击加拿大的"非典"疫情在造成严重的健康、经济、社会危害的同时,也极大地促进了加拿大政府对国内卫生机制改革的重视以及对国家和全球卫生安全战略的提升。通过不断地加强与全球卫生合作伙伴的协作,在传染病的全球监测、病毒研究、疫苗开发和疫情控制等各个方面持续贡献资金、人力、技术和信息,加拿大逐渐上升为抗击全球性传染病的国际领导者之一,进而提升了加拿大在遏制西非埃博拉疫情中的影响力。加拿大之所以积极参与全球性传染病治理并在其中扮演领导者角色,其主要支持因素有四。

第一,2001 年的美国炭疽攻击事件和 2003 年的"非典"疫情,作为巨大的外部冲击,让加拿大政府切实体会到传染病病毒能够对加拿大的核心国家利益——国家安全构成严重威胁,促使加拿大政府加强对公共卫生问题和全球卫生安全合作的重视。2001 年 11 月,加拿大、美国等八国和欧盟共同发起了全球卫生安全倡议,加强全球尤其是西方成员国的卫生防备以应对生物、化学、无线电、核恐怖主义和大流行性流感的威胁。加拿大作为该倡议的秘书处和全球卫生安全行动小组的主席国,在这一非正式集体安全机制中发挥积极作用。尽管如此,2003 年"非典"疫情还是让加拿大措手不及。有学者认为,从凸显国家对外部威胁的脆弱性来看,"非典"疫情堪比"加拿大的'9·11'事件"。①它促使加拿大更积极地投入全球卫生治理,尤其是全球传染病治理。通过参与各类全球卫生合作机制、投入全球卫生援助,以及帮助贫穷国家建立公共卫生能力,加拿大竭力从源头上阻止传染病的爆发和蔓延。加拿大在西非埃博拉疫情中的表现便是例证。

第二,由外部冲击倒逼的国内机制改革和创新使加拿大将卫生安全纳入国家安全政策,大幅提升了加拿大各级政府公共卫生部门的公共卫生基础能力。这些能力的提升促使加拿大成为应对国内公共卫生突发事件和抗击全球传染病的典范,表明对加拿大这种具有较高创新力和快速恢复力的国家而言,外部冲击可以转化为社会制度进化的驱动力。相比"非典"疫情,加拿大国内在应对西非埃博拉疫情中的准备更为充分。加拿大所拥有的强大的国内传染病防控救治能力、先进的病毒检测检疫技术,以及远程物资运

---

① Kumanan Wilson, "Securing the Public Health Realm: Re-envisioning Canada's Role in the New Century," *Policy Options*, July 1, 2009, http://policyoptions.irpp.org/magazines/canadas-water-challenges/securing-the-public-health-realm-re-envisioning-canadas-role-in-the-new-century/,访问日期:2018 年 6 月 25 日。

输能力等也为加拿大在海外抗击传染病中发挥领导作用奠定了坚实的基础。

第三，加拿大先进的医学研究和信息技术创新能力是其成为全球传染病防控领导者的核心优势。加拿大一直是全球卫生研究和技术革新的积极倡导者和引领者，有一批国际知名的医学专家对传染病的病原、病理、诊断、治疗和预防等展开了长期的基础性研究。温尼伯国家微生物实验室作为生物安全四级实验室，是世界上为数不多的能够开展高致病性病毒研究工作的实验室之一，在"非典"、猪流感、埃博拉、寨卡病毒的检测和埃博拉疫苗的研发中作出了重要的贡献。此外，加拿大还拥有世界领先的网络信息技术，其开发的全球公共卫生情报网是世界卫生组织合作监测网络中最主要的信息来源，它对2003年的"非典"疫情发出了预警。2004年升级的第二代全球公共卫生情报网功能更为强大，它像全球安全网一样，可在脆弱国家的卫生监测系统失效时保护其他国家，且多次成功地预报了世界其他地方的流行性疾病。这些领先的医学专业知识、研究能力和信息技术，让加拿大能够与国际社会分享诸如全球疫情监测信息、传染病病毒研究成果、疫苗等全球公共卫生产品，在抗击全球性传染病中发挥卫生大国的引领作用。

第四，加拿大对人道主义的重视也是它积极参与全球传染病治理的重要因素。通过在疫情严重的国家和地区提供人道主义援助，加拿大的国际形象也进一步提升。加拿大在埃博拉病毒病和其他流行疾病中的主导性作用表明，像加拿大这样的传统中等国家行为体可以在全球卫生治理中的某些领域担纲全球卫生治理机制的倡导者、卫生治理规范的制定者和卫生治理公共产品的提供者之一。

第七章　中等国家在全球卫生治理中的理念与行为

　　通过参与创立全球卫生治理机制、推动制定全球卫生规范、主导全球卫生援助，以及引领抗击全球性传染病这四种主要方式，作为中等国家的加拿大在全球卫生治理中发挥了广泛且关键的作用。在参与全球卫生治理的具体过程中，加拿大所展示出的理念和行为并非一成不变，而是一直在参与者和领导者这两种角色间不断转换，并显示出某种特定的价值取向与路径偏好。我们该如何解释这种角色转换背后的理念与行为逻辑？又有哪些推拉力因素促成了加拿大从积极参与者向主动担纲领导者的转变？本章以第二章中所阐明的加拿大自由国际主义理论作为主要分析框架，辅以"推拉力"理论解析，力图诠释加拿大在全球卫生治理中的理念与行为。

第一节　自由国际主义理论下的角色定位与路径选择

　　通过对加拿大参与全球卫生治理的 4 个典型案例的深度剖析发现，加拿大在全球卫生治理领域主要表现为参与者和领导者这两种角色，其追随者的角色不甚明显。加拿大对外政策思想中的自由国际主义理论可为加拿大的这种双重角色及其对多边合作路径的偏好提供较为令人信服的解释。其中，加拿大在全球卫生治理中角色与路径选择的变化不是"非此即彼"式的，而是随着国内外条件和因素的变化而改变。加拿大可以在不同事件上，甚至是同一事件的不同时期里调整其角色和路径选择，体现出参与者和领导者两种角色之间的灵活转化。

一、自由国际主义理论下的参与者和领导者角色

　　在参与创立世界卫生组织、制定《烟草控制框架公约》这两个案例中，加拿大表现出的中等国家定位、对联合国机构的大力支持，以及对多边国际卫

生法的青睐都充分体现了自由国际主义理论的原则和信条。

加拿大在这两个案例中扮演的主要是中等国家身份下积极参与者的角色,并在一些特定议题上发挥关键作用。加拿大参与创立世界卫生组织的历史时期正是其国内自由国际主义思潮兴起并逐渐走向高潮的阶段。战后,加拿大领导人明确提出了"中等国家"的身份定位,并要求加拿大根据国家实力以及对战争的贡献在构建战后国际秩序时拥有相应的一席之地。根据该理论的务实主义原则,加拿大应当在它拥有特别或专业能力的领域内发挥专长,处于"低政治"领域的卫生治理就是其中之一。因此,在自由国际主义理论的指导下,加拿大将世界卫生组织视为战后联合国体系的核心组成部分,并以中等国家身份和参与者角色积极推动其创立进程,以期为促进世界的长治久安提供更多的机制保障。同时,时任加拿大卫生部副部长的奇泽姆及加拿大代表团在新组织的制度安排和功能设计中,尤其是在组织命名、健康定义、成员国资格、区域机构安排等议题上发挥了关键作用。鉴于奇泽姆的突出贡献,他被任命为世界卫生组织第一任总干事,这是加拿大人在第二次世界大战后联合国系统内担任的最高职位。在《烟草控制框架公约》的案例中,加拿大依然扮演了积极参与者的角色,大力推动《烟草控制框架公约》从孕育、筹备、谈判到最终成功出台,并在特定条款(如烟草包装、标签、防止烟草烟雾接触、非政府组织参与等)的谈判中发挥了引领作用,展示了中等国家行为体在全球烟草控制中的国际影响力。

除这两个案例外,加拿大还是众多与全球卫生治理相关的多边国际组织的成员国,并在其中扮演重要的参与者角色。这些组织主要包括联合国艾滋病联合规划署(以下简称艾滋病规划署)、联合国妇女署、联合国儿童基金会等。如自 1996 年艾滋病规划署成立以来,加拿大一直大力支持该署的发展,重点资助其改善联合国相关机构在艾滋病问题上的合作,以加快艾滋病的防治工作和推动成员国加强问责制。①同时,加拿大还是许多国际多边卫生条约、卫生倡议和卫生行动的成员国、资助方和参与者,为促进全球卫生发展和安全发挥了不容忽视的作用,其中包括《国际卫生条例(2005)》《健康问题社会决定因素:里约政治宣言》、全球根除脊髓灰质炎行动、全球疫苗

---

① Government of Canada, "Canada and UNAIDS," http://international.gc.ca/world-monde/international _ relations-relations _ internationales/multilateral-multilateraux/unaids-onusida.aspx?lang＝eng,访问日期:2018 年 11 月 25 日。

免疫联盟、千年发展目标、抗击艾滋病、结核病和疟疾全球基金、肺炎链球菌疫苗的预先市场承诺计划等。

值得注意的是，加拿大在全球卫生治理中不只有"参与者"这一种角色定位，在全球母婴儿童健康促进和全球性传染病防控领域，加拿大还积极主张并担纲了"领导者"角色。这既契合自由国际主义理论中务实主义原则和定位外交的思想，即"加拿大作为一个不同于小国的中等国家，应积极参与国际事务的管理，并在一些其特殊资源允许它超越普通角色的有限领域内选择性地提供领导力"，且"在资源有限的情况下，选择在特定领域投入可以最大化影响力和收益"[1]；也反映出保守党执政时期复合新现实主义理论对加强加拿大追求"领导者"地位的影响。

在全球母婴儿童健康促进方面，加拿大首先引领和发起了《马斯科卡倡议》，充分展现了一个中等国家也可具有的全球倡导力和领导力。通过该倡议，加拿大成功推动八国集团成员国、非成员国及非国家行为体做出 73 亿美元的援助承诺，以促进最贫困地区的妇女儿童健康。[2]此后，加拿大仍长期致力于在母婴儿童健康领域继续发挥倡导和领导作用，并积极利用各类多边机制和国际平台倡导全球社会维持对妇女儿童健康和性别平等促进的持续关注与投入。加拿大政府也多次公开宣示其在全球母婴儿童健康中的领导地位，诸如"加拿大领导世界拯救母亲和儿童的生命"[3]、"加拿大在支持母婴儿童健康方面的领导作用"[4]、"加拿大在改善全球孕产妇保健服务和新生儿营养中的领导者角色"[5]等表述在加拿大官方文件、公开声明和新闻稿中

---

[1]　John Kirton, *Canadian Foreign Policy in a Changing World*, Toronto: Thomson Nelson, 2007, p.40.

[2]　World Health Organization, "The UN Global Strategy for Women's and Children's Health," 2010, http://www.who.int/woman_child_accountability/about/un_gs/en/,访问日期：2018 年 1 月 10 日。

[3]　Government of Canada, "Canada Leading the World in Saving Lives of Mothers and Children," December 24, 2014, http://www.international.gc.ca/media/dev/news-communiques/2014/12/23a.aspx?lang＝eng♯archived,访问日期：2018 年 11 月 26 日。

[4]　Government of Canada, "Canada's Leadership in Support of Maternal, Newborn and Child Health," http://publications.gc.ca/collections/collection_2017/amc-gac/FR5-132-2015-eng.pdf,访问日期：2018 年 11 月 26 日。

[5]　Government of Canada, "Canadian Leadership Improving Maternal Health Services and Newborn Nutrition around the World," May 5, 2014, https://www.canada.ca/en/news/archive/2014/05/canadian-leadership-improving-maternal-health-services-newborn-nutrition-around-world.html,访问日期：2018 年 11 月 26 日。

频繁出现。而联合国①、世界卫生组织②、联合国儿童基金会③、比尔·盖茨④等众多国际组织和个人也对加拿大在该领域的领导作用给予高度评价。

在全球传染病防控合作方面,加拿大先进的医学研究与创新能力优势赋予其在该领域主动担当领导者角色的实力。加拿大在国际上率先建立了全球领先的疾病监测预警系统——全球公共卫生情报网,并就"非典"疫情向外发布了预警。⑤作为世界上少数几个能开展高致命性病毒检验的实验室,温尼伯国家微生物实验室不仅率先完成和公布了"非典"病毒的基因测序,还长期坚持开展针对埃博拉疫苗开发的基础性研究,所以当西非埃博拉疫情全面暴发时,加拿大就能将自己研发多年的实验性疫苗作为全球公共产品捐赠给世界卫生组织以在疫区开展人体接种的临床实验,并最终成为人类与埃博拉斗争游戏规则的改变者。此外,加拿大还在资金、卫生人员、移动实验室、防护设备等方面提供了积极援助,被国内外认为是抗击西非埃博拉疫情的主要领导者。加拿大卫生部长安布罗斯就多次公开指出:"加拿大致力于在应对西非埃博拉疫情方面发挥领导作用。我们的政府很自豪能对全球抗击埃博拉的斗争提供加拿大的专业知识和支持。"⑥"加拿大是抗击埃博拉的

---

① M. Blanchfield, "PM Harper Pledges $3.5 Billion to Extend Maternal, Child Health Initiative to 2020," *Toronto Star*, May 29, 2015, https://www.thestar.com/news/canada/2014/05/29/pm_harper_pledges_35_billion_to_extend_maternal_child_health_initiative_to_2020.html,访问日期:2018 年 11 月 26 日。

② The Partnership for Maternal, Newborn & Child Health, "Canadian Leader Puts Women and Children First," http://www.who.int/pmnch/media/press/2010/20100625_pmnch_press_statement/en/,访问日期:2018 年 11 月 26 日。

③ UNICEF, "UNICEF and the Government of Canada-partnering to Save Children's Lives," https://www.unicef.ca/sites/default/files/legacy/imce_uploads/unicef_and_canada_lr_0.pdf,访问日期:2018 年 11 月 26 日。

④ Aga Khan Foundation Canada, "Bill Gates Praises Canada's Efforts to Improve Maternal and Child Health," February 27, 2015, https://www.akfc.ca/news/bill-gates-praises-canadas-efforts-to-improve-mnch/,访问日期:2018 年 11 月 26 日。

⑤ David Heymann and Guenael Rodier, "SARS: A Global Response to an International Threat," *The Brown Journal of World Affairs*, Vol.10, No.2, 2004, p.190.

⑥ Government of Canada, "Canada Announces Additional Contributions in Global Fight against Ebola-Phase 3 Vaccine Trial Begins as First Canadian Armed Forces Medical Team Returns Home From Sierra Leone," March 6, 2015, https://www.canada.ca/en/news/archive/2015/03/canada-announces-additional-contributions-global-fight-against-ebola-phase-3-vaccine-trial-begins-as-first-canadian-armed-forces-medical-team-returns-home-sierra-leone.html,访问日期:2018 年 11 月 26 日。

领导者,并继续为西非的疫情应对作出贡献。"①另外,世界卫生组织、发生疫情国家的政府和人民也对加拿大在抗击疫情中的重要贡献给予了肯定和感谢。②几内亚卫生部部长雷米·拉马(Remy Lamah)将埃博拉实验疫苗称为加拿大赠予他们的礼物:"我代表几内亚政府和人民感谢加拿大政府,我们非常认可和感谢加拿大给予我们的帮助。"③

当然,加拿大在全球卫生治理中扮演的参与者和领导者角色并不仅限于这两个典型案例。实际上,加拿大在全球卫生研究与创新(包括健康社会决定因素、全球精神疾病、卫生伦理、原住民卫生等的研究)、营养倡导、卫生教育等方面都具有世界领先的优势④,这些都赋予了加拿大在全球卫生治理中的参与和领导能力。

二、自由国际主义理论下的多边合作路径选择

通过对4个典型案例的研究发现,加拿大在参与全球卫生治理的过程中展现出一种对多边合作路径的偏好,这种路径选择十分符合自由国际主义理论倚重的多边主义原则和定位外交思想。在自由国际主义理论传统中,多边主义被视为是一种平衡大国力量和增强中小国家作为国际组织成员影响力的有效战略。由于"受制于有限的军事、经济、资源、人口、外交实力,加拿大虽然不能在国际事务上与大国平分秋色,但作为一支世界性力量,它善于扮演国际事务的积极参与者角色,并最大化地利用多边平台的章

---

① Government of Canada, "Government of Canada Deploys a Third Mobile Laboratory Team to Provide Enhanced Ebola Clinical Testing in Sierra Leone," January 13, 2015, https://www.canada.ca/en/news/archive/2015/01/government-canada-deploys-third-mobile-laboratory-team-provide-enhanced-ebola-clinical-testing-sierra-leone.html,访问日期:2018年11月26日。

② Sarah Boseley, "Ebola Vaccine Trial Proves 100% Successful in Guinea," *The Guardian*, July 31, 2015, https://www.theguardian.com/world/2015/jul/31/ebola-vaccine-trial-proves-100-successful-in-guinea,访问日期:2018年11月26日。

③ Elizabeth Payne, "The Story of 'the Canadian Vaccine' that Beat Back Ebola," *Ottawa Citizen*, September 6, 2016, https://ottawacitizen.com/news/national/the-canadian-vaccine-how-scientists-in-a-country-without-a-single-case-of-ebola-wrestle-the-deadly-disease-to-the-gorund,访问日期:2018年11月26日。

④ Canadian Academy of Health Sciences, *Canadians Making a Difference: The Expert Panel on Canada's Strategic Role in Global Health*, 2011, pp.28—29, http://www.cahs-acss.ca/wp-content/uploads/2011/11/Canadians-Making-a-Difference-Report.pdf,访问日期:2018年11月29日。

程、规则、机制和组织程序，以此弥补国家战略资源先天不足的缺陷"①。正是因为多边主义可以为中等国家发挥个体所不具备的作用以及扩大单个国家难以有效拓展的国际影响力并搭建有效的平台，加拿大在第二次世界大战后才非常积极地参与多边组织的创建，包括联合国系统、北约组织、布雷顿森林体系等。在创立世界卫生组织时，它尤为强调和维护新组织的普遍多边会员资格、反对区域机构自治、坚持将美国主导的泛美卫生组织逐步融入新组织中。

自由国际主义理论认为，世界是相互依赖的，破坏或违反这种相互依赖关系将付出高昂的代价，对大国来说尤其如此。因此，需要不断寻求促进主权国家之间相互合作的国际法、国际规则或规范，并大力支持多边国际组织，特别是联合国。②如在制定《烟草控制框架公约》的过程中，加拿大早就意识到中小国家或单一国家在控制跨境烟草问题上的局限性，因而更加倡导多边主义，特别赞同在多边法律框架下开展控烟工作的国际合作，进行多边管制。因为像加拿大这样的中等国家，即便拥有领先的国内控烟技术，在面对来自美国、日本、德国等烟草业巨头的挑战时，也无法独立解决跨境烟草问题。世界卫生组织作为联合国系统内卫生问题的指导和协调机构，它可以通过行使《组织法》赋予的立法功能制定法律来约束全球烟草流行及所造成的全球危害。因此，加拿大在 1996 年的世界卫生大会上率先提出了制定一项关于烟草控制的多边国际条约的想法，认为有必要采取全方位、协调和多层面的全球控烟举措。加拿大最终说服芬兰和爱尔兰代表，与之共同提交了世界卫生大会议案以启动《烟草控制框架公约》的制定。③之后，加拿大又继续全方位地参与和推进了《烟草控制框架公约》的制定工作。鉴于近年来各种新发与复发传染病的快速跨国传播给国际卫生法带来了新的挑战，以及作为"非典"疫情亚洲之外的重灾区，加拿大在推动多边卫生法《国际卫生条例(1969)》的修订工作中也发挥了积极作用。新修订出台的《国际

---

① 钱皓：《中等强国参与国际事务的路径研究——以加拿大为例》，载《世界经济与政治》2007 年第 6 期，第 54 页。

② Jahn Beate, *Liberal Internationalism：Theory，History，Practice*，Hampshire：Palgrave Macmillan，2013，pp.6—9.

③ Yach Derek，"The Origins, Development, Effects, and Future of the WHO Framework Convention on Tobacco Control：A Personal Perspective," *The Lancet*，Vol. 383, No.9930, 2014, p.1771.

卫生条例(2005)》标志着传染病控制国际立法的历史性发展,传染病控制国际法的重心由此从检疫协调转移到了全球多边监测与合作上。

除联合国系统内的多边合作机制之外,加拿大也选择性地通过有限的多边合作机制,特别是利用七国/八国集团机制来发挥它在全球卫生治理中的领导力。在发起《马斯科卡倡议》时,加拿大选择八国集团而非联合国这一多边机构来领导促进母婴儿童卫生援助的倡议,就充分体现了自由国际主义的定位外交和务实主义的理念。一方面,虽然加拿大政府历来重视妇女儿童健康保护,并积极支持联合国千年发展目标在推动妇女儿童健康促进中的作用,但由于各成员国对妇女儿童健康援助的承诺不足以及该框架本身缺乏明确的问责,国际社会在落实妇女儿童健康目标方面存在极大的困难。另一方面,随着全球化的迅速发展,世界卫生组织这一传统多边治理机制暴露出了领导力不足以及协调机制僵化等问题。而八国集团在议程中则频繁涉及卫生议题并表现了良好的履约记录,使其逐渐跃居为全球卫生治理的新中心。[①]正是基于这种背景,加拿大认为八国集团作为拥有共同价值观和追求自由、民主的西方发达国家俱乐部,它比普遍会员国资格的联合国系统更易于在发起母婴儿童健康援助的问题上达成政治共识、更利于发挥大国领导作用,以及能更有效地履行援助承诺。最为重要的是,加拿大作为八国集团峰会主席国的政治机遇,使它能够将自己最关切的议题设置为峰会的优先提案。

同样,加拿大这种有限多边合作路径的偏好在全球卫生安全领域也有所体现。2001年11月,即"9·11"恐怖袭击事件的两个月后,来自加拿大、法国、德国、意大利、日本、墨西哥、英国、美国和欧盟的卫生部部长们共同发起了"全球卫生安全倡议"。这一多边非正式的国际合作伙伴关系旨在填补全球卫生安全合作机制的空白,加拿大在该倡议中发挥了主导作用,并主动担任了该倡议秘书处的主管国及全球卫生安全行动小组的主席国。2003年,"非典"和禽流感疫情暴发之后,该倡议又将大流行性流感(pandemic influenza)威胁列入其覆盖范围,使之成为成员应对全球性传染病安全威胁的主要合作机制之一。加拿大对这一有限成员多边机制的重视也反映出自

---

① John Kirton and Jenevieve Mannell, "The G8 and Global Health Governance," in Andrew Cooper, John Kirton and Ted Schrechker eds., *Governing Global Health: Challenge, Response, Innovation*, Burlington, VT: Ashgate, 2007, pp.115—146.

由国际主义的定位外交思想中"更有效、成本更低"的信条。该机制实质上非常类似八国集团机制，除了墨西哥之外，主要还是由"志同道合"的西方富裕国家和组织构成。因此有学者指出："尽管该组织在口头上表示要加强全球卫生安全以及对世界卫生组织的全球卫生安全工作给予支持，但其主要目的还是提高其自身成员的安全性。"①因为从交易成本的角度来看，在安全合作领域，普遍多边合作的达成和协调比有限多边合作更为困难。

三、务实主义哲学与加拿大角色定位和路径选择的灵活性

值得注意的是，随着国内外条件或因素的变化，加拿大在不同事件上，甚至同一事件的不同阶段调整其角色和路径选择，由此可见其对外政策的务实主义哲学与足够的灵活性。

其一，在发起《马斯科卡倡议》案例中，尽管加拿大主要是通过八国集团这一有限的多边合作机制来发挥倡导者和领导者作用，但3个月后加拿大又在普遍多边的联合国首脑会议上扮演了积极的参与者角色。哈珀总理不仅帮助筹集了共400亿美元的援助承诺，还推动创立了妇女和儿童健康信息与问责委员会，并与其他领导人共同担任了该委员会的主席。在2013年联合国大会第68届会议上，哈珀总理主持了关于妇女和儿童健康问题的高级别会议并重申母婴儿童健康的重要性。②2014年5月，随着《马斯科卡倡议》的五年援助计划即将结束，加拿大政府又在多伦多主办了全球母婴儿童健康峰会，再次动员全球社会保持对母婴儿童健康的持续关注和投入，并带头承诺在今后5年内（2015—2020年）继续拨款35亿加元用于改善世界各地妇女和儿童的健康。③2014年9月，在联合国大会第69届会议上，哈珀总理又再次强调"挽救世界上最脆弱的母亲、婴儿和儿童的生命仍然是全球首要任务"④，并与挪威、美国、世界银行、联合国共同发起了"全球融资基金"，

---

① Simon Rushton, "Global Health Security: Security for whom? Security from what?" *Political Studies*, Vol.59, No.4, 2011, pp.790—791.

② World Health Organization, "Parliamentarians Visit WHO to See the Results of Canada's Investment," http://www. afro. who. int/news/parliamentarians-visit-who-see-results-canadas-investment,访问日期：2018年1月11日。

③ Office of Prime Minister, "Canada's Forward Strategy Saving Every Woman, Every Child: Within Arm's Reach," http://www. who. int/pmnch/media/news/2014/canada_strategy.pdf,访问日期：2018年1月11日。

④ *The Toronto Star*, "Read Stephen Harper's address to the UN General Assembly," https://www.thestar.com/news/canada/2014/09/25/read_stephen_harpers_address_to_the_un_general_assembly.html,访问日期：2018年1月11日。

为加速完成千年发展目标和到 2030 年之前终结可预防的孕产妇和儿童死亡现象设定了航向。①2015 年,加拿大政府又与联合国秘书长办公室密切合作,推动了最新的《妇女、儿童和青少年健康全球战略》的出台。

上述多边议程中,加拿大交替扮演了参与者和领导者的双重角色,并在两种角色之间灵活转换,从而通过将八国集团这种有限的多边合作与联合国这种普遍的多边合作机制巧妙融合,成功地推动了全球卫生朝着卫生平等和性别平等的方向前进,反过来也进一步强化了加拿大在全球母婴儿童健康促进中的领导地位和影响力。

其二,在"非典"疫情案例中,出于经济利益的考量,加拿大最初曾公开反对世界卫生组织对多伦多发布的旅游警告。但"非典"疫情之后,加拿大又积极推动了世界卫生组织关于《国际卫生条例(1969)》的修订工作,并与其密切合作升级了全球公共卫生情报网,升级后的情报网功能更为强大。加拿大的这一系列举措均凸显了自由国际主义理论对国际法和多边国际合作机制的重视。

与此类似,尽管主要由发达国家(除墨西哥外)和国际组织在 2001 年发起的"全球卫生安全倡议"是加拿大在全球卫生安全合作中发挥领导力的重要多边机制,但加拿大还同时参与、加强或领导了其他多边卫生安全合作机制及伙伴关系。如 2005 年,加拿大在渥太华主办了由 30 个国家和 9 个国际组织参加的全球大流行性流感防备部长级会议,主导各国讨论全球卫生安全政策的优先事项,这被视为全球大流行性流感防范和全球卫生安全合作的关键一步。②2014 年,加拿大又加入了由美国和世界卫生组织发起的全球卫生安全议程。③通过积极参与或领导这些广泛的多边合作机制和平台,加拿大扩大了自身的全球卫生安全网络,为保卫加拿大及全球卫生安全提供了更多的保障,同时也提升了其在全球性传染病防控方面的投射

---

① 世界银行:《发展伙伴支持创建全球融资基金以提升妇女和儿童的健康》,2014 年 9 月 25 日, http://www. shihang. org/zh/news/press-release/2014/09/25/development-partners-support-creation-global-financing-facility-women-children-health,访问日期: 2018 年 11 月 29 日。

② CBC News, "Canada Sharing Lessons on Dealing with Avian Flu," October 24, 2005, http://www. cbc. ca/news/canada/canada-sharing-lessons-on-dealing-with-avian-flu-1.545013,访问日期:2018 年 6 月 12 日。

③ The Global Health Security Agenda, "Global Health Security Agenda 2024," https://www.ghsagenda.org/about,访问日期:2018 年 11 月 27 日。

范围。

其三，在西非埃博拉案例中，加拿大暂停向西非疫情严重地区的居民发放签证的做法曾使其国际领导者角色遭受质疑，并被指责违反《国际卫生条例（2005）》。①这似乎表明加拿大对自身安全利益的考量超过了自由国际主义理论传统所强调的国际法和人道主义精神。但加拿大政府辩称此举是建立在"保护加拿大人健康和安全的基础之上"②。首席公共卫生官员格雷戈里·泰勒（Gregory Taylor）解释道："要记住，这是加拿大人从未遇过的病毒，感染它的人一半死亡，到目前为止我们没有应对它的经验。因此，签证政策只是试图保护加拿大人的许多措施之一。这一决策是经过慎重斟酌和均衡考虑的。"③相似的问题在加拿大向西非派遣医疗人员的安排上也有所表现。除了两个移动实验室的专家团队外，加拿大并未在第一时间响应世界卫生组织关于向疫区派遣医疗人员的呼吁。④对此，卫生部部长安布罗斯表示："加拿大一直在以其他方式作出贡献，包括资金援助、捐赠埃博拉实验性疫苗并提供专家咨询。但在保证加拿大医疗人员感染后可以安全空运撤离疫区之前，我们不鼓励他们前往。"⑤事实上，在确认暴发埃博拉疫情后的一个月内，加拿大公共卫生署就向世界卫生组织捐赠了第一笔资金，到疫情结束时，加拿大已成为第三大捐赠国。⑥在加拿大政府与航空公司签署了紧急撤离协议以解决了人员撤离问题后，加拿大政府很快就向疫情严重地区派遣了具有世界领先医疗水平且经验丰富的军队医疗人员，专职为感染埃博拉病毒的一线医务工作者提供救治和护理。因而总体看来，自由国际主义理论中对人道主义和多边主义的重视依然是推动加拿大在其本土以外引

---

① Helen Branswell, "Canada Won't Issue Visas for Residents of Countries with Widespread Ebola," *The Canadian Press*, October 31, 2014, https://globalnews.ca/news/1647496/canada-wont-issue-visas-to-residents-of-countries-with-widespread-ebola/，访问日期：2018年11月27日。

② Ali Tejpar and Steven J. Hoffman, "Canada's Violation of International Law during the 2014—16 Ebola Outbreak," *The Canadian Yearbook of International Law*, Vol.54, 2017, p.367.

③④⑤ Kelly Grant and Steven Chase, "Canada Sending Military Medical Team to Fight Ebola in Sierra Leone," *the Globe and Mail*, November 27, 2014, https://www.theglobeandmail.com/news/national/canada-sending-40-military-personnel-to-fight-ebola-in-sierra-leone/article21811653/，访问日期：2018年11月27日。

⑥ World Health Organization, "West Africa Ebola outbreak：Funding," http://www.who.int/csr/disease/ebola/funding-requirements/en/，访问日期：2018年11月27日。

领抗击埃博拉疫情的重要影响因素。

上述分析表明,加拿大在全球卫生治理中理念和行为的变化并不是单线条的。当国内外有利因素适合加拿大扮演领导者角色时,加拿大会更多地通过定位外交和有限多边合作机制来争取发挥领导作用。而当国内外限制性因素不利于其发挥领导者作用时,加拿大又会回到参与者角色,并更多地依靠普遍的多边合作路径来发挥其国际影响力。这种双重角色及其灵活转换既体现了加拿大外交政策顺势而为的灵活性与务实性,也折射出加拿大作为一个中等国家的整体实力及资源的有限性。因此,中等国家若能充分利用自身在特定领域的优势或资源,并寻找到恰当的着力点,就可在诸如全球卫生、气候变化、粮食安全、维和行动、排雷、环境保护等特定领域和议题中发挥主导作用,获得超越自身体量的国际影响力。

第二节　"推拉力"下的角色调整和路径转变

是何种原因促使加拿大从参与者到领导者的角色转换和相应路径的调整?本书认为,处于持续变动中的国际体系、政府或国内社会因素等都可能改变加拿大在世界事务中的行为,这些重大变动所产生的推拉作用,都能有效激发加拿大的"大国雄心"并创造性地去尝试展现作为全球卫生大国的领导力,实现其参与全球卫生治理的目标——全球卫生大国和人道主义大国。本节主要围绕国际因素、国内政治因素、国内社会因素及医学研究与创新四个推拉力因素来展开讨论。

一、国际因素

加拿大在全球卫生中的领导力受到国际因素的影响,主要包括国际体系中相对权力的变化、全球化带来的新脆弱性,以及七国/八国集团对全球卫生议题的重视与关注。

第一,加拿大在国际体系中相对权力的上升有助于它在全球卫生中发挥领导作用。在《马斯科卡倡议》的案例中,加拿大在国际体系中,尤其是在八国集团中相对上升的经济实力是推动加拿大成为母婴儿童健康倡导者的一个关键外部因素。2008年至2009年的全球金融危机带来了美国和欧洲的衰落,相对其他八国集团国家,加拿大几乎没有受到重大影响。这是加拿大长期推行严格的财政赤字、债务控制、稳健的国内金融监管和问责制的结果，加拿大成为八国集团中唯一一个在金融危机前实现财政盈余和债务大幅减少的国家。①在国际金融危机期间，加拿大的银行体系在世界上排名第一，美国则排名第 40 位。②在危机初期，加拿大还向国际货币基金组织提供了 100 亿美元的支持。最后在哈珀的领导下，加拿大利用累积的盈余、健全的金融体系和强劲的信贷有效地应对了这场危机。③2010 年，当全球经济复苏时，加拿大国内生产总值的增长率也处于世界领先地位。在国家实力增长的背景下，哈珀先后在 2008 年和 2011 年两度连任，并在 2011 年领导保守党赢得了议会多数席位。不难发现，在后国际金融危机时代里，加拿大在八国集团内部结构性权力的相对上升，使加拿大有信心也有能力在普遍多边联合国框架内能达到既定目标，以及在八国集团其他成员国普遍受到经济衰退、赤字和债务困扰因而寻求削减开支的情况下，通过有限多边合作路径来引领国际社会加大对最贫困地区妇女儿童健康的援助投入。正如哈珀在 2013 年的一次演讲中强调的，"加拿大正以其财政可持续的特质领导世界"以及"在应对世界贫困国家的妇女、婴儿和儿童所面临的卫生挑战中，加拿大发挥了领导作用"④。

第二，全球化带来的新脆弱性刺激了加拿大在全球卫生治理中寻求更积极的角色。"非典"作为 21 世纪第一个新型严重传染病，凸显了全球化带来的一种新脆弱性。这种新脆弱性可能来自非国家行为体、不可控的人为过程、甚至是自然的力量。它可以被毫无目的地释放出来，以某一国家为目标并迅速蔓延到各地，即使是最强大的国家也与最弱小的国家一样暴露在攻击圈中。⑤因此，各国必须依赖于国际合作或采取先发制人的方式从源头上摧毁这种脆弱性，无论威胁是基地组织、"非典"病毒，还是两者通过生物恐怖主义的结合。"非典"的经历让加拿大切实地体会到这种脆弱性，即发达国家和发展中国家同样容易受到传染性疾病的影响，再完备的国内卫生

---

① ［加］约翰·J. 柯顿：《加拿大外交理论与实践》，陈金英、汤蓓、徐文姣译，钱皓校订，上海：上海人民出版社 2019 年版，第 279 页。

② Bordo Michael, Redish, Angela and Rockoff Hugh, "Why Didn't Canada Have a Banking Crisis in 2008(or in 1930, or 1907, or …)?" *The Economic History Review*, Vol.68, No.1, 2015, p.218.

③ Renee Haltom, "Why Was Canada Exempt from the Financial Crisis?" *Econ Focus*, Vol.17, No.4, 2013, p.22.

④ ［加］约翰·J. 柯顿：《加拿大外交理论与实践》，第 281 页。

⑤ John Kirton, *Canadian Foreign Policy in a Changing World*, p.254.

治理也无法把"不需要护照的"传染病完全抵挡在国界之外。只有积极的参与全球卫生治理,尤其是在其中扮演领导者角色才能更好地发挥主动权,从源头上解决卫生威胁以防止其进一步入侵加拿大本土。加拿大在 2014 年西非埃博拉疫情中的出色表现正是其全球卫生角色和行为方式转变的例证。

　　第三,七国/八国集团对全球卫生的关注和重视为加拿大在全球卫生治理中扮演领导者角色提供了平台。七国/八国集团由全球主要的发达国家组成,其经济活动几乎占世界经济活动总量的一半,全球 75% 的国际发展援助由这些国家提供,因此它们的选择对全球卫生至关重要。[①]20 世纪 90年代中期以来,快速的全球化带来了全新的卫生威胁和挑战。随着传统的联合国多边卫生治理机制——世界卫生组织——表现出应对不足和效率低下的问题,作为有限的多边平台,七国/八国集团这一新一代的全球机制逐渐发展成为一个有效的、运行良好的 21 世纪全球卫生治理新中心。[②]这一多边框架不仅给全球卫生带来新的理念和治理模式,也为成员国加拿大提供了发挥领导者作用的空间和平台。2001 年的八国集团峰会成立了全球基金。作为一项具有里程碑意义的举措,全球基金整合了政府和非国家行为体抗击这三大疾病的努力。有学者就指出,私营部门和公共部门之间以任务为导向的合作代表了全球卫生治理未来的典范。[③]加拿大在推动全球基金建立的过程中发挥了重要作用,并一直是其坚定的支持者,迄今已向其捐助 28 亿加元(有史以来加拿大对国际卫生融资机构最大的捐款),成为它的第七大捐助国。[④]同时,加拿大还是七国/八国集团卫生议题的积极倡导者之一。通过七国/八国集团峰会,加拿大与各国领导人一起商议全球卫生

---

①　Ronald Labonte and Ted Schrecker, "The G8 and Global Health: What Now? What Next?" *Canadian Journal of Public Health*, Vol.97, No.1, 2006, p.35.

②　John Kirton and Jenevieve Mannell, "The G8 and Global Health Governance," in Andrew F. Cooper, John Kirton and Ted Schrecker eds., *Governing Global Health Challenge*, *Response*, *Innovation*, Aldershot: Ashgate, 2007, p.115, p.118.

③　James Orbinski, "AIDS, Médecins Sans Frontières, and Access to Essential Medicines," in P.I. Hajnal, ed., *Civil Society in the Information Age*, Aldershot: Ashgate, 2002, p.128.

④　Government of Canada, "Canada and the Global Fund to Fight AIDS, Tuberculosis and Malaria," http://international.gc.ca/world-monde/international_relations-relations_internationales/multilateral-multilateraux/gfatm-fmstp.aspx?lang = eng,访问日期:2018 年 11月 21 日。

问题,推动全球卫生合作与发展,倡导了关于脊髓灰质炎、"非典"、获得负担得起的药品和非洲发展、母婴儿童健康等卫生承诺。①2018年,加拿大再次利用七国集团峰会主办国身份的政治机遇,倡导两性平等与支持妇女和女孩的性健康、生殖健康及权利。

因此,从国际因素来看,在国际体系中相对上升的结构性权力、全球化带来的新脆弱性,以及七国/八国集团上升为全球卫生治理的新中心,都促进了加拿大在全球卫生治理中担任倡导者和领导者角色。

二、国内政府因素

虽然国际因素为一国可行的政策选项划定了大致的界限,但由于作出决策并引导国家在国际政治中如何作为的是政府,因此国内政府因素对加拿大在全球卫生治理中行为的影响值得讨论,其中主要包括总理在决策过程中的地位及个人信念,以及国内行政部门在相关领域的成功经验。

首先,加拿大是一个议会制政体,其中行政部门(总理及其内阁)在政策制定中具有关键作用。自皮埃尔·特鲁多时期开始,认为总理及其个人信念在外交决策中具有显著作用的观点开始兴起,这一趋势在保罗·马丁和哈珀执政时期表现得最为明显。②哈珀总理在推动加拿大成为全球母婴儿童健康和传染病防控倡导者的过程中发挥了关键性的作用。在哈珀时期,他居于外交决策权的核心位置。他本人信奉复合新现实主义,对加拿大在世界中的地位有一套成熟、连贯、宏大的信念。他将加拿大定位为全球经济中的"崛起大国"以及"新兴能源超级大国"。③同时,他领导下的联邦政府具有控制力和凝聚力,在国际金融危机时期更是巩固了加拿大相对实力上升的趋势,因而整体上加强了加拿大在全球事务中,包括在全球卫生治理中,采取主要大国的行事方式。哈珀基督教福音派的教徒身份以及他与他的子女在儿童时期身患哮喘的经历也使他更加关注儿童的健康,关注世界上最贫困和最脆弱的人群,并通过大量官方发展援助计划和对抗疾病的措施减轻穷人的痛苦。因此,当2001年非政府组织联盟向总理办公室提交了母婴

---

①　Brian Mulroney, *Memoirs: 1939—1993*, Toronto: McClelland & Stewart, 2007, p.36.

②　[加]约翰·J.柯顿:《加拿大外交理论与实践》,第324页。

③　Jane Taber, "PM brands Canada an 'Energy Superpower'," *The Globe and Mail*, July 15, 2006, https://www.theglobeandmail.com/news/national/pm-brands-canada-an-energy-superpower/article18167474/,访问日期:2018年11月29日。

儿童健康倡议方案之后，哈珀总理采纳了它们的方案，并借助加拿大主办八国集团峰会的机会，发起《马斯科卡倡议》，以领导八国集团对全球母婴儿童健康做出援助承诺。当 2014 年西非暴发史上最严重的埃博拉疫情时，由哈珀领导的加拿大政府也是该疫情最早和最主要的国际援助者之一，第一时间向最贫困和最脆弱的人群提供了人道主义援助。

与此类似，在保罗·马丁推动加拿大积极参与并引领全球卫生治理的背后，也可以发现总理决策权及其个人信念的影响因素。马丁政府在 2001 年 12 月率先提出"保护的责任原则"，其出发点就部分源于对加拿大走向全球后的人类社会和卫生安全的考虑。2002 年，马丁在加拿大主办的八国集团峰会上首次将根除脊髓灰质炎列入八国集团议程。2003 年，在"非典"疫情冲击后，马丁政府就将加拿大的国内公共卫生安全和全球卫生安全视为国家安全政策的重要组成部分，并积极推动加拿大在全球卫生安全中扮演更关键的角色。2004 年，马丁政府在历史上首个国家安全政策声明中强调："加拿大应对突发公共卫生事件不能仅局限于本地或国家层面，还需积极促进更具恢复力的国际公共卫生体系建设。"[1]1 年后，他还亲自参加了加拿大主办的全球大流行性流感防备部长级会议及相关讨论。[2]这种对全球卫生的关注也与马丁的个人经历及信念相关。保罗·马丁是加拿大自由党议会前议员和外交部部长保罗·约瑟夫·马丁之子，他非常认同父亲留给加拿大和国际社会的社会及外交政策遗产，包括由老马丁发起的重大社会发展政策，如卫生、社会保险等政策。他和父亲年轻时都曾得过骨髓灰质炎，这使他特别注重全球卫生治理，并认为需要有新的全球卫生治理机制来保护最贫穷国家的穷人，为此他主导了八国集团开展消除骨髓灰质炎、抗击艾滋病和其他传染疾病的进程。[3]

另一个重要的国内政府因素是国内行政部门在相关卫生领域的成功经验，这些本国的治理经验奠定了加拿大在全球卫生领域的声望和地位。加拿大在全球母婴儿童健康领域的领导者角色得益于它对国内妇女儿童健康

---

① Government of Canada, *Securing an Open Society: Canada's National Security Policy*, 2004, p.8, http://publications.gc.ca/collections/Collection/CP22-77-2004E.pdf, 访问日期：2018 年 11 月 29 日。

② CBC News, "Canada Sharing Lessons on Dealing with Avian Flu," October 24, 2005, http://www.cbc.ca/news/canada/canada-sharing-lessons-on-dealing-with-avian-flu-1.545013, 访问日期：2018 年 11 月 29 日。

③ ［加］约翰·J.柯顿：《加拿大外交理论与实践》，第 332 页。

的有效治理以及参与全球妇女儿童健康项目中的经验。加拿大国内有完善的妇幼保健体系，在国际上始终关注妇女儿童健康议题，并积极与国际合作伙伴一道资助一系列卫生干预项目。其中，加拿大国际开发署在"加速儿童生存和发展项目"以及"拯救百万人生命催化行动"中的成功经验为加拿大在八国集团峰会上领导母婴儿童健康援助奠定了基础，坚定了加拿大在八国集团框架下实践其改善全球母婴儿童健康的目标。加拿大在抗击西非埃博拉疫情中的领导作用，也离不开后"非典"时期对国内公共卫生机制的改革和加强、对全球卫生安全合作的积极投入。在经历"非典"疫情之后，加拿大各级政府公共卫生部门，包括联邦层面的加拿大卫生部、加拿大公共卫生开发署、国家微生物实验室、各省的卫生部、各地区的公共卫生系统等都大幅提升的卫生基础能力、应急协调能力、边境检疫能力、传染病研究和防控救治能力，使得加拿大成为国内公共卫生突发事件应对和全球传染病抗击的典范。从"非典"时期的毫无防备到埃博拉时期的严防死守，加拿大在保全本国人健康和安全的同时，还在遥远的西非地区引领拯救生命的努力，尤其是将其多年研发的实验性疫苗作为全球公共卫生资源供国际社会使用。

三、国内社会因素

除了国际因素和国内政府因素之外，国内社会因素也会影响国家对外政策。那么，加拿大的社会因素如何以及在多大程度上影响了加拿大在全球卫生中扮演领导者角色？这里主要考察非政府组织和公众舆论这两个方面。

第一，丹尼斯·斯泰尔斯（Denis Stairs）提出包括非政府组织在内的社会行为体可以影响决策进程，它们在议程设置中起着重要的作用。通过将其关注的议题植入政府对外政策制定的议程或政策重点，这些社会行为体促使政府考虑和重视相关议题。①这种作用在《马斯科卡倡议》的案例中得到了充分的体现。七家以妇女儿童健康为导向的非政府组织组成的联盟——加拿大孕产妇、新生儿和儿童健康联盟成功地促成了哈珀总理将母婴儿童健康这个原本不在议程中的议题设定为八国集团峰会的最大聚焦

---

① Denis Stairs, "Public Opinion and External Affairs: Reflections on the Domestication of Canadian Foreign Policy," *International Journal*, Vol.33, No.1, 1977, pp.128—149.

点,并长期督促政府保持对该议题的持续关注和投入。同时,《马斯科卡倡议》的案例还体现出社会行为体与加拿大政府良好的双向互动关系。其中,不仅包括社会行为体对政府的单向影响,即非政府组织通过对母婴儿童健康的倡导,塑造了社会关注的政治和社会议题并推动它们进入政府政策议程,还包括政府对社会行为体的影响,即政府欢迎、帮助或促进其所支持的社会行为体的健康发展。在《马斯科卡倡议》中,具体表现为加拿大政府善于采纳非政府组织联盟合理性的政策建议,支持并鼓励与它们的良性互动,并利用国内卫生治理的先进经验和八国集团峰会的国际平台,成为母婴儿童健康促进的全球倡导者和领导者。

第二,公众舆论也是影响加拿大在全球卫生治理中扮演领导者角色的因素。总体而言,20世纪90年代以来,更多的加拿大公众认同加拿大国际影响力的重要性及其日益增长的领导地位。根据柯顿的研究,1987年至1990年间,只有4%—5%的加拿大人相信加拿大对世界事件的进程产生了重要影响。到1993年,58%的加拿大人认为,在过去10年中,加拿大在世界事务中的领导力明显增长,只有27%的人持有边缘依附理论的观点,认为加拿大的地位"有点"或"明显"下降了。到2011年12月,86%的加拿大人认同自己的国家是"世界上最伟大的国家"[1]。同时,在全球卫生领域,也有越来越多的公众支持加拿大在其中扮演更为关键的角色或领导者角色。2007年8月,益普索-里德的公众舆论调查表示,91%的加拿大人认为政府必须帮助发展中国家的艾滋病患者获得更多的治疗机会。[2]该机构在2009年11月的调查也显示,即使在国际金融危机时期,88%的加拿大人仍认为政府应该利用其举办八国集团和二十国集团的机会及由此产生的影响力来降低全球儿童死亡率。[3]同年,加拿大卫生科学院与4所高校的学生开展了圆桌论坛,所有与会学生都认为加拿大有能力且应该在未来的全球卫生治

① ［加］约翰·J. 柯顿:《加拿大外交理论与实践》,第371页。

② John Kirton, James Orbinski and Jenilee Guebert, "The Case for a Global Health Strategy for Canada," Prepared for the Strategic Policy Branch in the International Affairs Directorate of Health Canada, Munk Centre for International Studies, University of Toronto: Toronto, Canada, 2010, p.40, http://www.g8.utoronto.ca/scholar/globalhealth-strategy.pdf,访问日期:2018年11月22日。

③ Kevin McCort, Nigel Fishe, Katherine McDonald, et al., "Putting the World's Poor on the G8 Agenda," *Embassy*, No.288, 2010. p.9.

理中发挥强有力的领导作用。①2010年1月,加拿大研究院开展的公众舆论也显示出,89%的受访者都认为加拿大应该成为全球卫生和医学研究的"全球领导者"。②这些公众舆论推动了加拿大在全球卫生治理中,尤其是在母婴儿童健康促进领域中扮演领导者角色。此外,全球性传染病带来的非传统安全威胁也使加拿大公众的呼声日益高涨,他们要求政府保护公众免受致命的传染病危害并提供高水平的公共医疗保健服务。2003年"非典"疫情之后,益普索-里德的公众舆论调查就显示,95%的加拿大人将"预防传染病蔓延"列为对外政策的优先事项。③这都促使了加拿大政府在全球性传染病防控方面主动寻求更关键的领导者角色,以最大程度地确保加拿大人的健康与安全。

四、医学研究与创新因素

医学研究及其创新也是推动加拿大从参与者到领导者转型的不可忽视的因素之一。医学研究和创新带来的科学技术突破往往可以成为全球卫生中"游戏规则的改变者"。20世纪以来,医学科学技术取得了惊人的发展,抗菌药物及疫苗的发现和应用、先进设备的发明及对医学诊断、治疗和疾病预防都引发了革命性的改变,为人类健康带来了福音。④

加拿大在医学研究与创新方面具有很强的实力,特别是在对妇女儿童健康、心理健康、非传染性疾病以及对特定传染病的研究中。⑤加拿大卫生医学专家和研究人员在历史上取得了许多拯救生命的重大发现。早在

---

① 这4所高校是不列颠哥伦比亚大学、多伦多大学、麦吉尔大学和蒙特利尔大学。Canadian Academy of Health Sciences, *Canadians Making a Difference:The Expert Panel on Canada's Strategic Role in Global Health*, 2011, p.5, http://www.cahs-acss.ca/wp-content/uploads/2011/11/Canadians-Making-a-Difference-Report.pdf,访问日期:2018年11月23日。

② Research Canada, "Canada Speaks! 2010: Canadians Go for Gold in Health and Medical Research—A National Public Opinion Poll on Health and Medical Research," 2010, p.6, https://rc-rc.ca/wp-content/uploads/2015/11/2010-Research-Canada-poll-booklet-E.pdf,访问日期:2018年11月22日。

③ Dallaire Sébastien, Alain Noël and Jean-Philippe Thérien, "Divided over Internationalism: The Canadian Public and Development Assistance," *Canadian Public Policy*, Vol.30, No.1, 2004, p.17.

④ 廖继尧:《试论医学科学技术创新》,载《中华医院管理杂志》2005年第9期,第580页。

⑤ Canadian Academy of Health Sciences, *Canadians Making a Difference:The Expert Panel on Canada's Strategic Role in Global Health*, 2011, p.xi, http://www.cahs-acss.ca/wp-content/uploads/2011/11/Canadians-Making-a-Difference-Report.pdf,访问日期:2018年11月23日。

1921 年,弗雷德里克·班廷(Frederick Banting)和约翰·麦克劳德(John Macleod)发现了胰岛素,彻底改变了糖尿病的治疗方法,为加拿大科学界赢得了第一个诺贝尔奖。1951 年,约翰·亚历山大·霍普斯(John Alexander Hopps)发明了世界上第一个人工"心脏起搏器",被誉为加拿大生物医学工程之父。1961 年,詹姆斯·蒂尔(James Till)和埃内斯特·麦卡洛克(Ernest McCulloch)因发现了造血干细胞获得了拉斯克基础医学研究奖,该发现为骨髓移植奠定了基础。1968 年,布鲁斯·乔敦(Bruce Chown)发现了 Rh 免疫球蛋白,几乎消除了曾经夺走许多新生儿生命的 Rh 溶血病。1977 年,亨利·弗里森(Henry Friesen)因发现了一种导致不孕的催乳素激素而获得了盖尔德纳基金会国际奖。1989 年伯纳德·贝洛(Bernard Belleau)研发了一种用于治疗艾滋病和乙型肝炎感染的药物"拉米夫定",成为历史上抗击艾滋病的重大进展。1993 年,迈克尔·史密斯(Michael Smith)因发现一种被称为定点突变的过程而获得诺贝尔化学奖,该过程允许研究人员将特定突变引入基因。1997 年,加拿大公共卫生署开发了"全球公共卫生情报网",用于发现和跟踪全球重大公共卫生事件。2000 年,加拿大议会通过《加拿大卫生研究院法案》(Canadian Institutes of Health Research Act),创建加拿大卫生研究院以进一步推动加拿大的医学研究和创新能力发展。[1]

医学研究和创新能力的积淀,为加拿大在全球卫生中扮演领导者角色奠定了坚实的基础。2003 年全球暴发"非典"疫情,全球公共卫生情报网发出了疫情预警。加拿大研究人员在短短 11 周内完成了对"非典"病毒基因组的全部测序,并在几个月内开发出 3 种潜在的疫苗投入治疗,为抗击"非典"疫情作出了贡献。2010 年,《马斯科卡倡议》的发起也是基于一项关键的研究发现,即"在拯救生命方面,对母婴儿童健康的综合性干预措施比单独的对抗疾病计划更节约成本和有效"[2]。这些在妇女儿童健康领域先进的研究水平和历史贡献加强了加拿大的国际声誉,让其他国家和组织更容

---

[1]　Canadian Institutes of Health Research, "Milestones in Canadian Health Research: Saving Lives, Making History," http://www.cihr-irsc.gc.ca/e/35216.html#2000,访问日期:2018 年 11 月 23 日。

[2]　Canadian Coalition for Maternal, Newborn and Child Health, "The 2010 Muskoka Summit: an Opportunity for Canada to Lead on Preventing the Deaths of Women and Children", January 19, 2010, http://www.g8.utoronto.ca/conferences/2010/ghdp/ccmnch.pdf,访问日期:2018 年 11 月 23 日。

易支持加拿大在该领域发挥作用。2014 年西非埃博拉疫情暴发，由加拿大国家微生物实验室研究人员经多年研发的埃博拉实验性疫苗成为加拿大向这场没有硝烟的战役提供的最具价值的"全球卫生公共产品"，为抗击这一人类历史上致命性最强的病毒带来了历史性的突破，展示出加拿大在全球卫生研究和全球传染病监控方面的领导力。①

<h1 style="text-align:center">小　　结</h1>

在参与全球卫生治理的过程中，加拿大主要交替扮演了参与者和领导者这两种角色并表现出对多边合作路径的偏好。这种双重角色的扮演和路径选择的理念与行为可以在自由国际主义的理论视角下得到恰当的解释。自由国际主义理论的核心内涵包括中等国家身份、务实主义原则、多边主义和定位外交四大要素。当加拿大以中等国家身份参与世界卫生组织创立和《烟草控制框架公约》制定时，虽然它扮演的主要是积极参与者角色，但并不影响其在某些特定议题和条款的谈判中发挥关键作用。在全球母婴儿童健康促进与全球性传染病防控方面，加拿大利用专业特长在发起《马斯科卡倡议》和主导抗击西非埃博拉疫情的行动中充分展现了领导力。

自由国际主义理论认为，多边主义是一种既能平衡大国力量又可增强中小国家影响力的有效策略。因受到自身资源和实力的制约，加拿大在参与全球卫生治理时更倾向于多边合作机制，它对多边路径的选择亦有所区别。在参与创立世界卫生组织时，它选择了普遍多边的联合国机制，而在发起《马斯科卡倡议》时又选择了有限多边的八国集团机制。由此可见，无论是作为参与者还是领导者，无论是普遍多边还是有限多边的路径选择，加拿大都遵循了务实主义原则和定位外交思想。

促成加拿大从参与者向领导者转换的影响因素主要包括国际因素、国内政府因素、国内社会因素和医学研究与创新因素等。正是这些不同因素的合力作用促使加拿大在全球卫生治理的某些领域或议程中发挥了领导作

---

① Canadian Institutes of Health Research, "Showcasing a Canadian Success Story: The Ebola Vaccine-Canada's Role in the Global Fight to Stop the Ebola Outbreak," November 26, 2015, http://www.cihr-irsc.gc.ca/e/49525.html, 访问日期：2018 年 12 月 6 日。

用。一方面,从外部因素看,加拿大在国际金融危机后的国际体系,尤其在八国集团中的经济实力相对上升为其发挥领导力提供了物质基础;八国集团对卫生议题的日益关注及峰会轮值主席国的身份,则为加拿大引领全球卫生议题提供了平台和机遇。另外,政府首脑在外交决策中的核心地位及个人理念与经历、行政部门卫生治理的成功经验、非政府组织推动和公众舆论支持、医学研究与创新的突破等内部因素都促使加拿大政府更积极地关注全球卫生议题,进而将其推向全球卫生治理的领导者地位。

　　加拿大在全球卫生治理中的角色与路径选择是随着国内外条件和各因素的变化而改变的,它可以在不同议题上,甚至同一议题的不同时段内适时地转换角色和调整路径,这也充分体现了加拿大对外政策顺势而为的灵活性与务实性。

结　论

本书回顾了全球卫生治理的倡导、实践与发展历程,在加拿大中等国家理论之"自由国际主义"的理论框架下,通过4个深度案例分析,集中探讨了加拿大在全球卫生治理中的动机、目标、作用、角色定位与路径选择。研究发现:为了实现促进全人类健康和卫生平等以及建构加拿大全球卫生大国和人道主义大国地位的目标,加拿大对全球卫生治理的参与广泛而深入,是全球卫生治理不可或缺的主导力量之一。在参与治理的过程中,加拿大交替扮演了参与者和领导者的双重角色,而其对外政策理论中的自由国际主义理论可为这两种不同的角色定位与多边路径选择偏好提供主要理论解释。在保守党执政时期,复合新现实主义思潮也对加拿大在全球卫生治理中的路径选择和领导者角色扮演产生了一定的影响。本书既论证了作为中等国家行为体的加拿大在全球卫生治理特定领域中作出的主要大国贡献与领导者角色,也认识到在当下全球卫生治理框架和加国综合国力条件下这种"加拿大贡献"的有限性。至此,本书得出以下结论。

一是加拿大在推动全球卫生治理体系和规范建设以及卫生平等、卫生安全和卫生发展中发挥了重要的作用,具体表现在四个方面。

其一,加拿大推动了全球卫生治理机制的创立与发展。第二次世界大战后,加拿大不仅在推动世界卫生组织筹建的过程中扮演了关键的角色,而且也一直继续在国家、地区和全球各个层面积极参与和支持世界卫生组织的各项倡议、计划和卫生行动。同时,加拿大还参与了多个与全球卫生相关的国际正式和非正式机制。特别是在近几年来日益广泛涉及全球卫生议题的七国/八国集团当中,加拿大发挥了越来越重要的领导作用。加拿大率先将根除脊髓灰质炎置于八国集团议程之中,领导发起了改善全球最贫困国家和地区母婴及儿童健康的八国集团《马斯科卡倡议》等。

其二,加拿大是全球卫生治理国际规范体系建设的支持者和推动者。加拿大不仅推动并全程参与了第一个具有国际法约束力的《烟草控制框架公约》的制定,而且在若干条款的谈判中发挥了领导作用。面对"非典"疫情的巨大挑战,加拿大政府及卫生专家又积极推动了《国际卫生条例(1969)》的修订并发挥了关键性作用。新版《国际卫生条例(2005)》确立了新的国际卫生规则,是国际卫生法发展的巨大进步。同时,加拿大还促进制定或参与了多项保障和促进人类健康的全球卫生倡议、行动计划和宣言等。

其三,加拿大通过推动全球卫生援助的发展促进了全球卫生平等。国际发展援助既是加拿大对外政策的重要组成部分,也是其参与全球卫生治理的重要途径。在发起《马斯科卡倡议》并领导对该倡议的执行之后,加拿大继续利用多边和诸边平台大力倡导母婴儿童健康,维持国际社会对该议题的持续关注和援助投入。此外,加拿大政府还通过支持全球基金、创建若干国内卫生机制等方式,持续资助贫困国家加强自身的卫生体系与能力建设。①近几十年来,加拿大对全球卫生发展援助的投入大幅上升,已为全球第六大捐助国。②

其四,加拿大通过提供全球卫生治理领域的公共产品来积极参与和支持传染病防控的全球合作。在传染病全球化构成人类安全新危机的背景下,支持全球卫生行动、抗击全球性传染病是加拿大维护卫生安全的重要一环。加拿大实施了一系列有关大流行病防控和疾病监测机制、倡议和项目,及时分享疫情信息,帮助国际社会共同监测全球卫生安全威胁。加拿大还充分利用其世界领先的医学研究优势,与各国分享最新医学研究成果来支持传染病控制的全球合作,如提供疫苗、资金、医疗人员、信息技术和实物捐助等。这些贡献在 2014 年加拿大抗击西非埃博拉疫情中充分凸显。

二是加拿大为解决全球卫生治理的内在困境作出了自己的贡献。

其一,加拿大为强化世界卫生组织在全球卫生治理中的领导力作出了积极的贡献。全球卫生治理需要明确的领导力来围绕共同的目标、高效的方法、持续的行动,以及有效的问责来动员和协调大量的多元行为体。作为联合国的专门卫生机构,世界卫生组织虽然确实有独特的权威及其合法性来发挥这一作用,但随着日渐增多的政府间和非政府组织加入全球卫生领

---

① K. Plamondon, D. Walters, S. Campbell, J. Hadeld, "Promoting Equitable Global Health Research: a Policy Analysis of the Canadian Funding Landscape," *Health Research Policy and Systems*, Vol.15, No.1, 2017, p.72.

② Institute for Health Metrics and Evaluation, "Financing Global Health Visualization," http://vizhub.healthdata.org/fgh/,访问日期:2018 年 12 月 2 日。

域并争夺领导权,它越来越难以有效指导和协调众多行为体的政策及行动。加拿大通过积极支持世界卫生组织的相关倡议和行动,有效地加强了世界卫生组织在全球卫生行动中的影响力、统筹力和协调力。同时,加拿大还通过向世界卫生组织贡献大量的资金来加强其在全球卫生治理中的影响力和竞争力。

其二,加拿大不断增加对全球卫生援助的投入,持续改善分配机制与优先领域,为全球卫生发展与卫生公平作出了重要的贡献。近几十年来,全球卫生一直都是加拿大发展援助的优先领域,它对全球卫生投入的绝对值和相对值都在大幅上升。有数据显示,加拿大的全球卫生发展援助从1997年的1.68亿美元增加到2016年的12.5亿美元,即增长了7倍;其对全球卫生发展援助的份额也从1.35%上升到2.58%①;至2016年,加拿大成为全球卫生官方发展援助的第六大捐助国,其卫生援助也占加拿大整体官方发展援助的19%。这一比例远高于经合组织发展援助委员会成员8%的平均水平,凸显了全球卫生在加拿大对外援助总体战略中的重要地位。②

加拿大对卫生援助的分配还充分体现了对多边主义的重视,其多边卫生发展援助的比例亦呈上升态势,且高于全球平均水平。③对多边援助的重视有利于促进全球卫生投入用于最广泛和最需要的目标人群,而不仅仅是更符合某些政策偏好的目标国家和优先卫生项目。同时,《马斯科卡倡议》的发起和执行也表明,将援助资金从传统的、以特定疾病为导向的双边援助机制,转向大型的、全球性的、以问题为导向的灵活援助机制,可以提高全球卫生援助的有效性并扩大加拿大在全球卫生领域的影响力。④

此外,加拿大还长期重视被国际社会相对忽视的卫生援助领域,如对满

---

① Institute for Health Metrics and Evaluation, "Financing Global Health Visualization," http://vizhub.healthdata.org/fgh/,访问日期:2018年11月15日。

② 发展援助委员会,是经济合作与发展组织属下的委员会之一。该委员会负责协调向发展中国家提供的官方发展援助,是国际社会援助发展中国家的核心机构。发展援助委员会现有包括加拿大在内的29个成员(28个经合组织成员国和欧盟)。经合组织发展援助委员会是向全球提供90%以上援助的援助发达国组织,因此被称为"援助国俱乐部"。Donor Tracker, "Canada Deep Dive Global Health," https://donortracker.org/Canada/global-health,访问日期:2018年11月15日。

③ Stephanie A. Nixon, Kelley Lee, Zulfiqar A. Bhutta, et al., "Canada's Global Health Role: Supporting Equity and Global Citizenship as a Middle Power," *The Lancet*, Vol.391, No.10131, 2018, p.1739.

④ Ibid., p.1740.

足发展中国家基本生存需求和加强卫生系统能力建设的援助，包括清洁的水和空气、营养、基本药物、疫苗和有素质的卫生人员等。2016 年，在加拿大全球卫生官方发展援助中，其双边卫生援助的 22% 用于基本营养，成为继美国之后基本营养的第二大发展援助委员会捐赠国。其他援助重点领域还包括基本医疗保健（14%）、传染病控制（12%）和卫生人员发展（9%）。[1]对这些领域的援助投入与加拿大在母婴儿童健康促进方面的优先事项一致，包括改善营养、加强卫生系统、问责制以及预防和治疗疾病。

其三，加拿大为推动建立全球卫生问责制、促进信息公开与透明作出了重要贡献。全球卫生问责制、监督和执行机制缺位一直是制约全球卫生治理发展的重要因素。2010 年，加拿大抓住担任八国集团峰会主席国的机遇，主导创立了八国集团专门的问责制工作组，并率先发布《马斯科卡问责报告：对履行发展相关承诺的行动和效果评估》这一里程碑式的文件，督促其成员国遵守对全球卫生的承诺。同年 12 月的联合国发展目标峰会上，联合国秘书长发起了《全球妇女儿童健康战略》，其中的卫生筹资问责制是该战略的核心所在。峰会同时把《马斯科卡倡议》纳入联合国大会批准的全球承诺中，并将信息公开和问责制作为全球妇女儿童健康议程的首要任务，责成世界卫生组织总干事确定最有效的全球报告、监督和问责程序。随后妇女和儿童健康信息与问责委员会成立，加拿大总理斯蒂芬·哈珀与坦桑尼亚总统贾卡亚·基奎特一起担任该委员会主席。这一雄心勃勃的问责框架在健康结果与覆盖方面提出了 10 项主要建议和 11 项核心指标，以推动妇女儿童健康承诺的履行并确保它们转化为真实而有意义的成果。[2]

同时，由加拿大开发的全球公共卫生情报网也有效提升了全球疾病监测力度和速度，削弱了政府对可能引起国际关注的公共卫生事件信息的保密和控制，促进了全球卫生监测的实时性、透明度和现代化。[3]加拿大政府

① Donor Tracker, "Canada Deep Dive Global Health," https://donortracker.org/Canada/globalhealth，访问日期：2018 年 11 月 15 日。

② World Health Organization, "Keeping Promises, Measuring Results-Commission on Information and Accountability for Women's and Children's Health," 2011, Geneva, Switzerland, http://www.who.int/topics/millennium_development_goals/accountability_commission/Commission_Report_advance_copy.pdf，访问日期：2018 年 11 月 16 日。

③ Abla Mawudeku, Philip Abdel Malik, Richard Lemay, et al., "GPHIN Phase 3: One Mandate, Multiple Stakeholders," in Sara E. Davies and Jeremy R. Youde eds., *The Politics of Surveillance and Response to Disease Outbreaks: the New Frontier for States and Non-state Actors*, Burlington, VT: Ashgate, 2015, p.71.

还高度重视基础卫生信息及其系统建设的重要性，并将加强民事登记和人口动态统计(civil registration and vital statistics)视为重中之重，使之成为实现成果和问责制并改善全球妇女儿童健康的重要工具。在 2014 年的联合国大会上，加拿大和挪威、美国、世界银行及联合国共同发起了"全球融资基金"行动，加拿大向"全球融资基金"捐赠资金的一半用于民事登记和人口动态统计。同时，加拿大还在其国际发展研究中心内设立了民事登记和人口动态统计系统卓越中心，通过收集有助于政府和其他组织最好地分配资源或改善妇女儿童健康的信息来推动各国和"全球融资基金"更好地衡量和评估其投资的影响。①

三是加拿大致力于解决全球卫生治理困境的努力也面临诸多因素的制约与挑战，导致其成果有限。这种制约来自内外部两大因素。

从内部因素看，战略规划与协同、整体经济实力等的制约是关键。由于加拿大尚未出台一个系统性的全球卫生战略来协调国内各层面的参与，既在一定程度上制约了加拿大为全球卫生治理作出更多贡献，也使其可能落后于已经或正在制定相关战略的国家，因而难以与该领域的领导者进行有力竞争和有效合作。加拿大卫生科学院的研究报告指出，这是影响加拿大在全球卫生领域发挥更大战略作用的最主要障碍。②统一战略的缺乏使联邦政府难以为全球卫生目标提供明确的重点和计划，导致政府部门、学术界、民间社会和私营部门等卫生参与者之间缺乏有效沟通与协调，进而从整体上降低了加拿大有效参与全球卫生的行动力和影响力。目前，加拿大联邦层面涉及全球卫生的部门多、职能分散且缺乏有效的横向沟通协调机制，在联邦、省和地方政府之间也缺乏纵向沟通协调机制。而 2003 年"非典"疫情的最大教训之一就是要切实加强三级政府在公共卫生突发事件领域的合作，以提升加拿大整体上对传染病暴发的有效协调和应对能力。

此外，加拿大的整体经济实力有限，制约了它对全球卫生的投入和更大的贡献。单从经济规模上看，加拿大还是一个中等国家。2017 年，加拿大

---

① Government of Canada, "Canada's Leadership in Support of Maternal, Newborn and Child Health," http://publications.gc.ca/collections/collection_2017/amc-gac/FR5-132-2015-eng.pdf, 访问日期：2018 年 11 月 16 日。

② Canadian Academy of Health Sciences, *Canadians Making a Difference: The Expert Panel on Canada's Strategic Role in Global Health*, Canadian Academy of Health Sciences: Ottawa, Canada, 2011, p.31, http://www.cahs-acss.ca/wp-content/uploads/2011/11/Canadians-Making-a-Difference-Report.pdf, 访问日期：2018 年 11 月 20 日。

国内生产总值全球排名第 10 位,在七国集团中排名最后。虽然当年其卫生发展援助在全体援助国及七国集团中均排名第 6 位,但其捐助额仅占全球卫生援助总额的 2.7%,有限的援助资金规模使加拿大无法像大国美国(捐助额占总额的 33%)那样成为全球卫生发展援助的主导力量。①同时,加拿大官方发展援助约占其国民生产总值的 0.26%,这低于 29 个发展援助委员会国家 0.32%的平均水平,也远远达不到联合国国际发展委员会 1970 年确定的"将国民生产总值的 0.7%用于官方发展援助的目标"这一标准。②鉴于卫生问题的解决与贫困、安全、环境、教育、技术等其他发展援助领域的投入紧密相连,官方发展援助的整体水平势必限制加拿大在全球卫生治理中发挥更大的作用。

从外部因素看,加拿大的贡献还受到全球卫生治理基本框架缺失和全球卫生资金投入严重不足的制约。首先,全球卫生治理无疑需要一个统一的卫生治理基本框架,以领导和协调全球各类行为体之间因不同的卫生目标、政策、行动和优先事项所带来的集体行动困扰。全球卫生广泛而多样的治理挑战使得统一的治理架构变得不切实际。即使是对全球卫生治理具有传统领导地位的世界卫生组织,至今也无法搭建起一个一体化与网络化的全球卫生治理框架。因各国对卫生领域议题的优先顺序存在差异,故很难形成应对挑战所必需的协调一致的行动。例如,各国都高度关注可直接威胁国家安全的烈性传染病的跨境传播问题,而对非传染的慢性疾病及基本卫生问题(如贫困、饥饿与环境退化等)的关注相对较少;发达国家重视艾滋病、肥胖症和妇女儿童权益等议题,发展中国家则更为关注肺结核与疟疾、贫困、清洁空气与水等议题。

其次,随着全球卫生在安全、经济、发展和人道主义背景下的政治重要性日益提高,大国和有影响力的非国家行为体大都不愿意其行动自由被统一的领导和协调框架限制。如美国政府对全球卫生资金的投入意愿主要取决于其国内的财政状况而非外部卫生需求,盖茨基金会也不允许世界卫生

---

① Institute for Health Metrics and Evaluation, "Financing Global Health 2017," 2017, p.16. http://www.healthdata.org/sites/default/files/files/policy_report/FGH/2018/FGH_2017_full-report.pdf,访问日期:2018 年 11 月 15 日。

② CBC, "Canada's Foreign Aid Spending Still below OECD Average after Budget Boost," February 28, 2018, https://www.cbc.ca/news/politics/canada-foreign-aid-budget-1.4556537,访问日期:2018 年 11 月 23 日。

组织或任何其他政府间进程来决定它如何为全球卫生筹集资源。①可以肯定，在今后较长的时期内，全球卫生治理仍将面对多个行为体、倡议、进程、战略、筹资机制共存的局面，任何想建立统一治理框架的努力都须面对复杂局面的巨大挑战。

最后，全球卫生治理的资金缺口难以弥补，难以有效防控卫生危机、治愈疾病和提供健康保障。贫困国家往往是疾病负担最重的国家，其国内卫生支出严重不足是造成全球卫生治理资金缺口的主因。例如，2015 年低收入国家的政府卫生支出人均不足 25 美元②，还不到世界卫生组织 2009 年提出的人均 54 美元的一半。③最新研究表明，预计到 2040 年，全球卫生支出将增长到 20.4 万亿美元，其中低收入国家人均卫生支出需 122 美元，高收入国家人均需 7 508 美元，这意味着资金缺口更大。④相对资金缺口的快速增长，全球卫生发展援助的增速则较缓，自 2000 年起平均年增长率仅 1%。⑤这使世界卫生组织的收入与实施规划项目之间出现越来越大的资金缺口。虽然新发传染病的跨境传播威胁使得世界卫生组织的筹资规模有所增加，但增长部分几乎全部来源于自愿捐款资金。⑥一方面全球卫生筹资深受政治性因素的影响，高收入国家目前仍是全球性卫生组织、卫生倡议和计划的主要资助者，另一方面也有不少国家，特别是美国，在特朗普"美国优先"下的反对外援的政治浪潮也导致全球卫生筹资的前景越来越无法预料。⑦作为美国

---

① David P. Fidler, *The Challenges of Global Health Governance*, Council on Foreign Relations Working Paper, New York: Council on Foreign Relations, 2010, p.18.

② Institute for Health Metrics and Evaluation, "Financing Global Health 2017," 2017, p.15. http://www.healthdata.org/sites/default/files/files/policy_report/FGH/2018/FGH_2017_full-report.pdf, 访问日期：2018 年 11 月 15 日。

③ World Health Organization, "Constraints to Scaling Up the Health Millennium Development Goals: Costing and Financial Gap Analysis," Background Document for the Taskforce on Innovative International Financing for Health Systems, Working Group 1: Constraints to Scaling Up and Costs. Department of Health Systems Financing, World Health Organization, 2010, http://101.96.10.63/www.who.int/choice/publications/d_ScalingUp_MDGs_WHO_finalreport.pdf, 访问日期：2018 年 8 月 6 日。

④ Institute for Health Metrics and Evaluation, "Financing Global Health 2017," 2017, p.16, http://www.healthdata.org/sites/default/files/files/policy_report/FGH/2018/FGH_2017_full-report.pdf, 访问日期：2018 年 11 月 15 日。

⑤ Ibid., p.33.

⑥ 汤蓓：《财政危机下的国际组织变革路径》，载《世界经济政治》2019 年第 2 期，第 133 页。

⑦ David Held, Ilona Kickbusch, Kyle McNally et al., "Gridlock, Innovation and Resilience in Global Health Governance," *Global Policy*, Vol.10, No.2, 2019, p.165.

政府削减对外援助经费计划的一部分,美国已连续3年大幅减少了全球卫生投入。2020年2月11日,正当世界卫生组织协调全球抗击新冠肺炎疫情并呼吁筹集6.75亿美元用于支持各国开展防范的紧要关头,特朗普政府宣布了美国2021财年预算方案,将对世界卫生组织的资金支持从上一财年的1.23亿美元减至5 800万美元,削减幅度高达53%。①同时,美国向全球卫生项目的拨款也从上一年度的91亿美元减少到60亿美元。② 2020年4月14日,美国总统特朗普更是以美国有责任对世界卫生组织在疫情中的行为问责为由,宣布美国暂停向世界卫生组织缴纳会费。③虽然断供是否会长期化、是否会带来连锁反应,其他供资方有没有意愿填补美国留下的资金空白都还有待观察,但对于世界卫生组织这样一个长期财政拮据的组织而言,美国作为其第一大供资方的断供决定势必削弱世界卫生组织在协调全球抗疫行动中的领导力和协调力,影响国际社会共同抗击新冠肺炎疫情的努力,将整个世界置于更大的危险中。

当然,全球卫生投入还受到全球性危机的影响,诸如全球经济、能源与粮食、气候变化、单边主义与贸易冲突及其所造成的政治经济破坏,使主要大国更难以将全球卫生治理和卫生投入作为其政治的优先事项,进而导致全球卫生问题的边缘化。

总之,在全球卫生治理这个"低政治"领域,加拿大有意愿也有能力担当主要推动者和领导者角色。虽然这一角色在中等国家整体实力与资源限制的条件下难以保持系统性和持续性,但并不影响加拿大阶段性、选择性地发挥积极作用,并为解决全球卫生治理的内在困境作出自己的贡献。

---

①② Robbie Gramer and Colum Lynch, "Trump Seeks to Halves U.S. Funding for World Organization as Coronavirus Rages," *Foreign Policy*, February 10, 2020, https://foreignpolicy.com/2020/02/10/trump-world-health-organization-funding-coronavirus-state-department-usaid-budget-cuts/,访问日期:2020年2月18日。

③ 环球网:《多方痛斥美暂停资助世卫组织决定,英媒:世卫在疫情中的表现比美国好一百倍》,2020年4月16日,https://world.huanqiu.com/article/9CaKrnKquIe,访问日期:2020年4月18日。

参 考 文 献

一、中 文 文 献

（一）著作

习近平：《习近平谈治国理政》（第一卷），北京：外文出版社2017年版。

习近平：《习近平谈治国理政》（第二卷），北京：外文出版社2017年版。

中共中央宣传部：《习近平总书记系列重要讲话读本》，北京：学习出版社2016年版。

中共中央宣传部：《习近平新时代中国特色社会主义思想学习纲要》，北京：学习出版社2019年版。

戴维来：《中等强国崛起与国际关系的新变局》，北京：北京中央编译出版社2017年版。

刘广太：《加拿大医疗保险制度的缘起和演变》，北京：世界知识出版社2001年版。

鲁新、方鹏：《全球健康治理》，北京：人民卫生出版社2016年版。

闻德亮主编：《全球妇幼健康》，北京：人民卫生出版社2017年版。

［美］马克·扎克、塔尼亚·科菲：《因病相连：卫生治理与全球政治》，晋继勇译，杭州：浙江大学出版社2011年版。

［加］金·理查德·诺萨尔、斯特凡·鲁塞尔、斯特凡·帕奎因：《加拿大对外政策政治》，唐小松译，北京：北京外语教学与研究出版社2018年版。

［加］约翰·J. 柯顿：《加拿大外交理论与实践》，陈金英、汤蓓、徐文姣译，钱皓校订，上海：上海人民出版社2019年版。

（二）论文

陈少贤、Jonathon S. Rakich：《加拿大与美国卫生保健系统的概况与政策对比》，载《国外医学》（医院管理分册）1991年第4期。

陈颖健:《公共卫生问题的全球治理机制研究》,载《国际问题研究》2009年第5期。

戴涛:《美国、英国和加拿大健康战略的比较分析》,载《医学与哲学》(人文社会医学版)2008年第11期。

段宁东:《世界〈烟草控制框架公约〉的基本构架、发展趋势及其对未来中国烟草发展的影响》,载《中国烟草学会第四届理事会第三次会议暨2002年学术年会会刊》,2002年。

冯凯:《加拿大卫生保健制度对我国的借鉴意义》,载《中医药管理杂志》2011年第1期。

龚向前:《传染病全球化与全球卫生治理》,载《国际观察》2006年第3期。

郭岩、刘培龙、许静:《全球卫生及其国家策略研究》,载《北京大学学报》(医学版)2010年第3期。

贺建涛:《中等国家在联合国维和行动中地位边缘化的根源——以加拿大为例》,载《外交评论》2013年第4期。

胡红濮:《加拿大卫生决策支持系统的发展与启示》,载《中国循证医学杂志》2012年第5期。

季丽新:《公平视角下加拿大医疗卫生政策剖析》,载《山东社会科学》2012年第11期。

晋继勇:《美国全球卫生治理的战略、实质及问题》,载《美国研究》2011年第1期。

晋继勇:《全球公共卫生治理中的国际人权机制分析——以〈经济、社会和文化权利国际公约〉为例》,载《浙江大学学报》(人文社会科学版)2010年第4期。

李金祥、蔡佳禾:《理解世界政治中的非国家行为体:性质和定义》,载《2007年江苏省哲学社会科学界学术大会论文集》(下),2007年。

廖继尧:《试论医学科学技术创新》,载《中华医院管理杂志》2005年第9期。

陆贞元、章雅荻:《亚洲与全球卫生治理》,载《国外理论动态》2015年第4期。

罗艳华:《试论"全球卫生外交"对中国的影响与挑战》,载《国际政治研究》2011年第2期。

潘迎春:《"中等国家"理论的缘起》,载《世界经济与政治论坛》2009 年第 5 期。

潘迎春:《第二次世界大战与加拿大独立外交的形成》,载《世界历史》2009 年第 5 期。

彭磊、谈世中:《实现千年发展目标,风险与机遇并存》,载《求是》2009 年第 17 期。

钱皓:《加拿大对外援助与国家海外形象建构》,载《国际观察》2014 年第 6 期。

钱皓:《约翰·霍姆斯与加拿大中等国家外交思想和实践》,载《世界历史》2015 年第 2 期。

钱皓:《中等强国参与国际事务的路径研究——以加拿大为例》,载《世界经济与政治》2007 年第 6 期。

苏长和:《非国家行为体与当代国际政治》,载《欧洲》1998 年第 1 期。

汤蓓:《伙伴关系与国际组织自主性的扩展——以世界卫生组织在全球疟疾治理上的经验为例》,载《外交评论》2011 年第 2 期。

汤蓓:《试析国际组织行政改革的动力机制——以世界卫生组织为例》,载《国际观察》2013 年第 6 期。

汤蓓:《财政危机下的国际组织变革路径》,载《世界经济政治》2019 年第 2 期。

王芳:《加拿大与澳大利亚公共卫生服务均等化经验与启示》,载《中国卫生政策研究》2010 年第 5 期。

吴学丽编译:《全球卫生事业关乎美国国家利益》,载《社会科学报》2018 年 3 月 8 日。

许静、刘培龙、郭岩:《全球卫生治理机制及中国参与的建议》,载《中国卫生政策研究》2013 年第 11 期。

徐彤武:《全球卫生:国家实力、现实挑战与中国发展战略》,载《国际政治研究》2016 年第 3 期。

张彩霞:《全球卫生治理面临的挑战及其应对策略》,载《中国卫生政策研究 》2012 年第 7 期。

张彩霞、吴玉娟:《传染病防控的国际合作机制演进与国际卫生法的实践》,载《广东广播电视大学学报》2010 年第 6 期。

张业亮:《美国的全球卫生安全政策——以大湄公河次区域为例的国际

政治分析》,载《美国研究》2014 年第 3 期。

赵百东:《〈烟草控制框架公约〉研究 I. 历史回顾、制定过程和主要目的》,载《中国烟草学报》2003 年第 3 期。

赵晨:《国内政治文化与中等国家的全球治理——基于加拿大的考察》,载《世界经济与政治》2012 年第 10 期。

二、英 文 文 献

(一) 著作

Abraham, Thomas, *Twenty-first Century Plague*: *the Story of SARS*, Baltimore, MD: Johns Hopkins University Press, 2005.

Beate, Jahn, *Liberal Internationalism*: *Theory*, *History*, *Practice*, Hampshire: Palgrave Macmillan, 2013.

Beigbeder, Yves, *The World Health Organization*: *Achievements and Failures*, New York: Routledge, 2018.

Bow, Brian, and Patrick Lennox, *An Independent Foreign Policy for Canada? Challenges and Choices for the Future*, Toronto: University of Toronto Press, 2008.

Chapnick, Adam, *The Middle Power Project*: *Canada and the Founding of the United Nations*, University of British Columbia Press, 2005.

Cooper, Andrew F., and John J. Kirton, *Innovation in Global Health Governance*: *Critical Cases*, United Kingdom: Ashgate Publishing, 2009.

Cooper, Andrew F., *Canadian Foreign Policy*: *Old Habits and New Directions*, Scarborough: Prentice Hall, 1997.

Cooper, Andrew F., John J. Kirton, and Ted Schrecker, *Governing Global Health*: *Challenge*, *Response*, *Innovation*, Burlington: Ashgate Publishing, 2007.

Cooper, Andrew F., *Niche Diplomacy*: *Middle Powers after the Cold War*, Basingstoke: Palgrave Macmillan, 1997.

Cooper, Andrew F., Richard A. Higgott, and Kim R. Nossal, *Relocating Middle Powers*: *Australia and Canada in a Changing World Order*,

Vancouver: University of British Columbia Press, 1993.

Cooper, Robert, *The Breaking of Nations: Order and Chaos in the 21st Century*, London: Atlantic Books, 2003.

Cunningham, Rob, *Smoke & Mirrors: The Canadian Tobacco War*, Ottawa: International Development Research Centre, 1996.

Davies, Sara E., *Global Politics of Health*, Cambridge: Polity Press, 2010.

Dewitt, David, and John J. Kirton, *Canada as a Principal Power: A Study in International Politics and Foreign Policy*, Toronto: John Wiley, 1983.

Farley, John, and Brock Chisholm, *the World Health Organization and the Cold War*, Vancouver and Toronto: University of British Colombia Press, 2008.

Fidler, David P., *SARS: Governance and the Globalization of Disease*, New York: Palgrave Macmillan, 2004.

Fidler, David P., *The Challenges of Global Health Governance*, Council on Foreign Relations Working Paper, New York: Council on Foreign Relations, 2010.

Granatstein, J.L., *Canadian Foreign Policy since 1945: Middle Power or Satellite*, Toronto: Copp Clark, 1970.

Grant, George, *Lament for a Nation: The Defeat of Canadian Nationalism*, Toronto: McGill-Queen's University Press, 1965.

Harman, Sophie, *Global Health Governance*, London: Routledge, 2012.

Holmes, John, and John J. Kirton eds., *Canada and the New Internationalism*, Toronto: Centre for International Studies, University of Toronto, 1988.

Holmes, John, *Canada: A Middle-Aged Power*, Toronto: McClellan & Stewart Limited, 1976.

Horton, Susan, Meera Shekar, and Mahal Ajay, *Scaling Up Nutrition- What Will It Cost?* Washington, D.C.: World Bank Publications, 2009.

Ikenberry, John, *After Victory: Institutions, Strategic Restraint and the Rebuilding of Order After Major Wars* Princeton: Princeton University Press, 2001.

Irving, Allan, *Brock Chisholm: Doctor to the World*, Markham: Fitzhenry and Whiteside, 1998.

Karsten, Jung, *Of Peace and Power: Promoting Canadian Interests through Peacekeeping*, Frankfurt am Main: Peter Lang, 2009.

Keating, Thomas F., *Canada and World Order: The Multilateralist Tradition in Canadian Foreign Policy*, Ontario: Oxford University Press, 2002.

Kirton, John J., *Canadian Foreign Policy in a Changing World*, Australia: Thomson Nelson, 2007.

Lawrence, Gostin O., *Global Health Law*, Cambridge, Massachusetts: Harvard University Press, 2014.

Martin, Lawrence, *Pledge of Allegiance: the Americanization of Canada in the Mulroney Years*, Toronto: McClelland & Stewart, 1993.

Minifie, James M., *Peacemaker or Powder-Monkey: Canada's Role in a Revolutionary World*, Toronto: McClelland & Stewart, 1960.

Mulroney, Brian, *Memoirs: 1939—1993*, Toronto: McClelland & Stewart, 2007.

National Advisory Committee on SARS and Public Health, *Learning from SARS: Renewal of Public Health in Canada*, Health Canada, Ottawa, 2003.

Ney, Joseph S., *Bound to Lead: the Changing Nature of American Power*. New York, Basic Books, 1990.

Pearson, Lester B., *Mike: the Memoirs of the Rt. Hon. Lester B. Pearson*, Toronto: University of Toronto Press, 2015.

Price-Smith, Andrew T., *Contagion and Chaos: Disease, Ecology, and National Security in the Era of Globalization*, Cambridge, MA: MIT Press, 2009.

Reynolds, L.A., and E.M. Tansey eds., *WHO Framework Convention on Tobacco Control*, London: Queen Mary University of London, 2012.

Schepin, Oleg, and Waldemar Yermakov, *International Quarantine*,

Madison: International Universities Press, 1991.

Stairs, Denis, *The Diplomacy of Constraint: Canada, the Korean War, and the United States*, Toronto: University of Toronto Press, 1947.

Sze, Szeming, *The Origins of the World Health Organization: A Personal Memoir, 1945—1948*, Boca Raton: L.I.S.Z. Publications, 1983.

Väyrynen, Raimo V., *Globalization and Global Governance*, New York: Rowman & Littlefields Publishers, 1999.

Wipfli, Heather, *The Global War on Tobacco: Mapping the World's First Public Health Treaty*, Johns Hopkins University Press, 2015.

World Health Organization, *The First Ten Years of World Health Organization*, Geneva: 1958.

Zacher, Mark W., and Tania J. Keefe, *The Politics of Global Health Governance: United by Contagion*, Basingstoke: Palgrave Macmillan, 2011.

(二) 论文

Allyn, Taylor, "Making the World Health Organization Work: A Legal Framework for Universal Access to the Conditions for Health," *American Journal of Law and Medicine*, Vol.18, No.4, 1992.

Axworthy, Lloyd, "Canada and Human Security: The Need for Leadership," *International Journal*, Vol.52, No.2, 1997.

Beaglehole, Robert, and Ruth Bonita, "Global Public Health: a Scorecard," *The Lancet*, Vol.372, No.9654, 2008.

Bennett, Carolyn, "Lessons from SARS: Past Practice, Future Innovation," in Andrew F. Cooper, John J. Kirton eds., *Innovation in Global Health Governance: Critical Cases*, United Kingdom: Ashgate Publishing, 2009.

Black, David, and Greg Donaghy, "Manifestations of Canadian Multilateralism," *Canadian Foreign Policy Journal*, Vol.16, No.2, 2010.

Brown, Theodore M., Marcos Cuetol, and Elizabeth Fee, "The World Health Organization and the Transition from International to Global Public Health," *American Journal of Public Health*, Vol. 96, No.1, 2006.

Brundtland, Gro Harlem, "Achieving Worldwide Tobacco Control," *Journal of the American Medical Association*, Vol.284, No.6, 2000.

Bryant, Teri Jane, Ilan Vertinsky, and Carolyne Smart, "Globalization and International Communicable Crisis-A Case Study of SARS," in Deborah E. Gibbon and L. R. Jones eds., *Communicable Crisis: Prevention, Response, and Recovery in the Global Arena*, Information Age Publishing, 2007.

Bryce, Jennifer, Robert Black, and Cesar Victora, "Millennium Development Goals 4 and 5: Progress and Challenges," *BMC medicine*, Vol.11, No.1, 2013.

Carvalho, Simon, and Mark Zacher, "The International Health Regulations in Historical Perspective," in Price-Smith and Andrew T. eds., *Plagues and Politics: Infectious Disease and International Policy*, New York: Palgrave, 2001.

Chapnick, Adam, "Canada's Functional Principle: 75 Years On," *International Journal*, Vol.72, No.2, 2017.

Clark, Jocalyn, and Richard Horton, "Canada's Time to Act," *The Lancet*, Vol.391, No.10131, 2018.

Collin, Jeff, and Kelley Lee, "Globalisation and the Politics of Health Governance: the Framework Convention on Tobacco Control," in Andrew F. Cooper and John Kirton eds., *Innovation in Global Health Governance: Critical Cases*, United Kingdom: Ashgate Publishing, 2009.

Connolly, Hillary, Ruth Campbell, and Maja Pleic, "The Importance of a Common Global Health Definition—How Canada's Definition Influences Its Strategic Direction in Global Health," *Journal of Global Health*, Vol.2, No.1, 2012.

Cox, Michael, "The Empire's Back in Town: Or America's Imperial Temptation—Again," *Millennium*, Vol.32, No.1, 2003.

Derek, Yach, "The Origins, Development, Effects, and Future of the WHO Framework Convention on Tobacco Control: A Personal Perspective," *The Lancet*, Vol.383, No.9930, 2014.

Dieleman, Joseph L., Matthew T. Schneider, Annie Haakenstad et al., "Development Assistance for Health: Past Trends, Associations, and the Future of International Financial Flows for Health," *The Lancet*, Vol.387, No.10037, 2016.

Dieleman, Joseph L., Tara Templin, Nafis Sadat, et al., "National Spending on Health by Source for 184 Countries between 2013 and 2040," *The Lancet*, Vol.387, 2016.

Dodgson, Richard, and Kelley Lee, "Global Health Governance: A Conceptual Review," in Rorden Wilkinson and Steve Hughes eds., *Global Governance: Critical Perspectives*, London: Routledge, 2002.

Doran, Charles, "Will Canada Unravel?" *Foreign Affairs*, Vol.75, No.5, 1996.

Drager, Nick, and Robert Beaglehole, "Globalization: Changing the Public Health Landscape," *Bulletin of the World Health Organization*, Vol.79, No.9, 2001.

Editorial, "G8-G20: Standing at a Crossroads," *The Lancet*, Vol.376, No, 9735, 2010.

Editorial, "International Health Partnership: a Welcome Initiative," *The Lancet*, Vol.370, No.9590, 2007.

Editorial, "What Has the Gates Foundation Done for Global Health?" *The Lancet*, Vol.373, No.9675, 2009.

Editorial, "Who Runs Global Health?" *The Lancet*, Vol. 373, No.9681, 2009.

Evans, Timothy G., "Canada and Global Health: Accelerate Leadership Now," *The Lancet*, Vol.391, No.10131, 2018.

Fatović-Ferenčić, Stella, Luka Kovacić, Tomislav Kovacević, and Zeljko Dugac, "Care for Health Can Not Be Limited to One Country or One Town Only, It Must Extend to Entire World: Role of Andrija Stampar in Building the World Health Organization," *Croatian Medical Journal*, Vol.49, No.6, 2008.

Feldbaum, Harley, and Joshua Michaud, "Health Diplomacy and the Enduring Relevance of Foreign Policy Interests," *PLoS Medicine*, Vol.7, No.4, 2010.

Fidler, David P., "Germs, Governance, and Global Public Health in the Wake of SARS," *Journal of Clinical Investigation*, Vol.113, No.6, 2004.

Fidler, David P., "Health in Foreign Policy: An Analytical Overview," *Canadian Foreign Policy Journal*, Vol.15, No.3, 2011, p.13.

Francis, Plummer, and Steven Jones, "The Story of Canada's Ebola Vaccine," *Canadian Medical Association Journal*, Vol.189, No.43, 2017.

Frenk, Julio, and Suerie Moon, "Global Health: Governance Challenges in Global Health," *New England Journal of Medicine*, Vol.368, No.10, 2013.

Gostin, Lawrence O., "International Infectious Disease Law: Revision of the World Health Organization's International Health Regulations," *Journal of the American Medical Association*, Vol.291, No.21, 2004.

Gostin, Lawrence O., and Emily A. Mok, "Grand Challenges in Global Health Governance," *British Medical Bulletin*, Vol.90, No.1, 2009.

Gostin, Lawrence O., Emily A. Mok and Eric Friedman, "Towards a Radical Transformation in Global Governance for Health," *Michael Quarterly*, Vol.8, No.2, 2011.

Greenwood, Margo, Sarah de Leeuw, and Nicole Lindsay, "Challenges in Health Equity for Indigenous Peoples in Canada," *The Lancet*, Vol.391, No.10131, 2018.

Gunn, S.W., "The Canadian Contribution to the World Health Organization," *Canadian Medical Association Journal*, Vol.99, No.22, 1968.

Hahn, Erin N., "Global Health and Open Source Software(OSS): An Example of Legal Considerations Impacting Technology and Global Health Policy Implementation," in David L. Blazes, Sheri H. Lewis Boca Raton eds., *Disease surveillance: Technological Contributions to Global Health Security*, FL: CRC Press, Taylor & Francis Group, 2016.

Haltom, Renee, "Why Was Canada Exempt from the Financial Crisis?" *Econ Focus*, Vol.17, No.4, 2013.

Hart, Michael, "Lessons from Canada's History as a Trading Nation," *International Journal*, Vol.58, No.1, 2002.

Heath, J.B., "Royal Commission on Canada's Economic Prospects: Final Report," *The Economic Journal*, Vol.69, No.274, 1959.

Heymann, David, and Guenael Rodier, "Global Surveillance, National Surveillance, and SARS," *Emerging Infectious Diseases*, Vol.10, No.2, 2004.

Heymann, David, and Guenael Rodier, "SARS: A Global Response to an International Threat," *The Brown Journal of World Affairs*, Vol.10, No.2, 2004.

Hoffman, Steven J., "Strengthening Global Health Diplomacy in Canada's Foreign Policy Architecture: Literature Review and Key Inform-ant Interviews," *Canadian Foreign Policy Journal*, Vol.16, No.3, 2010.

Holmes, John W., "Most Safely in the Middle," *International Journal*, Vol.39, No.2, 1984.

Huish, Robert, and Jerry M. Spiegel, "Canadian Foreign Aid for Global Health: Human Security Opportunity Lost," *Canadian Foreign Policy Journal*, Vol.15, No.3, 2009.

Hurrell, Andrew, and Ngaire Woods, "Globalisation and Inequality," *Millennium Journal of International Studies*, Vol.24, No.3, 1995.

Kamradt-Scott, Adam, and Kelley Lee, "The Multiple Meanings of Global Health Governance: A Call for Conceptual Clarity," *Globalization and Health*, Vol.10, No.1, 2014.

Keenleyside, Hugh L., "American Economic Penetration of Canada," *The Canadian Historical Review*, Vol.8, No.1, 1927.

King, William Lyon Mackenzie, "Postwar International Organization: The Functional Principle," in R.A. MacKay, ed., *Canadian Foreign Policy 1945—1954: Selected Speeches and Documents*, Toronto: McClelland & Stewart, 1971.

Kirton, John J., "Explaining Compliance with G8 Finance Commit-ments: Agency, Institutionalization and Structure," *Open Economies Review*, Vol.17, No.4, 2006.

Kirton, John J., and Jenevieve Mannell, "The G8 and Global Health Governance," in Andrew Cooper, John Kirton and Ted Schrechker eds., *Governing Global Health: Challenge, Response, Innovation*, Burlington, VT: Ashgate, 2007.

Kirton, John J., and Jenilee Guebert, "Canada's G8 Global Health Diplomacy: Lessons for 2010," *Canadian Foreign Policy*, Vol.15, No.3, 2009.

Kirton, John J., Julia Kulik, and Caroline Bracht, "The Political Process in Global Health and Nutrition Governance: the G8's 2010 Muskoka Initiative on Maternal, Child, and Newborn Health," *Annals of the New York Academy of Sciences*, Vol.13311, No.1, 2014.

Kokotsis, Ella, "The Muskoka Accountability Report: Assessing the Written Record," *International Organization Research*, Vol. 5, No. 5, 2010.

Koplan, Jeffrey, Christopher Bond, Michael Merson et al., "Towards a Common Definition of Global Health," *The Lancet*, Vol.373, No.9679, 2009.

L., Chen, Evans T., and Cash R., "Health as a Global Public Good," in Kaul I., Grunberg I. and Stern M. eds., *Global Public Goods: International Co-operation in the 21st Century*, London: Oxford University Press, 1999.

Labonte, Ronald, and Ted Schrecker, "The G8 and Global Health: What Now? What Next?" *Canadian Journal of Public Health*, Vol.97, No.1, 2006.

Lavack, Anne M., and Gina Clark, "Responding to the Global Tobacco Industry: Canada and the Framework Convention on Tobacco Control," *Canadian Public Administration*, Vol.50, No.1, 2007.

Lee, Kelley, Jeff Collin, and Karen Bissell, "The Framework Convention on Tobacco Control: The Politics of Global Health Governance," *Third World Quarterly*, Vol.23, No.2, 2002.

Lee, Steven, "Canadian Values in Canadian Foreign Policy," *Canadian Foreign Policy*, Vol.10, No.1, 2002.

Leive, Adam A., George J. Schieber, Lisa K. Fleisher, et al., "Financing Global Health: Mission Unaccomplished," *Health Affairs*, Vol.26, No.4, 2007.

Lencucha, Raphael, Kothari Anita, and Ronald Labonté, "The Role of Non-Governmental Organizations in Global Health Diplomacy: Negotiating the Framework Convention on Tobacco Control," *Health Policy and Planning*, Vol.26, No.5, 2011.

Lencucha, Raphael, Ronald Labonté, and Michael J.Rouse, "Beyond Idealism and Realism: Canadian NGO/government Relations during the Negotiation of the FCTC," *Journal of Public Health Policy*, Vol.31, No.1, 2010.

Levin, Morton, Goldstein Hyman, and Gerhardt Paul, "Cancer and Tobacco Smoking: A Preliminary Report," *Journal of the American Medical Association*, Vol.143, No.4, 1950.

Mackay, Judith, "The Making of a Convention on Tobacco Control," *Bulletin of the World Health Organization*, Vol.81, No.8, 2003.

MacMechan, Archibald, "Canada as a Vassal State," *Canadian Historical Review*, Vol.1, No.4, 1920.

Martin, Danielle, Ashley P. Miller, Amélie Quesnel-Vallée, et al., "Canada's Universal Health-care System: Achieving Its Potential," *The Lancet*, Vol.391, No.10131, 2018.

Mawudeku, Abla, Philip Abdel Malik, Richard Lemay, et al., "GPHIN Phase 3: One Mandate, Multiple Stakeholders," in Sara E. Davies and Jeremy R. Youde eds., *The Politics of Surveillance and Response to Disease Outbreaks: The New Frontier for States and Non-state Actors*, Burlington, VT: Ashgate, 2015.

McCort, Kevin, Nigel Fishe, Katherine McDonald et al., "Putting the World's Poor on the G8 Agenda," *Embassy*, No.288, 2010.

McMichael, A.J., and Beaglehole R., "The Changing Global Context of Public Health," *The Lancet*, Vol.356, No.9228, 2000.

Michael, Bordo, Angela Redish, and Rockoff Hugh, "Why Didn't Canada Have a Banking Crisis in 2008(or in 1930, or 1907, or …)?" *The*

Economic History Review, Vol.68, No.1, 2015.

Mumtaz, Zubia, George T.H. Ellison, Alyssa Ferguson, et al., "A Call for Transparency in the Evaluation of Global Maternal Health Projects," *The Lancet*, Vol.388, No.10043, 2016.

Mykhalovskiy, Eric, and Lorna Weir, "The Global Public Health Intelligence Network and Early Warning Outbreak Detection: A Canadian Contribution to Global Public Health," *Canadian Journal of Public Health*, Vol.97, No.1, 2006.

Nixon, Stephanie A., Kelley Lee, Zulfiqar A. Bhutta et al., "Canada's Global Health Role: Supporting Equity and Global Citizenship as a Middle Power," *The Lancet*, Vol.391, No.10131, 2018.

Orbinski, James, "AIDS, Meédecins Sans Frontières, and Access to Essential Medicines," in P.I. Hajnal, ed., *Civil Society in the Information Age*, Aldershot: Ashgate, 2002.

Ostry, Sylvia, "The Future of the World Trading System: Beyond Doha," in John J. Kirton and Michael Trebilcock, eds., *Hard Choices, Soft Law: Voluntary Standards in Global Trade, Environment, and Social Governance*, Aldershot: Ashgate, 2004.

Outhwaite, Krista, and Gregory Taylor, "Canada Remains Actively Engaged in the Efforts to Fight Ebola," *Canadian Medical Association Journal*, Vol.189, No.2, 2017.

Percival, Valerie, and Chantal Blouin, "Canada, Global Health, and Foreign Policy: Muddling Through is not Good enough," *Canadian Foreign Policy*, Vol.15, No.3, 2009.

Peter, Hajnal, "The Muskoka G8 and Toronto G20 Summits, Accountability and Civil Society," *International Organization Research*, Vol.5, No.5, 2010.

Philpott, Jane, "Canada's Efforts to Ensure the Health and Wellbeing of Indigenous Peoples," *The Lancet*, Vol.391, No.10131, 2018.

Plamondon, K., D. Walters, S. Campbell, and J. Hadeld, "Promoting Equitable Global Health Research: a Policy Analysis of the Canadian Funding Landscape," *Health Research Policy and Systems*, Vol.15, No.1,

2017.

Pratt, Cranford, "Dominant Class Theory and Canadian Foreign Policy: the Case of the Counter-consensus," *International Journal*, Vol.39, No.1, 1984.

Proulx, Kristina, Arne Ruckert, and Ronald Labonté, "Canada's Flagship Development Priority: Maternal, Newborn and Child Health and the Sustainable Development Goals," *Canadian Journal of Development Studies*, Vol.38, No.1, 2017.

Proulx, Kristina R., Arne Ruckert and Ronald Labonté, "Canada's Flagship Development Priority: Maternal, Newborn and Child Health and the Sustainable Development Goals," *Canadian Journal of Development Studies*, Vol.38, No.1, 2017.

Reid, Escott, "Forming the North Atlantic Alliance, 1949," in Don Munton and John J. Kirton, eds., *Canadian Foreign Policy: Selected Cases*, Scarborough: Prentice Hall, 1992.

Roemer, Ruth, Allyn Taylor, and Jean Lariviere, "Origins of the WHO Framework Convention on Tobacco Control," *American Journal of Public Health*, Vol.95, No.6, 2005.

Ruger, Jennifer Prah, "Global Health Governance and the World Bank," *The Lancet*, Vol.370, No.9597, 2007.

Runnels, Vivien, Ronald Labonté, and Arne Ruckert, "Global Health Diplomacy: Barriers to Inserting Health into Canadian Foreign Policy," *Global Public Health*, Vol.9, No.9, 2014.

Sébastien, Dallaire, Alain Noël, and Jean-Philippe Thérien, "Divided over Internationalism: The Canadian Public and Development Assistance," *Canadian Public Policy*, Vol.30, No.1, 2004.

Sen, Amartya "Global Justice: Beyond International Equity", in I. Kaul, Grunberg, I. and M. Stern, eds., *Global Public Goods: International Cooperation in the 21st Century*, New York: Oxford University Press, 1999.

Sharp, Walter, "The New World Health Organization," *The American Journal of International Law*, Vol.41, No.3, 1947.

Sibbald, Barbara, "Landmark Global Tobacco Treaty Coming into Effect," *Canadian Medical Association Journal*, Vol.172, No.4, 2005.

Simpson, Erika, "The Principles of Liberal Internationalism According to Lester Pearson," *Journal of Canadian Studies*, Vol. 34, No.1, 1999.

Smith, Andrew P., and Huang Yanzhong, "Epidemic of Fear: SARS and the Political Economy of Contagion," in Andrew F. Cooper, John Kirton eds., *Innovation in Global Health Governance: Critical Cases*, United Kingdom: Ashgate Publishing, 2009.

Stairs, Denis, "Present in Moderation: Lester Pearson and the Craft of Diplomacy," *International Journal*, Vol.29, No.1, 1973.

Stairs, Denis, "Public Opinion and External Affairs: Reflections on the Domestication of Canadian Foreign Policy," *International Journal*, Vol.33, No.1, 1977.

Stuckler, David, Lawrence King, Helen Robinson et al., "World Health Organization Budget and Burden of Disease: a Comparative Analysis," *The Lancet*, Vol.372, No.9649, 2008.

Taras, David, "Brian Mulroney's Foreign Policy: Something for Everyone," *Round Table*, Vol.74, No.293, 1985.

Tejpar, Ali, and Steven J. Hoffman, "Canada's Violation of International Law during the 2014—16 Ebola Outbreak," *The Canadian Yearbook of International Law*, Vol.54, 2017.

The Dumbarton Oaks Conference, "Proposals for the Establishment of a General International Organization," *World Affairs*, Vol.107, No.4, 1944.

Tichenor, Marlee, and Devi Sridhar, "Universal Health Coverage, Health Systems Strengthening, and the World Bank," *British Medical Journal*, Vol.358, 2017.

Trudeau, Justin, "Canada's Vision for Global Health and Gender Equality," *The Lancet*, Vol.391, No.10131, 2018.

Vanderwagen, W., "Health diplomacy: Winning Hearts and Minds through the Use of Health Interventions," *Military Medicine*, Vol.171,

No.10, 2006.

Walt, Gill, "WHO under Stress: Implications for Health Policy," *Health Policy*, Vol.24, No.2, 1993.

Webster, Paul C., "International Experts Laud Canadian Child and Maternal Health Plan," *Canadian Medical Association Journal*, Vol.182, No.9, 2010.

Welsh, Jennifer M., "Canada and the World: Beyond Middle Power," in John C. Courtney and David E. Smith eds., *The Oxford Handbook of Canadian Politics*, New York: Oxford University Press, 2010.

Yach, Derek, and Douglas Bettcher, "The Globalization of Public Health, I: Threats and Opportunities," *American Journal of Public Health*, Vol.88, No.5, 1998.

Youde, Jeremy, "Health Diplomacy as Soft Power: the PRC and Africa," Conference paper of *ISA's 49th Annual Convention*, 2008.

三、档案文件

（一）世界卫生组织部分正式记录（1946—1957 年）

World Health Organization, Interim Commission, *Official Records of the World Health Organization No.1 : Minutes of the Technical Preparatory Committee for the International Health Conference held in Paris from 18 March to 5 April 1946*, http://www.who.int/iris/handle/10665/85572.

World Health Organization, Interim Commission, *Official Records of the World Health Organization No.2 : Summary Report on Proceedings, Minutes and Final Acts of the International Health Conference held in New York from 19 June to 22 July 1946*, http://www.who.int/iris/handle/10665/85573.

World Health Organization, Interim Commission, *Official Records of the World Health Organization No.3 : Minutes of the First Session of the Interim Commission Held in New York from 19 to 23 July 1946*, http://www.who.int/iris/handle/10665/85582.

World Health Organization, Interim Commission, *Official Records of the World Health Organization No.4*: *Minutes of the Second Session of the Interim Commission Held in Geneva from 4 to 13 November 1946*, http://apps.who.int/iris/handle/10665/85583.

World Health Organization, Interim Commission, *Official Records of the World Health Organization No.5*: Minutes of the third session of the Interim Commission held in Geneva from 31 March to 12 April 1947, http://www.who.int/iris/handle/10665/85584.

World Health Organization, Interim Commission, *Official Records of the World Health Organization No.6*: *Minutes of the Fourth Session of the Interim Commission Held in Geneva from 30 August to 13 September 1947*, http://apps.who.int/iris/handle/10665/85585.

World Health Organization, Interim Commission, *Official Records of the World Health Organization No.7*: *Minutes and Documents of the Fifth Session of the Interim Commission Held in Geneva from 22 January to 7 February 1948*, http://www.who.int/iris/handle/10665/85586.

World Health Organization, Interim Commission, *Official Records of the World Health Organization No.8*: *Reports of Expert Committees to the Interim Commission*, http://www.who.int/iris/handle/10665/85587.

World Health Organization, Interim Commission, *Official Records of the World Health Organization No.9*: *Report of the Interim Commission to the First World Health Assembly*: *Part I*: *Activities*, http://www.who.int/iris/handle/10665/85588; *Official Records of the World Health Organization No.10*: *Reports of Expert Committees to the Interim Commission*, http://apps.who.int/iris/handle/10665/85587.

World Health Organization, *Official Records of the World Health Organization No.16*: *Annual report of the Director-General to the World Health Assembly and to the United Nations*, *1948*, http://apps.who.int/iris/handle/10665/85595.

World Health Organization, *Summary of Resolutions and Decisions of the first World Health Assembly*, *Palais des Nations*, *Geneva*, *24 June—24 July*, *1948*, http://www.who.int/iris/handle/10665/97807.

World Health Organization，*Official Records of the World Health Organization No.21：Second World Health Assembly，Rome，13 June to 2 July 1949：Decisions and Resolutions：Plenary Meetings Verbatim Records：Committees Minutes and Reports：Annexes*，http：//apps.who.int/iris/handle/10665/85600.

World Health Organization，*Official Records of the World Health Organization No.51：The Work of WHO，1953：Annual Report of the Director-General to the World Health Assembly and to the United Nations*，http：//www.who.int/iris/handle/10665/85650.

World Health Organization，*Official Records of the World Health Organization No.54：The work of WHO 1952：Annual Report of the Director-General to the World Health Assembly and to the United Nations*，http：//www.who.int/iris/handle/10665/85644.

World Health Organization，*Official Records of the World Health Organization No.82：The Work of WHO，1957：Annual Report of the Director-General to the World Health Assembly and to the United Nations*，http：//www.who.int/iris/handle/10665/85693.

World Health Organization，*Official Records of the World Health Organization No.85：Financial Report，1 January—31 December 1957：Supplement to the Annual Report of the Director-General for 1957 and Report of the External Auditor to the World Health Assembly*，http：//www.who.int/iris/handle/10665/85700.

（二）世界卫生组织《烟草控制框架公约》政府间谈判机构部分记录（2000—2003 年）

世界卫生组织：《世界卫生组织烟草控制框架公约 A/FCTC/INB3/DIV6：政府间谈判机构第三次会议：临时议程项目 1：与世界卫生组织有正式关系和临时关系的非政府组织参加世界卫生组织烟草控制框架公约政府间谈判机构问题》，2001 年 10 月 16 日，http：//apps.who.int/gb/fctc/PDF/inb3/cinb3d6.pdf。

世界卫生组织：《世界卫生组织烟草控制框架公约 A/FCTC/INB5/3：政府间谈判机构第五次会议：临时议程项目 3：起草和谈判世界卫生组织烟草控制框架公约》，2002 年 8 月 5 日，http：//apps.who.int/gb/fctc/PDF/

inb5/cinb53.pdf。

世界卫生组织:《世界卫生组织烟草控制框架公约 A/FCTC/INB6/3 Rev.1:政府间谈判机构第六次会议临时议程项目 3:烟草控制框架公约政府间谈判机构主席 Luiz Felipe de Seixas Corrêa 大使的信件》,2003 年 2 月 5 日,http://apps.who.int/gb/fctc/PDF/inb6/cinb63r1.pdf。

World Health Organization, *A/FCTC/WG2/3: Provisional Texts of Proposed Draft Elements for a WHO Framework Convention on Tobacco Control*, Provisional agenda item 5, February 29, 2000, http://www.who.int/gb/fctc/PDF/wg2/ef23.pdf.

World Health Organization, *A/FCTC/INB1/SR: Summary Records: Intergovernmental Negotiating Body on the Framework Convention on Tobacco Control*, First Session, October 16—21, 2000, http://apps.who.int/gb/fctc/PDF/inb1/FINAL_FCTC_INB1_SR_COMPILATION.pdf.

World Health Organization, *A/FCTC/INB1/5: Participation of Nongovernmental Organizations in the Intergovernmental Negotiating Body*, First session, Provisional Agenda Item 7, August 29, 2000, http://apps.who.int/gb/fctc/PDF/inb1/e1inb5.pdf.

World Health Organization, *A/FCTC/INB2/SR: Summary Records: Intergovernmental Negotiating Body on the Framework Convention on Tobacco Control*, Second Session, April 30—May 4, 2001, http://apps.who.int/gb/fctc/PDF/inb2/FINAL_FCTC_INB2_SR_COMPILATION.pdf.

World Health Organization, *A/FCTC/INB3/SR: Summary Records: Intergovernmental Negotiating Body on the Framework Convention on Tobacco Control*, Third Session, November 22—28, 2001, http://apps.who.int/gb/fctc/PDF/inb3/FINAL_FCTC_INB3_SR_COMPILATION.pdf.

World Health Organization, *A/FCTC/INB4/SR: Summary Records: Intergovernmental Negotiating Body on the Framework Convention on Tobacco Control*, Fourth Session, March 18—23, 2002, http://apps.who.int/gb/fctc/PDF/inb4/FINAL_FCTC_INB4_SR_COMPILATION.pdf.

World Health Organization, *A/FCTC/INB5/SR: Summary Records: Intergovernmental Negotiating Body on the Framework Convention on Tobacco Control*, Fifth Session, October 14—25, 2002, http://apps.who.int/

gb/fctc/PDF/inb5/FINAL_FCTC_INB5_SR_COMPILATION.pdf.

World Health Organization，*A/FCTC/INB6/ SR：Summary Records：Intergovernmental Negotiating Body on the Framework Convention on Tobacco Control*，*Sixth Session*，February 17—28，2003，http：//apps.who.int/gb/fctc/PDF/inb6/FINAL_FCTC_INB6_SR_COMPILATION.pdf.

（三）世界卫生大会的部分决议

World Health Organization，"WHA19.16：the Smallpox Eradication Programme，" 1966，http：//www. zero-pox. info/who _ wha/WHA19-R16.pdf.

World Health Organization，"WHA23.32：Health Consequences of Smoking，" 1970，http：//www. who. int/tobacco/framework/wha _ eb/wha23_32/en/.

World Health Organization，"WHA27.57：WHO Expanded Programme on Immunization，" 1974，http：//www.who.int/iris/handle/10665/92778.

World Health Organization，"WHA29.55：Smoking and health，" 1976，http：//apps. who. int/iris/bitstream/10665/93082/1/WHA29. 55 _ eng.pdf.

World Health Organization，"WHA31.56：Health Hazards of Smoking，" 1978，http：//www. who. int/tobacco/framework/wha _ eb/wha31 _ 56/en/.

World Health Organization，"WHA33.3：Declaration of Global Eradication of Smallpox，" 1980，http：//www. who. int/iris/handle/10665/155528.

World Health Organization，"WHA33. 35：WHO's Programme on Smoking and health，" 1980，http：//www. who. int/tobacco/framework/wha_eb/wha33_35/en/.

World Health Organization，"WHA39.14：Tobacco or Health，" 1986，http：//www.who.int/tobacco/framework/wha_eb/wha39_14/en/.

World Health Organization，"WHA41.25：Tobacco or Health，" 1988，http：//www.who.int/tobacco/framework/wha_eb/wha41_25/en/.

World Health Organization，"WHA48.11：An International Strategy for Tobacco Control，" 1995，http：//www. who. int/tobacco/framework/

wha_eb/wha48_11/en/.

World Health Organization,"WHA49.17：International Framework Convention for Tobacco Control,"http：//www.who.int/tobacco/framework/wha_eb/wha49_17/en/.

World Health Organization,"WHA58.33：Sustainable Health Financing, Universal Coverage and Social Health Insurance,"2005,http：//apps.who.int/medicinedocs/documents/s21475en/s21475en.pdf.

World Health Organization,"WHA52.18：Towards a WHO Framework Convention on Tobacco Control,"http：//www.who.int/tobacco/framework/wha_eb/wha52_18/en/.

World Health Organization,"WHA69.14：Scale of Assessments for 2017,"2016, http：//www.who.int/about/finances-accountability/funding/A69_R14_en.pdf?ua=1.

（四）国际组织及政府文件

联合国：《促进妇女儿童健康全球战略》,2010年。

联合国：《妇女、儿童和青少年健康全球战略(2016—2030)：生存、繁荣、变革》,2015年。

联合国：《联合国千年宣言的执行情况——秘书长的报告》,2002年,http：//www.un.org/chinese/documents/view_doc.asp?symbol=A/57/270.

联合国：《联合国宪章》,1945年。

世界卫生组织传染病监测与反应司：《严重急性呼吸道综合征(SARS)》,2003年5月20日,http：//www.who.int/csr/media/sars_whach.pdf。

世界卫生组织执行委员会：《严重急性呼吸道综合征(SARS)：秘书处的报告》,2004年1月23日,http：//www.who.int/iris/handle/10665/26108。

世界卫生组织：《从初级卫生保健到全民健康覆盖——"可负担的梦想"》,http：//www.who.int/publications/10-year-review/universal-coverage/zh/index1.html。

世界卫生组织：《公共卫生十年（2007—2017）》,2017年,https：//www.who.int/publications/10-year-review/zh/。

世界卫生组织：《国际卫生条例(2005)》,2005年。

世界卫生组织：《用较少资金挽救生命——对非传染性疾病的战略性应

对》, 2018 年, http://101.96.10.64/apps.who.int/iris/bitstream/handle/10665/272534/WHO-NMH-NVI-18.8-chi.pdf?ua=1。

世界卫生组织:《世界卫生组织烟草控制框架公约:概述》,2015 年,http://www.who.int/fctc/WHO_FCTC_overview_January_ZH.pdf?ua=1。

世界卫生组织:《中国无法承受的代价——烟草流行给中国造成的健康、经济和社会损失》,2017 年, http://www.wpro.who.int/china/publications/2017_china_tobacco_control_report_ch_web_final.pdf。

世界卫生组织:《世界卫生组织烟草控制框架公约》,2003 年。

世界卫生组织:《世界卫生组织组织法》,1946 年。

世界卫生组织:《2010 年世界卫生报告:卫生系统筹资:实现全民覆盖的道路》,2010 年,http://www.who.int/whr/2010/10_summary_ch.pdf?ua=1。

中华人民共和国卫生部:《中国妇幼卫生事业发展报告(2011)》,2011年8月。

Commission on Information and Accountability for Women's and Children's Health, "Keep Promises, Measuring Results," 2011, https://www.who.int/topics/millennium_development_goals/accountability_commission/Commission_Report_advance_copy.pdf.

Commission on Social Determinants of Health, *Closing the Gap in a Generation: Health Equity through Action on the Social Determinants of Health. Final report of the Commission on Social Determinants of Health*, Geneva: WHO, 2008.

Commission on the Future of Health Care in Canada, *Building on Values: The Future of Health Care in Canada—Final Report*, Saskatoon, Sask.: Commission on the Future of Health Care in Canada, 2002.

G7, "The Brussels G7 Summit Declaration," Belgium, 2014, http://www.g8.utoronto.ca/summit/2014brussels/brussels-declaration.pdf.

G8, "G8 Development Ministers Meeting Chair's Summary," April 28, 2010, http://www.g8.utoronto.ca/dev/chair_summary_100428.

G8, "Muskoka Accountability Report: Assessing Action and Results Against Development-related Commitments," http://www.g8.utoronto.

ca/summit/2010muskoka/accountability/muskoka_accountability_report.pdf.

G8, "Muskoka Declaration: Recovery and New Beginnings," Muskoka, Canada, June 26, 2010, http://www.g8.utoronto.ca/summit/2010muskoka/communique.html.

G8, "Muskoka Declaration: Recovery and New Beginnings," Muskoka, Canada, June 26, 2010, http://www.g8.utoronto.ca/summit/2010muskoka/communique.html.

Government of Canada, "Canada's Tobacco Strategy," 2018, https://www.canada.ca/content/dam/hc-sc/documents/services/publications/healthy-living/canada-tobacco-strategy/overview-canada-tobacco-strategy-eng.pdf.

Government of Canada, *A Role of Pride and Influence in the World-Defense: Canada's International Policy Statement*, 2005, http://publications.gc.ca/site/eng/9.666377/publication.html.

Government of Canada, *Audit of the Maternal, Newborn and Child Health Commitments*, 2016, http://www.international.gc.ca/gac-amc/publications/audits-verification/2016/mnch-smne.aspx?lang = eng # perf.

Government of Canada, "Canada in the World," Ontario: Foreign Affairs and International Trade, 1995.

Government of Canada, *Formative Evaluation of Canada's Contribution to the Maternal, Newborn and Child Health (MNCH) Initiative*, 2014, http://www.international.gc.ca/gac-amc/publications/evaluation/2015/eval_mnch-smne.aspx?lang = eng # fnb1.

Government of Canada, *Securing an Open Society: Canada's National Security Policy*, 2004, http://publications.gc.ca/collections/Collection/CP22-77-2004E.pdf.

Lalonde, Marc, *A New Perspective on the Health of Canadians: a Working Document*, Ottawa: Minister of Supply and Services Canada, 1974, http://www.phac-aspc.gc.ca/ph-sp/pdf/perspect-eng.pdf.

Lawrence, Gostin O., Ooms Gorik, and Mark Heywood et al., "The Joint Action and Learning Initiative on National and Global Responsibilities for Health," World Health Report(2010) Background Paper No.53, 2010, http://101.96.10.64/www.who.int/healthsystems/topics/financing/healthreport/53JALI.pdf.

National Advisory Committee on SARS and Public Health, *Learning from SARS: Renewal of Public Health in Canada*, Health Canada, Ottawa: National Advisory Committee on SARS and Public Health, 2003.

Office of Prime Minister, "Canada's Forward Strategy Saving Every Woman, Every Child: Within Arm's Reach," http://www.who.int/pmnch/media/news/2014/canada_strategy.pdf.

Public Health Agency of Canada, "Lessons Learned Review: Public Health Agency of Canada and Health Canada Response to the 2009 H1N1 Pandemic," http://www.phac-aspc.gc.ca/about _ apropos/evaluation/reports-rapports/2010-2011/h1n1/f-c-vaccin-eng.php.

SARS Commission, *The SARS Commission Second Interim Report: SARS and Public Health Legislation*, Ottawa, Ont.: Ontario Ministry of Health and Long-Term Care, 2005, http://www.archives.gov.on.ca/en/e_records/sars/report/v5.html.

Stenberg, Karin et al., "Responding to the Challenge of Resource Mobilization—Mechanisms for Raising Additional Domestic Resources for Health—World Health Report 2010 Background Paper, No.13," World Health Organization, 2010, http://www.who.int/healthsystems/topics/financing/healthreport/13Innovativedomfinancing.pdf.

The G7 Research Group of the University of Toronto, "2014 Brussels G7 Summit Final Compliance Report," July 15, 2015, http://www.g8.utoronto.ca/evaluations/2014compliance/11-2014-g8-compliance-final-20150715.pdf.

The SARS Commission, *The SARS Commission Final Report: Spring of Fear*, Ottawa, Ontario: Ontario Ministry of Health and Long-Term Care, 2006, http://www.archives.gov.on.ca/en/e_records/sars/report/v1.html.

The SARS Commission, *The SARS Commission Interim Report: SARS and Public Health in Ontario*, 2004, http://www.archives.gov.on.ca/en/e_records/sars/report/v4.html.

United Nation Development Programme, *Human Development Report 1994*, New York: Oxford University Press, 1994.

United Nations General Assembly, "Road map towards the implementation of the United Nations Millennium Declaration—Report of the Secretary-General," September 6, 2001, https://www.preventionweb.net/files/13543_N0152607.pdf.

WHO Commission on Macroeconomics and Health, "Macroeconomics and Health: Investing in Health for Economic Development," 2001, http://apps.who.int/iris/bitstream/handle/10665/42435/924154550X.pdf?sequence=1&isAllowed=y.

World Health Organization, "Constraints to Scaling Up the Health Millennium Development Goals: Costing and Financial Gap Analysis," Background Document for the Taskforce on Innovative International Financing for Health Systems, Working Group 1: Constraints to Scaling Up and Costs. Department of Health Systems Financing, World Health Organization, 2010, http://101.96.10.63/www.who.int/choice/publications/d_ScalingUp_MDGs_WHO_finalreport.pdf.

World Health Organization, "Constraints to Scaling Up the Health Millennium Development Goals: Costing and Financial Gap Analysis," Background Document for the Taskforce on Innovative International Financing for Health Systems, Working Group 1: Constraints to Scaling Up and Costs. Department of Health Systems Financing, World Health Organization, 2010, http://101.96.10.63/www.who.int/choice/publications/d_ScalingUp_MDGs_WHO_finalreport.pdf.

World Health Organization, "Framework Convention on Tobacco Control: Report of the WHO Meeting of Public Health Experts," 1998, http://www.who.int/tobacco/media/en/vancouver.pdf.

World Health Organization, "International Framework Convention on Tobacco Control: Some Initial Preparations," 1997, https://extranet.who.int/iris/restricted/handle/10665/63946.

World Health Organization, "Rio Political Declaration on Social Determinants of Health," Rio de Janeiro, Brazil, October 21, 2011, http://www.who.int/sdhconference/declaration/Rio_political_declaration.pdf?ua=1.

World Health Organization，*The History of WHO Framework Convention on Tobacco Control*，2010，http：//apps.who.int/iris/bitstream/10665/44244/1/9789241563925_eng.pdf.

World Health Organization，*The World Health Report 2008：Primary Health Care：Now More than Ever*，Geneva，Switzerland：World Health Organization，2008.

World Health Organization："Canada's Core Questionnaire of the Reporting Instrument of WHO FCTC，" 2016，https：//untobaccocontrol.org/impldb/wp-content/uploads/reports/canada_2016_report.pdf.

四、硕博士论文

晋继勇：《全球公共卫生治理中的国际机制分析》，复旦大学，博士论文，2009 年。

唐纲：《中等国家参与全球治理研究——议程设置的视角》，上海外国语大学，博士论文，2012 年。

朱中博：《中等国家国际行为研究——以加拿大为例》，上海外国语大学，硕士论文，2007 年。

Lencucha，Raphael，*Canadian Non-Governmental Organizations and the Framework Convention on Tobacco Control*，a thesis Submitted in Partial Fulfillment of the Requirements for the Degree of Doctor of Philosophy，The University of Western Ontario London，Ontario，Canada，2009.

五、其他报告

Canadian Academy of Health Sciences，*Canadians Making a Difference：The Expert Panel on Canada's Strategic Role in Global Health*，2011，http：//www.cahs-acss.ca/wp-content/uploads/2011/11/Canadians-Making-a-Difference-Report.pdf.

Canadian Coalition for Maternal, Newborn and Child Health, "The 2010 Muskoka Summit: An Opportunity for Canada to Lead on Preventing the Deaths of Women and Children," January 19, 2010, http://www.g8.utoronto.ca/conferences/2010/ghdp/ccmnch.pdf.

Chantal Blouin, John Foster and Ronald Labonté, "Canada's Foreign Policy and Health: Toward Policy Coherence," 2002, http://www.nsi-ins.ca/wp-content/uploads/2002/06/2002-Canadas-Foreign-Policy-and-Health-Toward-Policy-Coherence.pdf.

Countdown to 2015, "Fulfilling the Health Agenda for Women and Children: The 2014 Report," 2014, https://data.unicef.org/wp-content/uploads/2015/12/Countdown_to_2015-Fulfilling-the-Health_Agenda_for_Women_and_Children-The_2014_Report-Conference_Draft_159.pdf.

Institute for Health Metrics and Evaluation, "Financing Global Health 2017: Funding Universal Health Coverage and the Unfinished HIV/AIDS Agenda," 2017, http://www.healthdata.org/sites/default/files/files/policy_report/FGH/2018/IHME_FGH_2017_fullreport_online.pdf.

Kirton, John J., James Orbinski, and Jenilee Guebert, "The Case for a Global Health Strategy for Canada," Prepared for the Strategic Policy Branch in the International Affairs Directorate of Health Canada, Munk Centre for International Studies, University of Toronto: Toronto, Canada, 2010, http://www.g8.utoronto.ca/scholar/globalhealthstrategy.pdf.

六、主 要 网 站

Canadian Institutes of Health Research: http://www.cihr-irsc.gc.ca/e/193.html.

CBC News: https://www.cbc.ca/news.

CNN: https://edition.cnn.com.

Government of Canada: https://www.canada.ca/en.html.

New York Times: https://www.nytimes.com.

Ottawa Citizen: https://ottawacitizen.com.

Policy Options：http：//policyoptions.irpp.org.

Research Canada：https：//rc-rc.ca.

The Globe and Mail：https：//www.theglobeandmail.com.

The Guardian：https：//www.theguardian.com/us.

Toronto Star：https：//www.thestar.com.

UN：https：//static.un.org/en.

UNICEF：https：//www.unicef.org.

World Bank：https：//www.worldbank.org.

World Health Organization：https：//www.who.int.

后　记

　　2013年12月,我怀着强烈的求知欲望报考了上海外国语大学的博士研究生。2014年9月,在上海外国语大学加拿大研究中心主任、知名加拿大研究专家钱皓教授的指导下,开始了对加拿大的学术研究。钱老师不仅是我踏上学术道路的领路人,更是一位如灯塔一般的人生导师。在科学研究中,她严谨的学术态度、不懈的学术追求、深厚的学术造诣永远是我学习的榜样。她教会了我,即使在这个心浮气躁、追求"短、平、快"的环境中,依然要坚持高标准,"板凳甘坐十年冷,文章不写半句空"。记得刚入学时,面对作为研究新手的我,钱老师常常用鼓励的话语引导我。每当我陷入困境时,钱老师不仅对我循循善诱,还和我一起仔细讨论问题的症结所在,使我一次又一次地走出研究的僵局。论文答辩通过后,钱老师又积极鼓励、督促我修改、出版成书。本书能够与读者见面完全得助于导师的扶持和激励。

　　关于加拿大参与全球卫生治理的研究选题可以说是研究方向和研究兴趣的良好结合,我的研究方向是加拿大研究,父母均从事医疗工作的家庭环境又让我很早就有一种卫生情结,特别是2003年"非典"疫情期间母亲在一线工作的经历让我切身体会到卫生治理的重要性。"非典"危机后,跨国传染性疾病问题的国际关系的影响逐步被中国的国际关系学界所认识。但过往国际关系和全球治理研究的注意力大都集中于大国行为体,对中小国家的作用关注较少。加拿大作为一个传统意义上发达的中等国家,尽管受制于有限的人口、军事与外交实力,却对全球卫生治理作出了不容忽视的重要贡献,甚至在某些特定领域发挥了领导作用。这一值得探究的现象为本书提供了研究契机与理论拓展的空间。

　　衷心感谢上海外国语大学国际关系与公共事务学院的各位同仁和外国专家。郭树勇院长一直关心支持本书的出版。加拿大多伦多大学二十国集团研究中心主任约翰·柯顿(John Kirton)教授作为二十国集团研究和全球卫生研究领域的资深专家,在我研究的选题、资料收集、理论框架构建方面提出了高屋建瓴的意见。汪波教授、武心波教授、刘宏松教授、王联合教授、晋继勇副教授、汤蓓副教授等提供的专业见解对我启迪甚大。特别是汤蓓副教授,作为全球卫生研究的知名专家,她一次次不厌其烦地回答我的疑问,为我提供各种专业书籍和资料,她的热情和才华激励着我在研究的道路上一步步向前拓进。

衷心感谢我的父母,他们是医学教育和临床医疗的专家,是我选择卫生治理研究领域的兴趣培养者,也是本书初稿第一位忠诚的阅读者和建言者。感谢我的奶奶,从小到大,她总是用最朴实的行动和话语鼓励我,那就是,"无论是否成家生孩子,女孩子都始终应该自力更生和不断追求进步"。

特别感谢上海人民出版社的史桢菁老师,她为本书的出版付出了很多宝贵的时间与精力。审稿期间,她和家人正处在疫情的中心湖北荆州,在"封城"无法打印的情况下,她在电脑前一点一点地完成了全书20多万字的初审工作。对书稿的修改和完善,小到注释的一个标点符号,大到新增章节的布局,都提出了深中肯綮的专业建议。

谨以此书献给中加建交50周年,作为中加关系友好转圜的纪念,也是我的加拿大学术研究在"新冠元年"的新起点。

徐文姣

2020 年 4 月 24 日于上海

图书在版编目(CIP)数据

全球卫生治理中的中等国家:加拿大/徐文姣著
.—上海:上海人民出版社,2020
(战略与国际关系研究丛书)
ISBN 978 - 7 - 208 - 16452 - 9

Ⅰ.①全⋯　Ⅱ.①徐⋯　Ⅲ.①公共卫生-卫生管理-
研究-加拿大　Ⅳ.①R199.711

中国版本图书馆 CIP 数据核字(2020)第 071769 号

责任编辑　史桢菁
封面设计　杨钟玮

战略与国际关系研究丛书
全球卫生治理中的中等国家:加拿大
徐文姣　著

出　　版	上海人&出版社	
	(200001　上海福建中路 193 号)	
发　　行	上海人民出版社发行中心	
印　　刷	常熟市新骅印刷有限公司	
开　　本	635×965　1/16	
印　　张	15.25	
插　　页	2	
字　　数	243,000	
版　　次	2020 年 6 月第 1 版	
印　　次	2020 年 6 月第 1 次印刷	

ISBN 978 - 7 - 208 - 16452 - 9/R・66
定　　价　　62.00 元

战略与国际关系研究丛书